LE
VÉTÉRINAIRE

PRATIQUE

AF508992

Tg 4/30 C

PROPRIÉTÉ DE L'ÉDITEUR.

CORBEIL. — Typ. et stér. de CRÉTÉ FILS.

LE
VÉTÉRINAIRE
PRATIQUE

TRAITANT DES SOINS A DONNER

AUX CHEVAUX, AUX BŒUFS, A LA BERGERIE

A LA PORCHERIE, A LA BASSE-COUR, ETC.

PAR

E. HOCQUART

6e Édition

DU BOUVIER MODÈLE

AUGMENTÉE ET ENTIÈREMENT REVUE

Par M. L. vétérinaire

PARIS

THÉODORE LEFÈVRE, ÉDITEUR

RUE DES POITEVINS.

1873

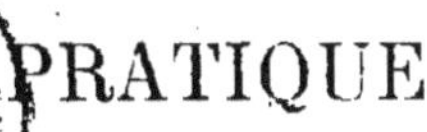

AVERTISSEMENT.

Occupé depuis longtemps d'études relatives à l'agriculture, nous avons cru faire une bonne chose en publiant, dans un livre peu volumineux et à la portée de toutes les bourses, ce qui a été dit de plus utile, ainsi que tous les faits que l'expérience a confirmés, sur les animaux domestiques qui font partie d'une exploitation agricole.

Ainsi, nous avons d'abord indiqué les races les plus précieuses, soit pour l'élève, soit pour l'engrais ou le travail, les croisements les plus avantageux et les soins de toute espèce nécessaires pour obtenir de bons résultats.

En désignant les divers modes de nourriture, nous avons noté leurs effets comparatifs, signalant surtout les plantes nuisibles, source de beaucoup d'accidents dans les espèces bovines et ovines.

Nous avons tâché de mettre à la portée de nos lecteurs, tant par une description claire que par de nombreuses figures, les opérations simples telles que la saignée, l'application du séton, etc.

D'autres figures servent à éclaircir les indications que

nous donnons sur le moyen de connaître l'âge des animaux par leur dentition ou leurs cornes.

Enfin, nous avons réuni les notions pathologiques et thérapeutiques nécessaires, en décrivant les maladies des animaux domestiques, ainsi que les moyens curatifs, engageant toutefois l'agriculteur à avoir recours au médecin-vétérinaire pour tous les cas qui présenteront quelque gravité.

Une planche gravée indique le siége de chaque maladie.

Une sorte de code vétérinaire ou pharmacie usuelle, termine cet ouvrage. Il renferme les préparations reconnues les plus avantageuses pour le traitement des maladies.

Parmi les gravures que l'ouvrage contient, on remarquera des plans d'étable, de bergerie, de porcherie, etc. Enfin, nous avons tâché de réunir dans ce petit volume, tant pour le texte que pour les gravures, tout ce qu'il est indispensable de connaître pour la prospérité de l'étable, de la bergerie, de la basse-cour et du rucher.

Afin de justifier la valeur avec laquelle ce livre a été accueilli, nous en avons fait revoir la troisième édition par un vétérinaire, et l'ouvrage a été augmenté de nouvelles figures pour reconnaître les vaches laitières. De grands développements ont été donnés au système de M. Guénon, ainsi qu'à celui de l'aération des étables; on y a aussi ajouté la nomenclature des vices redhibitoires des différents animaux, etc.

LE
VÉTÉRINAIRE
PRATIQUE

DU BŒUF.

Définition du genre bœuf.

Le bœuf est un mammifère ruminant, dépourvu de dents incisives à la mâchoire supérieure. La mâchoire inférieure en porte huit en forme de palettes et rangées régulièrement. Le nombre total de dents est de trente-six, dont vingt-quatre grosses molaires, quatre petites molaires supplémentaires, et les huit incisives. — La tête, terminée par un large mufle, est armée de deux cornes en forme de croissant. Les mamelles inguinales sont au nombre de quatre. — Le pied est fourchu, et derrière les sabots sont des onglons. — La queue est terminée par un flocon de poils. — Les animaux appartenant à cette classe sont en général de grande taille.

Mais un caractère remarquable dans la manière dont se nourrit cet animal, est la *rumination*, acte physiologique qui consiste dans l'action de faire revenir à la bouche les aliments introduits une première fois dans l'estomac, pour être de nouveau broyés, insalivés et déglutés, et enfin passer dans les intestins pour être digérés.

L'estomac des ruminants est divisé en quatre compartiments communiquant entre eux et avec l'œsophage. Le premier et le plus grand de ces compartiments, est l'HERBIER OU RUMEN : c'est une vaste poche où l'animal entasse l'herbe, le foin et les feuilles, à mesure qu'il pâture. C'est pour ainsi dire un magasin où il tient sa nourriture en réserve; de là elle remonte à loisir dans sa bouche pour y subir une mastication nouvelle.

Le rumen est divisé en deux parties : l'une à droite sur laquelle repose la *caillette* et les intestins, et l'autre à gauche en rapport immédiat avec les parois du flanc du même côté. L'extrémité antérieure de cette même portion du rumen présente deux ouvertures, l'une supérieure, se confondant avec l'œsophage, et l'autre inférieure, par laquelle il communique avec le deuxième compartiment nommé BONNET, et que l'on appelle aussi le RÉSEAU, à cause des plis que forme sa membrane muqueuse.

Sous l'effet de contractions musculaires qui paraissent dépendre de la volonté de l'animal, le bœuf chasse du rumen, dans le bonnet, par petites portions en forme de boulettes de la grosseur du poing, des portions de la provision de fourrage qu'il renferme. Remontées dans la bouche, l'animal les mâche soigneusement en les humectant, et les avale de nouveau. C'est l'action que l'on appelle rumination. Les aliments, ainsi préparés, suivent la *gouttière œsophagienne*, sorte de demi-canal bordé de deux grosses lèvres par lequel l'œsophage se continue et s'ouvre dans les quatre compartiments de l'estomac, et ils se rendent directement dans le FEUILLET, ou troisième compartiment.

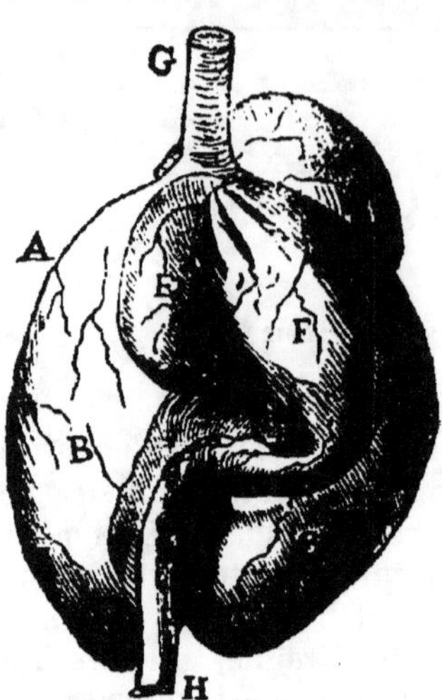

A Rumen.
B Portion droit du rumen.
C Portion gauche.
D Bonnet ou réseau.
E Feuillet.
F Caillette.
G L'Œsophage.
H L'Instestin grêle.

Celui-ci, plus grand que le précédent, présente une surface intérieure divisée en une multitude de loges membraneuses, où les aliments reçoivent une première élaboration.

De là, ils se rendent dans la CAILLETTE, organe essentiel de la digestion et où s'opère la *chimification*. L'intestin grêle communique avec ce dernier compartiment.

Outre notre bœuf domestique, le genre *bos* renferme plusieurs espèces étrangères telles que le buffle, le yack ou vache grognante du Thibet, le bison d'Amérique, le zèbre, ou bœuf à bosse de l'Inde, etc.; mais, conformément à notre plan, nous n'avons à nous occuper que du bœuf domestique (*bos taurus*).

DES DIVERSES RACES.

Race normande.

C'est l'une des principales races de France pour la beauté et l'ampleur des produits. Sa taille est de 1 mètre 70 centimètres, et son poids de 750 à 800 kilogrammes; sa chair est excellente, son suif abondant et son cuir est estimé, mais elle ne donne pas de lait en proportion de son volume et de sa consommation. Elle est, d'ailleurs, peu propre au travail. On divise la race normande en deux branches, l'une du Cotentin et l'autre du pays d'Auge.

Le bœuf du pays d'Auge, que l'on appelle aussi race de Hollande, présente une taille un peu moins élevée et un poids moins considérable que celui du Cotentin; sa couleur est bigarrée de rouge, de blanc et de noir, tandis que l'autre présente un pelage

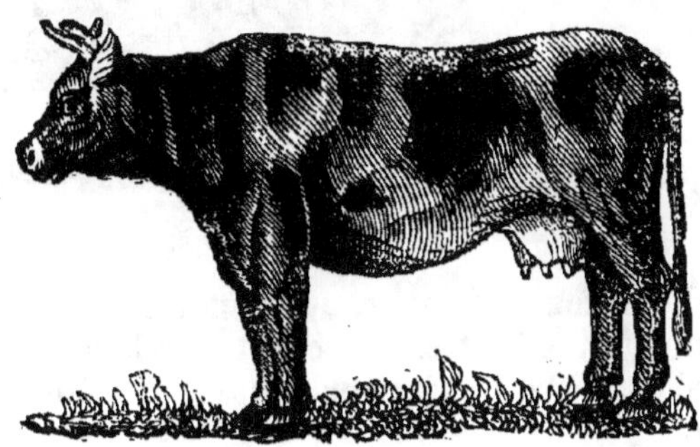

Race normande.

quelquefois brunâtre avec des teintes bronzées, quelquefois rougeâtres, marquées de blanc. En outre, le ventre est moins volumineux, le dos moins courbe, les extrémités plus fortes, et le cuir plus épais. Dans l'une et l'autre de ces sous-races, la robe est *bringuée*, c'est-à-dire présente des raies noires sinueuses, raies que l'on observe même sur les métis et qui les font reconnaître; les cornes fines sont dirigées en avant; chez les vaches elles sont de couleur claire.

Le pays d'Auge fournit beaucoup de taureaux pour l'amélioration des races circonvoisines.

Il paraît que la race hollandaise a été la souche des races normandes, et que c'est dans les riches pâturages de la Normandie qu'elles ont pris ces dimensions colossales et cette abondance de chair et de graisse, qu'on ne retrouve pas dans la vraie race de Hollande. Celle-ci, quoique consommant beaucoup, présente un corps assez maigre, allongé et haut sur jambes.

Race d'Auvergne.

On a établi diverses subdivisions dans les races de bœufs d'Auvergne. Mais la seule digne d'intérêt est la race de *Salers*. Sa taille est de 1 mètre 35 centimètres à 1 mètre 45 centimètres. La couleur de son poil est ordinairement d'un rouge vif et uni. Sa tête est courte, son front large. Chez le taureau, il est garni d'une grande abondance de poils hérissés. Les cornes courtes et puis-

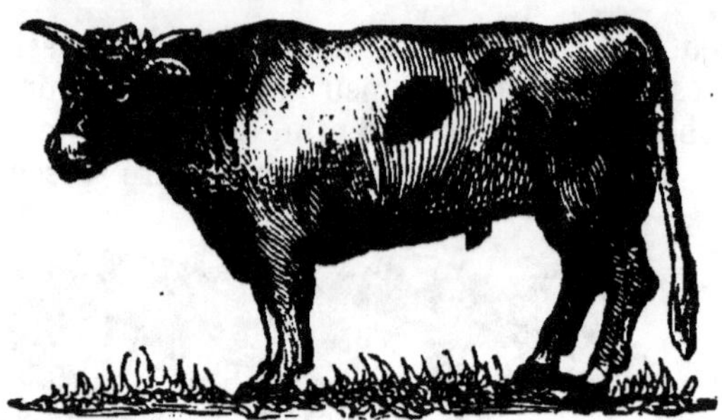

Race d'Auvergne.

santes sont contournées au bout; l'encolure est forte, le ventre peu volumineux, les extrémités courtes, et le jarret large. L'aspect de l'animal annonce la vigueur. Aussi est-il éminemment propre au travail.

Cette race, qui se multiplie beaucoup, se répand au loin non pour propager l'espèce, mais pour être employée au labourage dans plusieurs provinces.

Aujourd'hui l'on apprécie mieux ce bœuf de travail, sous le rapport de la boucherie; il est reconnu en effet que châtré et engraissé jeune, soit à l'étable, soit au pâturage, il donne d'excellente viande et du suif en abondance. Les femelles donnent peu de lait, mais il est très-riche en caséum.

Les bœufs auvergnats, traités en général avec douceur par leurs conducteurs, montrent beaucoup de docilité, car les animaux domestiques ne sont méchants ou féroces que lorsqu'on les traite avec brutalité [1].

[1] « Les pasteurs auvergnats sont doux envers les animaux. Ils les con-

Race limousine.

Leur poil est rouge, blond ou jaune-paille, leur tête est allongée, et leur poids de 350 à 400 kilogrammes. Les épaules sont épaisses et le garrot peu saillant. Ils sont vigoureux, travaillent avec ardeur et s'engraissent difficilement.

Le bœuf du Quercy est un peu plus fort, mais moins vif que celui du Limousin, avec lequel il a beaucoup de rapport. Son poil est d'un rouge sanguin ou blanc rouge. Cette race pourrait croiser les limousins avec avantage au point de vue de la lactation, car les vaches ont assez de lait.

Race charolaise.

La taille de ce bœuf égale celle de la race auvergnate, à laquelle on peut le comparer sous plusieurs rapports. Son poids est de 325 à 375 kilog., son poil est le plus souvent rouge, et quelquefois blanc comme du lait, son front volumineux, ses oreilles horizontales et velues, son ventre est large, ses articulations fortes, ses allures sûres, mais pesantes.

A la différence du bœuf auvergnat, la race charolaise, après avoir rendu des services comme bêtes de labour, s'engraisse facilement et fournit une excellente viande. Les vaches laitières ne donnent guère plus de huit litres de lait par jour.

Le bœuf charolais est aujourd'hui un des plus beaux bœufs de boucherie : son dos horizontal, ses cuisses charnues, son garrot

duisent avec des pique-bœufs sans aiguillons : ils leur donnent des noms, et s'en font obéir en leur parlant, ils chantent pour les exciter au travail. Les poitevins, qui achètent nos bœufs, ont parmi leurs bouviers des chanteurs ou noteurs, et les engraisseurs du Limousin invitent, en chantant, leurs bœufs à manger. Si le noteur se tait, le bœuf ne mange pas. Lorsque les bouviers entrent à l'étable pour garnir les rateliers, les bœufs tournent vers eux des regards où se peint la reconnaissance, ils les suivent sans difficulté quand ceux-ci vont les chercher au pâturage, soit pour les ramener à l'étable, soit pour les fixer à la charrue. S'il y a plusieurs paires de bœufs, chacune d'elles reconnaît son conducteur, et obéirait avec répugnance, du moins pendant quelques jours, à un autre bouvier; et si celui-ci manquait de douceur, ils deviendraient indociles et méchants. Les bœufs camarades se prennent d'amitié; chacun d'eux connaît la place qu'il doit occuper à la charrue; celui qui doit être fixé au joug le dernier, attend paisiblement que son camarade soit attaché, avant de se présenter pour l'être à son tour. » (M. GROGNIER, *Maison rustique du XIXe siècle*.)

épais et son encolure fine, sont des améliorations acquises par le croisement avec le durham. On l'engraisse jeune et les étables se renouvellent ainsi plus souvent, ce qui procure plus de bénéfice à l'éleveur.

Race comtoise.

Cette race se divise en *tourache* et en *femeline*.

Le poil le plus dominant de la première division, est le rouge foncé. Elle est de taille moyenne. Son poids est de 250 à 300 kilogrammes. La tête est forte et épaisse, le chanfrein court et large, le regard vif, les naseaux étalés et bruns, les cornes écartées et puissantes, le cou large et court, les côtes relevées et arrondies, une poitrine large, les épaules écartées. Le corps assez ramassé se termine d'une manière étroite, les hanches étant rapprochées et les côtes peu saillantes.

La race tourache est plus propre au travail qu'à l'engrais, son lait, peu abondant mais très-caséeux, sert à faire des fromages dans le genre de ceux de Gruyères.

La race femeline est ordinairement d'un poil châtain-clair, sa stature est plus élevée ; sa tête mince, étroite et allongée, le regard doux et tranquille, les cornes plus longues mais moins fortes que dans les touraches, les naseaux moins étalés sont couleur de chair, le cou est grêle, la poitrine plus étroite et le train de derrière plus large.

Les bœufs femelins sont plus dociles que les touraches, ils s'engraissent mieux, et les vaches de cette race donnent davantage de lait.

Race camargue.

Cette race de petite taille n'a guère que 1 mètre 32 centimètres. Le pelage est généralement noir. Les cornes rapprochées par la pointe forment un arc ; l'œil est farouche, l'encolure mince, le ventre volumineux, la peau dure et épaisse, la chaire dure et filandreuse.

Ces bœufs, qui habitent la grande île basse et marécageuse que forment les bras du Rhône à son embouchure dans la mer, sont gardés par des hommes à cheval, chargés de les dompter et de les mener au travail. Ces bœufs déploient beaucoup de vigueur dans le labour, mais ils se rebutent plus aisément que ceux d'Auvergne.

« Les bœufs de la Camargue n'entrent jamais dans les étables ;

des gardiens à cheval les rassemblent, les mènent aux champs pour labourer, et les ramènent de la même manière en groupes. S'il survient par hasard de la neige et de grands froids, on les conduit dans une grande cour appelée *buau*, à portée des marais ; cette cour est fermée de fagots soutenus par des pieux arrangés en forme de murailles ; là, on leur donne un peu de foin.

« Les vaches destinées à renouveler les troupeaux sont aussi libres que les bœufs, on les garde séparément. Les hommes qui ont ce soin sont aussi à cheval ; à mesure qu'elles vêlent, on conduit les veaux dans un endroit sec, à portée des marais, où l'on plante autant de piquets que l'on attend de veaux ; chacun d'eux est attaché avec une corde de chanvre tressée ; quand les mères sont incommodées de leur lait, ou pressentent que leurs veaux ont besoin, elles viennent d'elles-mêmes leur donner à téter, puis s'en retournent au marais.

« Tous ces animaux sont dangereux, les vaches comme les bœufs, surtout dans la partie méridionale de la Camargue, où ils ne sont pas habitués à voir du monde. Les moments les plus critiques sont : 1° ceux où on veut les marquer pour les reconnaître ; 2° ceux où on cherche à les dompter pour les mettre à la charrue, et 3° ceux où on les conduit aux boucheries et où on les tue. » (*M. de la Tour d'Aigues.*)

Race suisse.

Les races helvétiques sont remarquables par l'abondance du lait qu'elles donnent. Celles de Fribourg et de Berne sont colos-

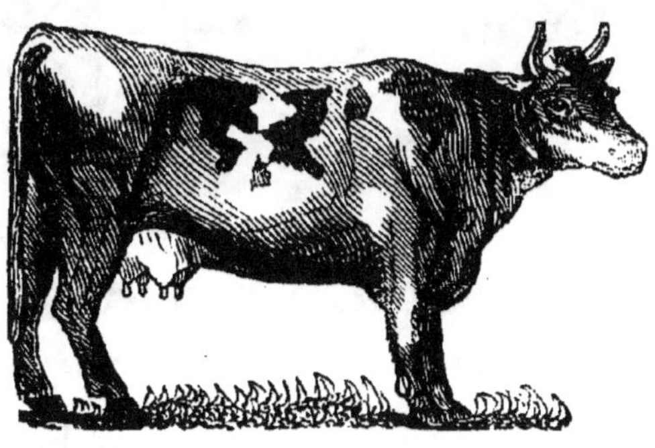

Race suisse.

sales. Leur taille est de 1 mètre 50, à 1 mètre 60 centimètres, et leur poids varie de 5 à 600 kilogrammes. Les races de Hasli et de Schwitz sont plus petites, leur poil est bigarré de noir, de blanc et de rouge. Mais la tête est le plus souvent blanche, le corps est massif, le ventre fort gros, et l'origine de la queue plus élevée que le garrot.

Ces animaux, en raison de la lourdeur de leur conformation, sont peu propres au travail. Étant attelés, ils se couchent dans les sillons plutôt que de tirer, et se montrent insensibles au fouet et à l'aiguillon.

Les vaches de cette race ont les mamelles énormes, et donnent souvent jusqu'à 24 et 30 litres de lait par jour.

On assure que l'engrais de ce bœuf est difficile. La viande en est peu estimée.

Nous ne parlerons pas ici des races italiennes, savoisiennes et allemandes. Nous dirons cependant que ces dernières ont été perfectionnées, tant comme bêtes de travail, que comme productions de viande et de lait, et qu'elles peuvent lutter avec les bonnes races de la France.

Race anglaise.

Les bœufs sont rarement employés au labour, où à d'autres travaux en Angleterre. Tous les soins des éleveurs se sont tournés vers l'engrais et vers la production du lait. Aussi ont-ils obtenu des animaux dont la chair abondante est de la plus grande délicatesse et dont le produit en lait est considérable.

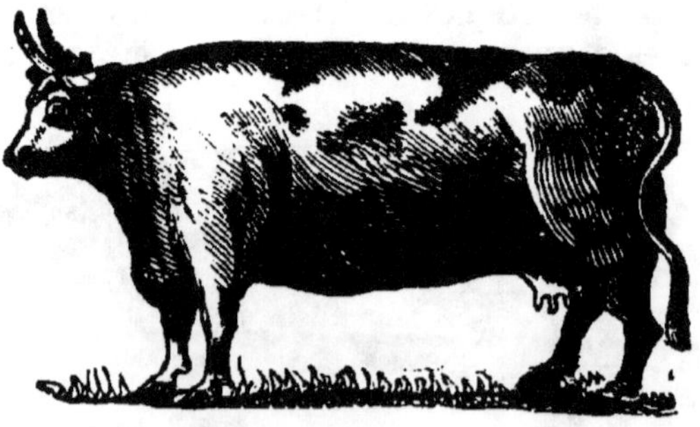

Race de Durham (Angleterre).

Parmi toutes les variétés de la race anglaise, nous citerons celle de *Durham*.

Les individus de cette race se distinguent par une tête petite, un cou musculeux, une poitrine large, les épaules projetées en arrière, le dos horizontal, le poil doux, nuancé de rouge et d'un blanc pur, les yeux doux et proéminents, les jambes fines et vigoureuses, les cornes très-courtes, lisses et pointues.

Cette race n'est pas ancienne, dit M. Grognier : « On l'a obte» nue par le soin constant de n'allier dans la race même que les
» individus offrant au plus haut degré les formes et les qualités
» recherchées ; c'est par ce mode, nommé *selection*, que Backe» well a opéré des prodiges. »

Qualités extérieures du bœuf.

En général la tête du bœuf doit être courte, ramassée et point trop grosse ; les cornes de moyenne grandeur, fortes et unies, les yeux saillants, grands, noirs et luisants, le front large et garni de poils, le mufle gros et camus, les naseaux bien ouverts, les dents blanches, égales et longues, les lèvres noires, le cou gros et charnu, les épaules larges et bien garnies de chair, ainsi que la poitrine ; le fanon, c'est-à-dire la peau de devant, pendante jusqu'à la hauteur des genoux ; les reins forts et larges : le ventre volumineux, les hanches longues, la croupe large et arrondie, le dos droit et rempli, les jambes nerveuses, les pieds sains et fermes, la queue longue, le cuir souple, le poil moelleux. De plus l'animal doit être doux et obéissant à la voix, et dressé de manière à porter facilement le joug s'il est destiné au labour.

Age du bœuf.

C'est par l'appareil dentaire que l'on juge avec certitude de l'âge des bêtes bovines. Les cornes fournissent aussi des indications assez positives.

Les dents incisives sont les seules qui puissent indiquer l'âge. Cette indication se divise en deux périodes distinctes, la première commence à la sortie des dents caduques, c'est-à-dire des premières dents qui doivent faire place aux dents de remplacement. La seconde période est marquée par la sortie des dents de remplacement.

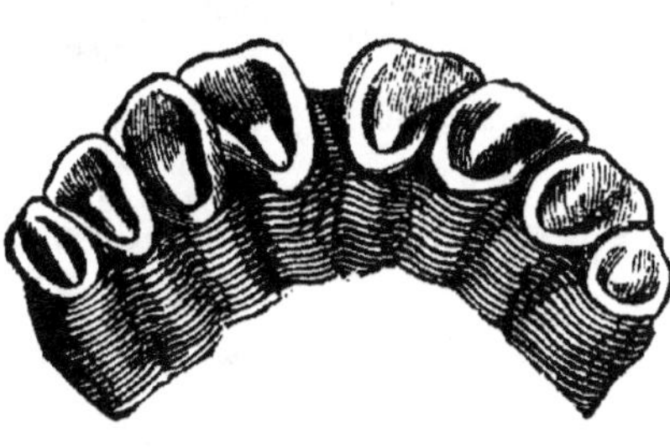

Dents caduques d'un veau de 6 mois.

Les dents caduques commencent à paraître avant ou peu de

temps après la naissance du jeune animal. Quinze ou vingt jours suffisent pour compléter leur série. Le veau naît ordinaire-

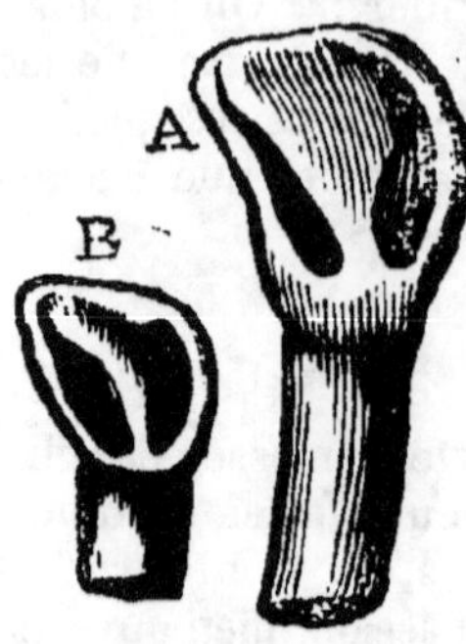

A Dent incisive de remplacement.
B Dent caduque.

ment avec les pinces [1], et les deux premières mitoyennes. Les secondes mitoyennes paraissent du cinquième au neuvième jour, et les coins du treizième au dix-neuvième.

Le *rasement*, c'est-à-dire l'usure des pinces, a lieu entre six et sept mois; on aperçoit alors le bord tranchant du collet de ces dents. Dans les pays d'élève, les jeunes animaux changent leur uom de veau pour celui de *bourre*, pour le mâle, et de *velle* pour la femelle.

Entre onze et treize mois, rasement des premières mitoyennes; le bourre et la velle prennent alors le nom de *bourret* et *bourrette*.

De quatorze à seize mois, rasement des secondes mitoyennes. Après cette époque, les huit incisives ne sont plus que des petits chicots tenant à peine dans leurs alvéoles, et prêts à faire place aux dents de remplacement.

Entre dix-neuf et vingt mois, sortie des premières dents de remplacement, c'est-à-dire des pinces.

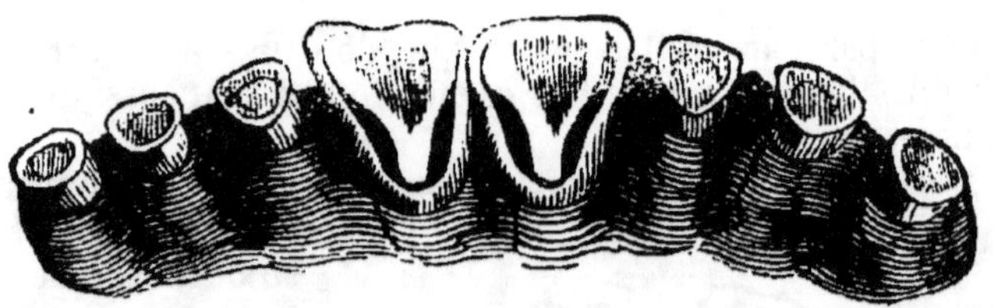

Entre 19 et 20 mois. Deux incisives de remplacement.

Le bourret et la bourrette prennent alors le nom de *doublon* et *doublonne*.

De deux ans et demi à trois ans, sortie des premières mitoyennes.

[1] On nomme ainsi les deux dents du milieu. A droite et à gauche sont les *premières mitoyennes*, puis les *secondes mitoyennes*, et enfin les *coins* qui complètent les huit incisives.

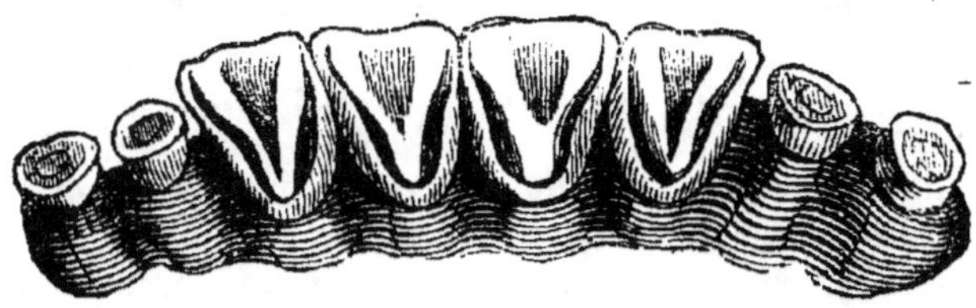

A 2 ans et demi. Quatre incisives de remplacement.

De trois ans et demi à quatre ans, sortie des secondes mitoyennes.

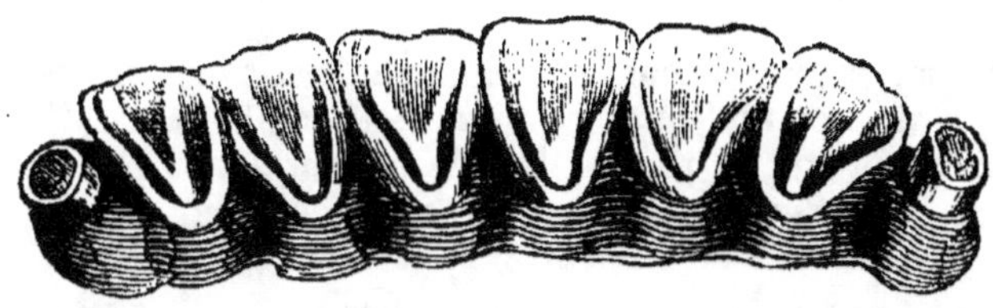

De 3 ans et demi à 4 ans. Six incisives de remplacement.

De quatre ans et demi à cinq ans, sortie des coins de remplacement.

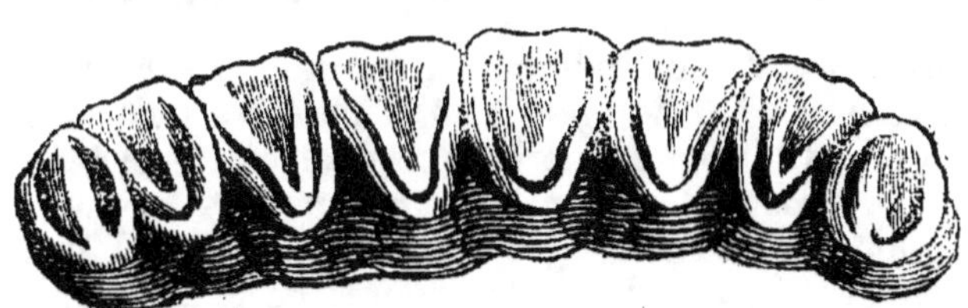

De 4 ans et demi à 5 ans. Huit incisives de remplacement.

La série complète des incisives est alors dans sa perfection.

De cinq ans et demi à six ans, rasement des pinces qui se trouvent plus basses que les premières mitoyennes de deux à trois millimètres. A la fin de cette époque, la partie striée de la dent que l'on appelle *avale*, commence à se niveler dans les pinces, c'est-à-dire les striées s'aplanissent.

De six ans et demi à sept ans, rasement des premières mitoyennes, et nivellement des deux tiers de leur avale.

De sept ans et demi à huit ans, les pinces dont le nivellement avait progressé, ne présentent plus aucune apparence de strié sur leur face postérieure, et le nivellement des premières mitoyennes est très-avancé. A cette même époque, rasement des secondes mitoyennes.

De huit à neuf ans, rasement des coins et nivellement partiel de leur avale.

De dix à onze ans, nivellement des coins. Les dents à demi-usées, cessent de se toucher, au milieu de chaque dent paraît une tache carrée, nommée *étoile dentaire*. (Voyez la figure ci-après.)

De onze à douze ans, l'écartement des dents augmente par leur usure.

De douze à quatorze ans, l'étoile dentaire perd ses angles, et s'arrondit, l'écartement et l'usure des dents va toujours augmentant.

De quatorze à dix-sept ans, même progression d'usure, la dent usée commence à affecter une forme triangulaire.

A dix-sept ans, la partie libre de la dent est entièrement usée, il ne reste plus que les racines en forme de chicot.

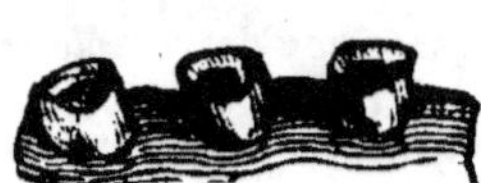 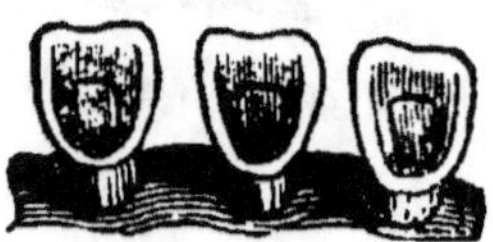

État des incisives de 10 *à* 11 *ans. État des incisives à* 17 *ans.*

Les figures ci-dessus indiquent donc les principaux points de cette progression : 1° le bœuf à l'âge de dix-neuf à vingt mois, lorsqu'il prend le nom de taureau; 2° de deux ans et demi à trois ans; 3° de trois ans et demi à quatre ans; 4° de quatre ans et demi à cinq ans; 5° de dix à onze ans; 6° à dix-sept ans.

Nous n'avons point donné les figures de l'état intermédiaire des incisives entre cinq et dix ans, et entre onze et dix-sept ans; mais il sera facile d'y suppléer par la comparaison, et en tenant compte du degré plus ou moins grand de l'usure des dents.

Connaissance de l'âge par les cornes.

Les cornes des bêtes bovines sont formées par une succession de cornets emboîtés les uns sur les autres, et joints par un sillon transversal très-apparent. Chaque cornet, ainsi que le sillon qui forme sa base, est le produit de la secrétion d'une année. On voit donc chaque année se former près de l'origine de la corne, c'est-à-dire vers son insertion sur le crâne, un cercle qui se prononce de plus en plus, et repousse les cercles supérieurs, en sorte que les plus anciens sont les plus éloignés de la tête. On peut donc connaître l'âge du bœuf, en comptant les cercles ou sillons, qui entourent la corne.

Ce n'est que le vingtième jour après la naissance que le bout de la jeune corne, détachée de la peau qui l'entourait, paraît sous la forme d'un cornillon, lisse et flexible.

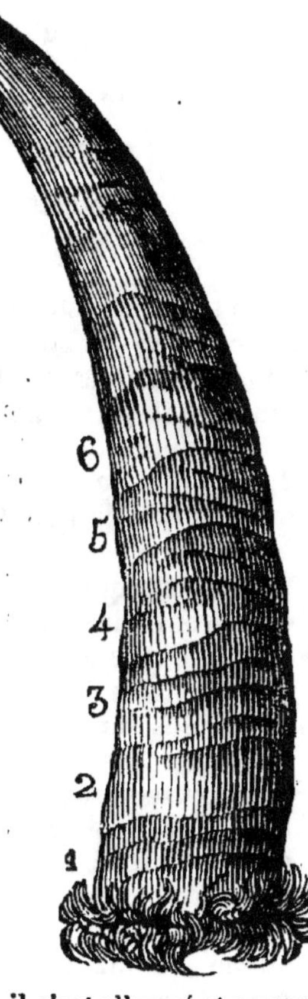

1 Première année.
2 Seconde année.
3 Troisième année.
4 Quatrième année.
5 Cinquième année.
6 Sixième année.

A six mois, il s'est allongé et commence à se retourner. A quinze mois, l'épiderme qui le recouvrait encore s'exfolie et tombe, la corne paraît alors à nu.

Entre dix mois et un an, formation du premier cercle annuel, et ainsi de suite d'année en année jusqu'à la huitième année, temps où les cercles commencent à se confondre, et ne fournissent plus d'indices certains.

Age auquel on peut faire travailler un bœuf. — Manière de dompter les taureaux et les bœufs rétifs.

Ce n'est guère que vers la fin de la troisième année qu'on peut mettre un bœuf au travail, mais il n'a pas encore acquis toute sa force, et ce n'est qu'un an après qu'on peut en tirer tout le parti possible.

Jusqu'à la dixième année au plus, on peut en tirer un bon service. Passé ce temps, il devient lent et paresseux, et on doit le consacrer à l'engrais.

Beaucoup d'agriculteurs ne tiennent leurs bêtes au travail, que durant deux ou trois années, puis les travaux des semailles terminés, on les engraisse.

Nous ne prononcerons pas entre tous ces systèmes, les uns et les autres présentent de l'avantage ; car plus un bœuf est livré jeune à l'engrais, plus il profite, et plus sa chair est délicate.

On peut dresser les vaches au travail de même que les bœufs, mais il faut les ménager, surtout durant la gestation, et leur donner une nourriture abondante, si on veut que la quantité de leur lait ne diminue pas.

On remarque que dans le travail, elles vont plus vite que les bœufs, mais elles tirent moins fort.

Quant aux taureaux, on les emploie plus rarement à cause de la difficulté de les dompter. Cependant, au moyen d'un anneau passé dans les narines, et maintenu par une courroie attachée aux cornes, on en vient facilement à bout.

Pour placer cet anneau, on est obligé d'assujettir solidement l'animal. A cet effet, on l'attache très-court à un poteau ou à un arbre, par une corde solide, fixée aux cornes. Un aide vigoureux se place sur le côté gauche de l'animal en avant de l'épaule, passe son bras droit entre les deux cornes et enfonce dans les

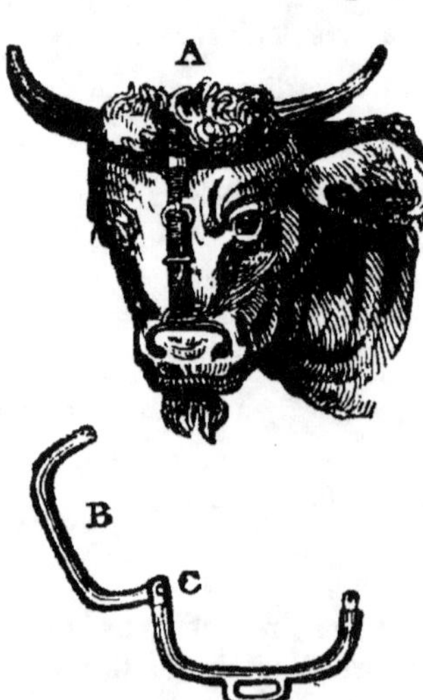

A Taureau garni de l'anneau et de la têtière.
B Anneau.
C Charnière de l'anneau.

naseaux l'index et le médium de la main droite et relève le mufle en l'air; cette manœuvre maintient l'animal en facilitant beaucoup l'opérateur.

Celui-ci doit être muni d'un trocart [1], il l'introduit dans les fosses nasales, et le poussant d'un mouvement brusque, il perce d'un seul coup la cloison nasale. Il retire ensuite le trocart, laissant la canule dans la plaie. Cela fait, il passe l'extrémité la plus mince de l'anneau dans l'ouverture de la canule, et retire celle-ci en poussant l'anneau qui prend sa place. On le ferme, puis on y met une goupille que l'on rive avec soin; enfin on y passe la têtière en cuir, qu'on fixe sur les cornes au moyen d'une boucle, en relevant l'anneau au-dessus du mufle.

Voici un anneau de l'invention de M. Villeroy, qui n'exige pas l'emploi du trocart. En B est une charnière, et en A un trou

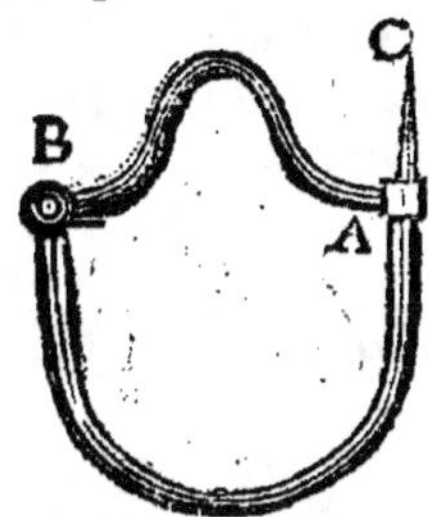

dans lequel entre l'extrémité de la branche C qui est pointue, et un peu tranchante de trois côtés, en forme de trocart. L'animal, assujetti comme il est dit plus haut, l'opérateur saisissant d'une main les naseaux, cherche, en palpant avec ses doigts, l'endroit le plus mince, et de l'autre main, il perce la paroi nasale au moyen de la pointe C, puis il ferme l'anneau en passant cette pointe qui doit être de fer doux, dans le trou B; enfin, il replie la pointe de manière à ce qu'elle ne puisse ni blesser ni gêner l'animal.

Ce moyen de contrainte est non-seulement utile pour les taureaux qu'on veut faire travailler, mais encore pour ceux qu'on emploie à la reproduction.

La force du taureau, souvent indocile et fougueux, se trouve ainsi utilisée sans danger, surtout au temps du rut, moment où il devient quelquefois furieux et indomptable.

On peut également employer ce procédé pour dompter un bœuf rétif.

Quel que soit l'animal que l'on veut soumettre au travail, bœuf, vache ou taureau, il faut employer la douceur, les bons traitements, les flatter, et les accoutumer peu à peu au joug en évitant de faire usage de l'aiguillon dans les commencements. D'abord on ne leur fait traîner qu'un fardeau léger, tel qu'un bloc de bois, des roues, etc., et enfin, la charrue, mais il est bon

---

[1] Le trocart consiste en une canule en cuivre, ouverte par les deux bouts et dans laquelle passe une tige d'acier dont l'extrémité, qui déborde la canule, est amincie et aiguisée sur trois faces, de manière à percer la cloison du nez.

de les accoupler avec un bœuf tout dressé qui leur sert d'exemple et les retient, s'ils veulent s'emporter.

Il est indispensable de ménager les bœufs dans le commencement de leur apprentissage; si on les poussait trop au travail, on risquerait de les rebuter.

Il faut remarquer que le bœuf ne veut pas être trop pressé. Il ne supporte que difficilement le travail durant la grande chaleur du jour, et on doit lui donner plus de temps qu'au cheval pour manger.

Les bœufs de labour, nourris au pâturage ou à l'étable, ne doivent faire que la moitié de la journée de travail; on les alterne avec d'autres, en sorte qu'une partie de ces animaux se repose, pendant que l'autre travaille.

Quelle que soit la force du bœuf, comparée à celle du cheval les produits de son travail sont inférieurs. Un attelage de bœufs ne fait ordinairement que les trois quarts d'un attelage de chevaux de force égale.

De la manière d'atteler les bœufs.

On emploie pour atteler les bœufs, le collier ou le joug. Le collier serait généralement préférable, s'il était toujours bien fait, et si, portant partout, il ne gênait pas le jeu des épaules. Il a, surtout, une tendance à remonter qui doit gêner la respiration de l'animal, mais on corrige ce défaut par l'addition d'une sous-ventrière fixée aux traits et qui les tient serrés.

Au moyen du collier, le bœuf peut être appliqué aux charrettes de la même manière que les chevaux, tandis qu'avec le joug, il faut un timon.

Il existe deux espèces de jougs : le joug double et le joug simple. Il y a des jougs que l'on attache derrière les cornes, comme en France, et d'autres garnis intérieurement d'un coussinet bourré et reposant sur le front. Ce dernier moyen, usité en Allemagne, semble préférable.

Le joug double, c'est-à-dire servant à la fois pour la paire de bœufs, donne beaucoup de facilité pour les conduire en les obligeant à toujours marcher de front, mais il a pour inconvénient de gêner leurs mouvements, surtout dans les chemins difficiles et inégaux, où l'un des deux bœufs se trouve sur un point élevé, tandis que son compagnon marche sur un terrain défoncé. Outre que la marche se ralentit, il peut arriver de cette position forcée des accidents tels que des luxations d'épaules.

Ces inconvénients n'ont pas lieu avec le joug simple, mais il est un peu plus coûteux pour la dépense des traits et avaloir.

Voici une espèce de joug usité dans une partie de l'Allemagne, et que recommandent les auteurs de la *Maison rustique du xixe siècle*. A, est le corps du joug dont la largeur est de 7 centimètres au milieu, et l'épaisseur au centre de 3 centimètres et demi. De B en B, il y a 57 centimètres de longueur ; E E sont deux anneaux

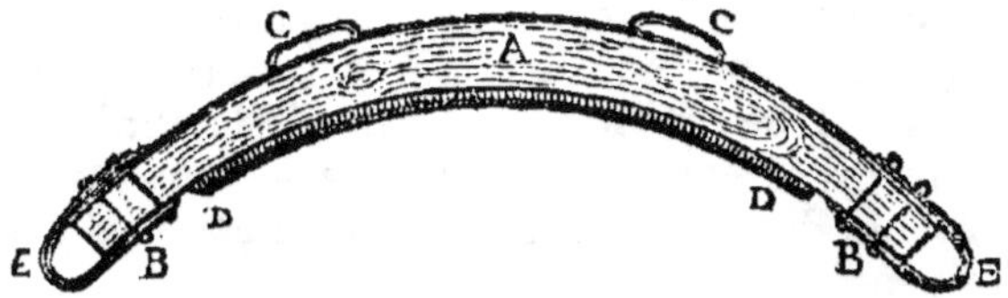

auxquels on attache les traits. C C sont des crampons qui servent à fixer le joug aux cornes au moyen de courroies. Ils sont placés à 16 centimètres et demi de l'extrémité correspondante du joug. La partie extérieure du joug est garnie d'une plaque de métal fixée avec des vis, et la partie intérieure d'un coussin rembourré s'étendant de D en D.

Ferrure du bœuf de travail.

On ne ferre les bœufs que dans les localités où on les emploie au travail, et encore quelquefois dans les pays d'élève où on doit leur faire parcourir de grandes distances pour les mener au marché.

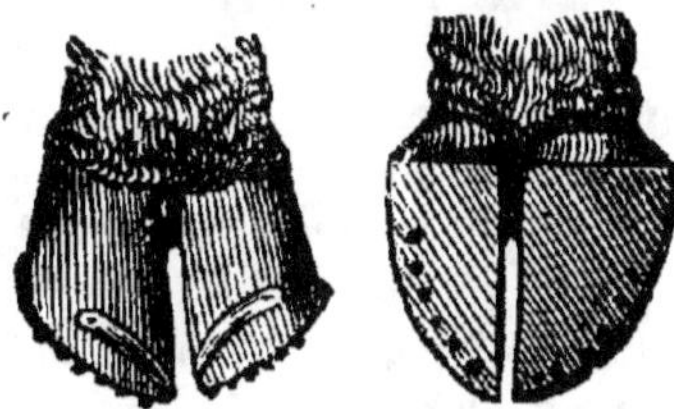

Dessus et dessous du pied d'un bœuf ferré.

Le ferrage du bœuf est très-différent de celui du cheval. Son pied, divisé en deux onglons ou sabots, exige deux fers dont la forme présente le quart d'une surface ovale. Les étampures ou trous sont au nombre de six, placés sur la rive externe.

La rive interne porte à son extrémité un prolongement en forme de bande étroite et flexible qui peut être pliée à froid, et qui remplace les clous de ce côté du fer. Le bord de la rive doit être un peu relevé, de manière à suivre la forme un peu convexe de la face plantaire de l'onglon, et à empêcher l'introduction des graviers entre la corne et le fer. Le fer externe doit être un peu plus épais que le fer interne, et celui-ci tant soit peu plus large. Les clous doivent être petits et minces. On les broche et on les rive suivant la manière habituelle.

Temps de mener les bœufs au labourage.

Depuis mai jusqu'en septembre, on met les bœufs deux fois par jour à la charrue; on les conduit au travail depuis le lever du soleil jusqu'à neuf heures du matin, puis on les ramène à l'étable pour prendre du repos et de la nourriture. A trois heures on les harnache pour retourner à la charrue jusqu'à sept heures du soir. C'est donc huit heures de travail durant l'été.

Au printemps et en automne, on emploie deux paires de bœufs. L'une travaille dès le matin jusqu'à onze heures, et l'autre depuis midi jusqu'au soir.

En hiver, où l'ardeur du soleil n'est plus à craindre, la journée se fait tout d'un trait, du lever au coucher du soleil.

Il est avantageux de couvrir d'une toile les bœufs qui labourent; elle les garantit en été de l'action directe du soleil, des mouches, de la pluie, et du froid, si l'on est en hiver.

Dans tous les cas, il faut éviter de mener les jeunes bœufs au labour dans les grandes chaleurs, ou dans les grands froids, ou lorsque le temps est trop mauvais. Si on ne peut s'en dispenser, il ne faut leur faire faire que des demi-journées, et si on a le choix, ne leur faire labourer que des terres légères.

Amélioration des races bovines.

L'amélioration d'une race d'animaux peut être comparée à celle d'une espèce végétale. Le pommier sauvage, par exemple, ne donne que des fruits petits et acerbes, tandis que, cultivé dans nos vergers, il produit des fruits gros et succulents. De même l'individu sauvage de la race bovine ne fournirait à la boucherie qu'une chair dure, filandreuse et peu abondante. La femelle ne donne pas de lait lorsqu'elle a cessé de nourrir, et ses mamelles se flétrissent. Mais nourris dans des pâturages choisis, dans de bonnes étables où les aliments abondants et convenables leur sont prodigués, l'animal change pour ainsi dire de nature; les chairs prennent du volume; elles cessent d'être coriaces et filandreuses, la graisse augmente dans la même proportion. La surabondance et le choix de nourriture joints à l'action de traire souvent répétée, attirent dans tous les temps une grande quantité de lait dans les mamelles de la vache.

Mais ce n'est pas dès la première génération que tous ces changements s'opèrent, ils n'ont lieu qu'à la longue, et lorsque par un choix judicieux, on apparie constamment ceux des individus de la race qui approchent le plus de la perfection.

M. Grognier, professeur à l'école vétérinaire de Lyon, remarque, dans un article excellent de *la Maison rustique du* XIXe *siècle*, que les races offrant les caractères que l'on désire, doivent être maintenues par de bons appareillements dans le sens de la race elle-même, sans introduction de sang étranger.

« Cette méthode, ajoute-il, bien peu usitée en France pour
» les bêtes bovines, du moins, dont la reproduction est géné-
» ralement livrée au hasard, est ce que les Anglais nomment
» sélection [1].

» C'est ce mode que suivit le célèbre éleveur anglais Backevell.
» La race des bêtes à cornes qu'il créa pour la boucherie, se
» distingue par la petitesse des os, le gros volume des chairs, le
» rondeur du corps en forme de baril, la brièveté des jambes;
» d'après cette conformation elle s'engraisse plus facilement
» et avec plus d'économie. Ce n'est pas tout : il parvient à pro-
» curer un développement extraordinaire aux parties du corps
» les plus savoureuses, les plus recherchées, en y dirigeant
» l'afflux des nourritures, par des lotions et des frictions habi-
» lement appliquées; c'est ainsi qu'il réussit à augmenter le
» volume des muscles lombaires et dorsaux, qui forment ce
» que nous appelons le filet. Il sut appliquer ce principe aux
» moutons avec plus de succès encore, et il en résulta la race
» Desthley-Longwood, dans laquelle il parvint à diminuer de
» moitié le poids de la charpente osseuse et à doubler le poids
» de la chair.

» On concevra l'importance de ce résultat en songeant à toute
» la différence d'un bœuf qui, sur 350 kilog. de viande, en
» donne 210 bonne à rôtir et 235 de basse boucherie; à un
» autre bœuf qui donne 210 de la dernière qualité et 140 de la
» première; et quand on saura que la consommation du bœuf
» est relative à son poids total, et qu'il faut autant de nourriture
» pour former un demi-kilog. de tête que pour produire un
» demi-kilog. de filet. »

Du croisement dans l'espèce bovine.

Les croisements dans les animaux sont des alliances entre des individus de race différente. Les produits se nomment *métis*.

---

[1] Propagation incestueuse. Les Anglais la nomment *id and id*, c'est-à-dire, propagation en dedans (en dedans la famille).

Ce mode de reproduction est rationnel lorsqu'on ne le pousse pas trop loin, qu'on ne mélange pas des races trop disparates, et qu'on se contente d'apparier des annimaux dont l'un présente une qualité qui manque à l'autre. On parvient ainsi à faire disparaître des défauts, ou donner naissance à de nouvelles qualités, sans effacer le type original ; car le croisement poussé à l'extrême, anéantit la race primitive pour en substituer une nouvelle dont le mérite sera peut-être inférieur à celui de cette race primitive, ou peut-être moins en rapport avec les productions et le climat du pays où elle a pris naissance.

L'auteur que nous venons de citer, donne pour exemple le croisement de la race de Salers, en Auvergne, avec l'une de celles de la Suisse. Le volume du corps se fût accru à mesure que la force et la vigueur si remarquable dans la race de Salers eussent diminué, et les pâturages d'Auvergne, moins riches que ceux de la Suisse, n'eussent fourni à la nouvelle race qu'une nourriture insuffisante, en sorte qu'elle eût promptement dégénéré sans revenir à la race primitive.

Ces réflexions judicieuses doivent servir de guide aux éleveurs dans le croisement des races.

Il faut remarquer que, dans l'espèce bovine, de même que pour les espèces du cheval et du mouton, le mâle a plus d'influence que la femelle sur les qualités du produit de l'accouplement. Cette prépondérance a principalement lieu sur les formes et particulièrement sur celles des parties antérieures ; elle s'exerce aussi sur la vigueur et l'énergie de l'animal. C'est donc plutôt par le mâle, que par la femelle, qu'on parvient à l'amélioration des races.

La mère influe spécialement sur la taille, ainsi que sur les parties postérieures, et les extrémités de l'animal. En sorte que le choix de la femelle n'est pas indifférent, et qu'avec un étalon de la plus belle espèce, et une mère chétive, on n'obtiendra qu'un produit pour ainsi dire avorté. Plus un étalon est de race déjà ancienne, mieux il est nourri, plus il est fort, et plus les produits sont satisfaisants, pourvu toutefois que la femelle soit dans les mêmes conditions.

Un étalon d'une race trop nouvelle, et dont le type, le caractère ne sont pas bien fixés, ou bien un étalon trop jeune, ou trop vieux, ou encore affaibli, soit par des accouplements trop fréquents, soit par une nourriture mauvaise ou insuffisante, perdra sa prépondérance, si on l'accouple avec une femelle qui se trouve dans des conditions opposées. Alors le produit participera de celle-ci.

Sur l'âge des étalons.

Lorsqu'un cultivateur ne fait couvrir ses vaches que pour avoir du lait et des veaux qu'il enverra jeunes à la boucherie, il peut employer des étalons de dix-huit mois à deux ans ; mais s'il veut propager une race propre, soit au travail, soit à être engraissée pour fournir beaucoup de viande, il ne doit employer que des étalons de trois ans. Les femelles pourront avoir six mois, ou même un an de moins.

Quand au nombre de vaches à couvrir, on n'en doit pas donner annuellement plus de cinquante à un taureau, si on veut le conserver en bon état.

Régime et soins à donner au bétail lors de l'accouplement.

Le pâturage ne nuit pas au taureau-étalon ; il faut même le laisser le moins possible à l'étable, où il s'ennuie et s'irrite, surtout étant attaché. Il devient alors dangereux.

Lorsqu'au contraire on le laisse libre au pâturage, il rentre tranquillement avec les vaches pour trouver un abri pendant la nuit, un supplément de nourriture, et il montre en général beaucoup de douceur.

Signes de la chaleur chez le taureau et la vache.

A cette époque, les yeux du taureau deviennent étincelants, il fait entendre des sons rauques ; sa bouche laisse échapper une écume épaisse. Il éprouve plus fréquemment le besoin de boire. Il est dans une grande agitation, il bondit et s'élance sans motif, frappe les clôtures et les arbres, et laboure la terre de ses cornes ; mais au résumé, il présente plutôt les signes d'un animal emporté par ses désirs que ceux d'un animal méchant.

Chez la vache, on remarque à cette époque la même agitation ; elle s'inquiète, se tourmente ; son œil est égaré, elle oublie de paître ; elle tient le nez au vent, et les narines dilatées comme pour aspirer les émanations du mâle : ses oreilles mobiles semblent se dresser pour écouter ses mugissements. Son lait diminue, quelquefois même il se tarit, ou devient d'une mauvaise qualité. Enfin, elle recherche le mâle, au point de quitter le pâturage pour se rendre, d'elle-même et de fort loin, à la porte de l'étable où se trouve un taureau.

On appelle *taurelière*, les vaches qui reviennent en chaleur presque tous les mois ; elles ne retiennent presque jamais, et l'on a remarqué qu'elles étaient ordinairement affectées de quelques maladies de poitrine, telle que la pommelière.

On peut, sans craindre des saillies répétées, laisser dans le même paturage, des taureaux et des vaches, car le taureau s'abstient de les saillir lorsqu'elles sont pleines. D'ailleurs la vache refuserait alors les approches du mâle.

Lorsqu'à l'époque du rut, la vache montre de la froideur, cela peut tenir à la faiblesse ou à trop d'embonpoint. Dans le premier cas, on lui donne des aliments excitants et substantiels, tels que de l'avoine, des fèves, des lentilles, du sel. Dans le second cas, on augmente l'exercice, et l'on réduit la nourriture.

De la gestation; soins à donner.

La vache porte d'ordinaire neuf mois, quelquefois ce terme va à dix et même douze chez les plus âgées et les plus fortes. La gestation dure quelques jours de plus pour les veaux que pour les velles. Il est rare qu'une vache qui a été saillie ne soit pas pleine; mais une marque certaine est sa disposition à engraisser. Voilà pourquoi les éleveurs ne manquent jamais de faire couvrir les vaches de réforme qu'ils comptent envoyer à la boucherie, afin de les rendre *graissières*.

La vache étant plus sujette à avorter que la jument, il est bon de lui épargner les rudes travaux, et si, comme exercice, on continue à la conduire au labourage et à la mettre aux charrois, il faut le faire avec beaucoup de ménagements, et supprimer même le travail six semaines ou deux mois avant le vélage. Il est essentiel d'écarter d'elle les chiens hargneux et de la traiter avec beaucoup de douceur. On doit veiller à ce qu'elle ne franchisse pas de fossés, et ne saute point par-dessus des barrières. Le sol de l'étable, s'il est en pente pour l'écoulement des urines, doit être mis de niveau par une accumulation de litière, car l'inclinaison du sol, dans le sens des membres postérieurs, pourrait provoquer la chute de la matrice et l'avortement.

Il est bon de cesser de traire la vache au septième ou huitième mois, et de tarir le lait en éloignant peu à peu les traites ; mais si, malgré cela, les pis enflaient, il faudrait les dégorger.

Le foin, le son et la paille, conviennent peu à des vaches pleines ; il est préférable de leur donner des racines, des tubercules nourrissants, dont on prépare une espèce de soupe. Cependant, quoique les aliments nutritifs soient nécessaires, il faudrait réduire la nourriture, si on s'apercevait que la vache devient trop grasse, ce qui rendrait le vélage difficile.

On doit veiller à ce que l'étable soit propre et la température modérée; elle doit être souvent aérée et la litière renouvelée toutes les fois que cela sera nécessaire, car on doit éviter un air humide et malsain. Il est bon d'isoler les vaches prêtes à mettre bas.

M. Grognier remarque à ce sujet qu'il y aurait du danger à la placer près d'une autre qui ne serait pas à son terme et qui pourrait avorter par un mouvement physiologique d'imitation.

Enfin, on doit visiter souvent l'étable, et lorsqu'on s'apercevra du gonflement de la vulve et de la sortie des mucosités sanguinolentes, on peut être certain que le moment du vélage est arrivé. En effet, on voit bientôt paraître un corps arrondi en forme de vessie; c'est la *bouteille* ou poche aux eaux. Elle ne tarde pas à se crever; les liquides qu'elle renferme s'écoulent au dehors, et l'on voit apparaître les membres antérieurs du veau, puis la tête, enfin le thorax et les épaules. Le veau tombé sur la litière, le cordon ombilical se rompt ordinairement de lui-même; quelquefois la vache le coupe avec les dents, d'autres fois les assistants le tordent et le déchirent; mais il est toujours inutile d'en faire la ligature.

La sortie du délivre suit ordinairement celle du veau; cependant lorsque 48 heures après l'accouchement, il n'est pas sorti, il faut avoir recours à un vétérinaire.

Quand le travail de l'accouchement languit et ne se termine pas, il faut s'assurer de la cause de cette atonie; si elle provient de faiblesse, on fait prendre à la mère un breuvage chaud et aromatisé avec de la cannelle, soit de vin blanc, de cidre ou de bière. Une bouteille de vin, ou deux bouteilles de cidre ou de bière suffisent.

Mais si cet état ne provient pas de faiblesse, et s'il est la suite des efforts considérables et inutiles que la vache aurait faits pour expulser le veau, il faudrait encore avoir recours au vétérinaire, qui jugera s'il est nécessaire de pratiquer une saignée. Il sera indispensable, d'ailleurs, de le faire venir toutes les fois que l'accouchement présentera des difficultés de nature à faire craindre des accidents graves.

On facilitera la parturition en vidant le rectum, si on pense qu'il s'y trouve des excréments durcis. A cet effet, on introduira son bras frotté d'huile dans l'intestin. On pourra aussi faire des injections dans la vulve avec une infusion de mauve ou de racine de guimauve, si on s'aperçoit que cet endroit est le siége d'une grande irritation.

Si le petit veau se présentant bien, restait néanmoins au passage plus de huit minutes, on aiderait à sa sortie, en le tirant doucement de manière à coïncider avec les efforts de la mère.

L'espèce bovine ne donne ordinairement qu'un petit. Cependant, il peut arriver que la vache porte deux jumeaux, et il s'écoule quelquefois plusieurs jours entre la naissance des deux veaux. On peut présumer l'existence d'un second veau, lorsqu'après l'accouchement la vache paraît inquiète et néglige son premier-né.

Des soins à donner après la parturition [1].

Dès que l'accouchement sera terminé, on bouchonnera la mère, on l'enveloppera d'une couverture, et on lui donnera de l'eau de son tiède. Si elle est abattue et fatiguée, on lui fera prendre une soupe composée de trois ou quatre litres de vin chaud, coupé d'un litre d'eau, et garnie de quelques tranches de pain grillé.

Douze heures après la mise-bas, on donne à la vache une bonne nourriture composée principalement de choux, racines et tubercules cuits. On la tient ensuite chaudement dans l'étable.

Le jeune veau ne pouvant téter que debout; et n'ayant pas toujours la force nécessaire pour se tenir sur ses jambes dans les commencements, il faut être attentif à le relever s'il tombe.

Lorsqu'il a souffert dans la gestation, il est quelquefois trop faible pour téter, on lui fait boire alors du lait chaud, et on lui administre même un peu de vin chauffé si sa faiblesse est très-grande. Il arrive aussi que le veau ne sait pas trouver la mamelle de la mère, il faut alors saisir le pis et le mettre dans sa bouche.

On ne doit traire la mère nourrice que neuf jours après la mise-bas.

Éducation des veaux.

Durant les cinq ou six premiers jours après la mise-bas, on ne retire pas le veau d'auprès de sa mère, surtout durant l'hiver, et on le laisse téter à discrétion. Après ce temps, on le sépare dans

---

[1] Part, parturition, ont la même signification qu'accouchement ou mise bas

la même étable, ou dans une étable différente, afin qu'il ne tète que lorsqu'on le juge convenable. Quand la vache est nourrie au pâturage, on retient le veau à l'étable, et il ne tète alors qu'une fois le matin et une fois le soir.

Les veaux qu'on destine à devenir taureaux-étalons, ceux dont on veut faire de robustes travailleurs, doivent téter jusqu'à six mois.

Lorsqu'on les sèvre, on ne doit pas les mettre immédiatement au régime du fourrage sec. Si la saison ne permet plus de les couduire dans les pacages, on les nourrit avec des soupes légères qu'on entremêle de fourrage sec, en leur donnant de préférence le plus tendre et le plus facile à digérer.

Il ne faut pas leur ménager la boisson, car les veaux sont généralement altérés après le sevrage.

Lorsque le lait de la mère est insuffisant pour nourrir le veau, ou que c'est une bonne laitière qu'on veut ménager, on la laisse moins téter par son petit, et on donne à celui-ci un supplément de nourriture, composé de lait bouilli et de pain, qu'on y a fait mitonner. On lui fait encore avaler des bouillies de farine de seigle, ou d'orge.

Incommodités et maladies des jeunes veaux.

Les veaux nouvellement sevrés sont sujets à la constipation. On leur donne d'abord quelques lavements émollients, ou bien on leur introduit un suppositoire de savon.

Lorsqu'au contraire, ils ont la diarrhée, on leur fait prendre quelques jaunes d'œufs dans du vin rouge, et on leur fait boire de l'eau dans laquelle on a mis des clous rouillés.

On laisse souvent téter trente ou quarante jours les veaux et les génisses que l'on destine aux bouchers.

Le *veau de lait* est celui qui n'a pas encore mangé de foin. On appelle *veaux de rivière* les veaux très-gros qui viennent de la Normandie, et particulièrement des environs de Rouen, où on les nourrit de lait.

Lorsqu'on veut élever des veaux et des génisses pour conserver la race, il faut prendre de préférence ceux qui sont nés de mars en juin. Plus tard, ils ne sont plus assez forts pour résister aux influences de l'hiver, qui altère leur constitution.

Lorsque le veau a été sevré et qu'on l'a accoutumé au fourrage en lui donnant un peu d'herbe et du foin très-fin, on le met, en été, depuis le matin jusqu'au soir, dans de bons pâturages, séparés de ceux de la mère, ou bien on lui met une muselière qui l'empêche de téter, mais non de paître. Toutefois, ces muselières ont l'inconvénient d'exposer les veaux à recevoir des coups de pied de la vache qu'ils importunent et tourmentent.

Il faut, autant que possible, séparer les jeunes veaux, parce qu'ils sont sujets à deux tics pernicieux; d'abord ils se lèchent mutuellent, il en peut résulter, dans leur estomac, des agrégations de poils, qui se feutrent, et forment des pelotes aplaties, qu'on nomme *égagrophiles* [1], et dont la présence occasionne le dépérissement de l'animal; ensuite n'étant pas encore bien désaccoutumés de téter, ils se tètent mutuellement, autre cause de dépérissement.

Voici les signes principaux auxquels on reconnaît un veau de bonne race. Il doit être allongé, son dos horizontal et non concave; ses hanches écartées, ses jambes droites et solides, ses jarrets larges et ses onglons forts. La tête doit être courte et les oreilles longues.

Nourriture des bêtes bovines.

Deux systèmes sont en présence pour la nourriture du gros bétail. Suivant l'un, on le nourrit pendant l'été au pâturage, et pendant l'hiver, en France surtout, on le renferme et on le nourrit à l'étable; suivant l'autre système, qu'on nomme stabulation perpétuelle, les bestiaux sont tenus continuellement à l'étable.

Pour ce dernier système, les étables doivent être vastes, bien construites et bien tenues, afin que la santé des bestiaux ne souffre pas de cette réclusion.

Les partisans de cette méthode ont considéré que la véritable richesse de l'agriculteur consiste dans l'abondance des engrais. Les engrais, a-t-on dit avec beaucoup de justesse, sont à la terre ce que la nourriture est à l'homme.

Les agriculteurs ont donc cherché à nourrir sur leurs fermes le plus grand nombre de bestiaux possible et à leur faire produire beaucoup de fumier. Or, la stabulation perpétuelle permet à la fois de nourrir une plus grande quantité de bestiaux, sur un espace de terre déterminé et en même temps de ne rien perdre

---

[1] Autrefois, et peut-être encore aujourd'hui, beaucoup de paysans croyaient que les égagrophiles étaient le résultat d'un sort jeté sur leurs bestiaux. Ces pelotes, logées dans l'estomac, ont jusqu'à 8 centimètres de diamètre. Elles sont d'une rondeur parfaite, d'une couleur brune, et poilues comme la surface d'un feutre ou d'un drap grossier.

de leur fumier. Les étables doivent donc être disposées de manière à recueillir facilement les déjections, et les litières converties en fumier. Il est évident que des vaches, qui ne sortent pas de l'étable, fournissent au moins un tiers de fumier de plus que si elles y passaient seulement la nuit.

Cette méthode exige plus de soins, plus de peines, plus de main-d'œuvre que le pâturage, mais le fermier dont les vaches pâturent, est obligé de leur consacrer une étendue considérable de terre dont toute la récolte se trouve absorbée. Or, il est prouvé qu'un hectare de blés pâturés, ne fournit que la moitié du produit de l'hectare des prairies artificielles. Ainsi donc, si d'un côté il a plus de dépense et de main-d'œuvre, de l'autre côté, il a davantage de fumier et nourit son bétail avec moitié moins de terre.

Toutefois, hâtons-nous de remarquer avec M. Moll [1], qu'il existe en France des localités où se trouvent de vastes étendues de terre qui ne peuvent être utilisées autrement que par le pâturage ; là où le bétail donne un assez grand bénéfice par ses seuls produits de vente, et où la culture est trop restreinte, pour que le fumier soit d'une haute importance, en un mot, dans toutes les localités où l'agriculture n'est qu'accessoire et où le bétail est la branche principale, le pâturage est le seul moyen d'utiliser le sol.

Il faut remarquer, au sujet de la stabulation, que les prairies artificielles, qui en sont la conséquence nécessaire, rendent seules possible la suppression des jachères, parce qu'elles permettent, par l'abondance des engrais, de restituer chaque année au sol les sucs nourriciers que les récoltes lui enlèvent.

Nourriture au pâturage.

Nous avons dit que ce mode de nourriture exigeait moins de travail et moins de soins ; il faut avouer aussi que le bétail, tenu convenablement dans un bon pâturage, se trouve dans une position plus normale et plus salutaire que dans la meilleure étable, pourvu toutefois qu'on ait l'attention de le garantir des fortes chaleurs et du grand froid ; et ensuite que le produit des prairies naturelles est plus constant que celui des prairies artificielles, et laisse moins de chances de disette.

Mais le bétail au pâturage ne contribue presque plus à l'amé-

---

[1] M. Moll, professeur d'agriculture au Conservatoire des arts et métiers, est auteur de plusieurs ouvrages estimés sur l'agriculture.

lioration du sol par ses engrais, et il faut lui consacrer une bien plus grande étendue de terrain que s'il était nourri à l'étable.

Dans les pays de montagnes, dans les contrées basses et marécageuses, dans les plaines à terre humide, dans le voisinage des rivières, vers l'embouchure des fleuves, là, où le sol est naturellement herbu, la nourriture du gros bétail au pâturage est plus avantageuse que la stabulation.

Il faut, pour la nourriture du gros bétail, non une herbe fine et rare, comme pour le mouton, mais un herbage bien fourni; l'herbe doit être assez longue, vu qu'il n'en prend que les sommités. Après le gros bétail, on peut y mettre des chevaux, qui coupent l'herbe de plus près, et ensuite des moutons qui tondent le pré encore plus ras.

Outre l'avantage d'utiliser entièrement un pâturage, on a celui de tirer parti de ce qu'on appelle les *touffes d'engrais* qui croissent dans les endroits où les bêtes bovines ont fienté. Elles ne mangent jamais ces touffes d'herbes, tandis qu'elles ne sont pas rébutées par les chevaux et les moutons. Au reste, on peut éviter les touffes d'engrais en chargeant les gardiens du pâturage, d'étaler sur la terre les fientes des bêtes à cornes et des chevaux.

Pâturage convenable pour les vaches laitières.

Parmi les diverses sortes de pâturages propres au gros bétail, il en est de convenable pour l'engraissement, d'autres sont préférables pour les vaches laitières.

Celles-ci, sans demander des pâturages aussi gras que les bêtes à l'engrais, exigent cependant une pâture abondante et composée de bonnes plantes. Dans les pays de montagnes, ils sont plus sains et plus aromatiques que ceux des basses terres, mais ces derniers produisent une plus grande quantité de lait, bien qu'il soit d'une qualité inférieure et moins riche en caséum.

Les pâturages marécageux composés de roseaux, joncs, bresles, laiches, ne sont pas convenables pour les vaches laitières et pour les élèves encore jeunes.

On peut néanmoins en tirer parti pour les bêtes de trait, les chevaux et les porcs. Sur la fin de l'été et surtout en automne, ces pâturages deviennent insalubres et même dangereux.

Pâturages artificiels.

Les prairies artificielles sont plutôt employées pour la nourriture des moutons que pour celle du gros bétail. Cependant elles présentent de grands avantages pour celui-ci, et notamment pour l'élève. D'abord elles se fertilisent par l'engrais qui s'y amasse et que la culture de ces prairies répand et mêle au sol. On peut donc semer des fourrages annuels, tel que le sarrasin, les vesces, la spergule, que le gros bétail pâturera au moment de la floraison.

Toutefois, il est bon de ne pas abandonner un grand pâturage tout entier au bétail, mais on le divise par des clôtures en plusieurs parties, en sorte que lorsqu'une de ces parties a été pâturée, on fait entrer le bétail dans une autre; et les plantes fourragères de la première ont le temps de repousser sans être foulées et piétinées par les animaux. On y remettra de nouveau le bétail, lorsque l'herbe aura atteint une hauteur de 15 à 16 centimètres (6 pouces). L'herbe devenue trop forte et trop haute est rebutée par le bétail : il vaut mieux alors la faire faucher.

Par-dessus tout, il faut éviter de mettre les bestiaux au pâturage par un temps humide. L'herbe mouillée devient une nourriture nuisible et même dangereuse, elle est également nuisible lorsqu'elle est couverte de gelée blanche.

On ne doit jamais mettre dans un même pâturage d'autres animaux avec le gros bétail, et surtout avec des moutons, car l'herbe qui a été touchée par ceux-ci, est rebutée par les bœufs; mais voici la succession d'animaux que l'on peut mettre pâturer dans le même pacage : les bœufs d'engrais, ensuite les vaches laitières et des élèves, puis des chevaux, et enfin les moutons.

Dans les pays où la culture n'est qu'un accessoire, où l'on n'a pas un besoin d'une grande masse d'engrais, il est avantageux de laisser les bêtes passer la nuit au pâturage, pourvu que des haies, des arbres de clôture, leur permettent de s'abriter contre le vent et la pluie, et surtout qu'on les fasse rentrer à l'étable, lorsque le temps devient trop mauvais. Quant au jeune bétail, on ne peut le laisser la nuit au pâturage que lorsqu'il est au moins âgé de six mois.

Pâturage au piquet.

Cette excellente méthode, usitée dans le pays de Caux, consiste à attacher l'animal par les cornes, ou par un collier fixé à son cou, et au moyen d'une corde de trois mètres de longueur, à un piquet enfoncé en terre. Cette corde se compose de deux bouts d'un mètre et demi chacun, et que réunit un morceau de bois plat, percé d'un trou à chaque extrémité. Les deux bouts de corde passent dans ces trous, où ils jouent librement, et où ils sont retenus par un nœud.

Cette disposition permet à la corde de tourner sans se tordre; de plus, elle est attachée au piquet par un anneau mobile; lorsque l'animal a mangé tout ce qui l'entoure dans le cercle qu'il peut décrire autour du piquet, on avance ce piquet de 30 à 50 centimètres, et ainsi de suite, jusqu'à ce qu'on soit arrivé au bout

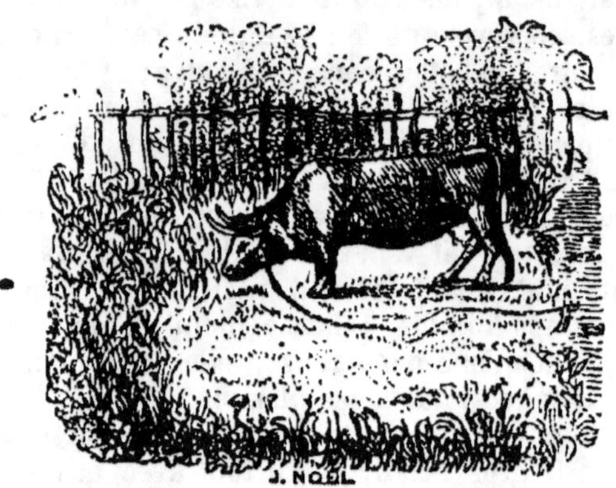

Vache attachée au piquet.

du pré. On attache, autant que possible, toutes les bêtes en une seule ligne, afin que le champ soit pâturé d'une manière régulière et complète.

Cette excellente méthode empêche le fourrage d'être foulé, et les engrais se répandent d'une façon plus uniforme sur le sol.

Les soins à prendre consistent principalement à conduire les animaux à l'ombre des arbres ou des haies, dans les instants les plus chauds de la journée, et à les faire boire plusieurs fois.

Nourriture d'été à l'étable.

Nous avons cité, page 32, les avantages que présente la stabulation pendant l'été. La nourriture du bétail à l'étable, doit consister principalement en fourrages artificiels en vert, parmi lesquels la luzerne, le trèfle commun ou trèfle de Hollande, et les vesces doivent occuper le premier rang. On peut y joindre, suivant la saison et la nature du terrain, le seigle coupé en vert, les pois, les lentilles, la moutarde blanche, la spergule, le sarrasin fauché en vert, le colza, la navette, le millet, etc. Les feuilles de choux-raves, rutubaga, navets, sont également bonnes, ainsi que les feuilles de betteraves, de carottes à l'époque de l'arrachage de ces racines.

Le sainfoin, qui réussit dans les terres maigres, offre également une ressource dans quelques localités. Quant à l'herbe, il est plus économique de la convertir en foin que de la consommer en vert.

Soins qu'exige la stabulation.

Les fourrages verts destinés aux bestiaux doivent être coupés tous les jours, puis étendus dans un endroit couvert, afin qu'ils soient à l'abri du soleil et de la pluie. Il est essentiel de ne pas les tenir en tas, afin qu'ils ne s'échauffent point.

Lorsque les fourrages sont jeunes et aqueux, il est bon de les mélanger avec des fourrages secs et de hacher le tout avec le *hache-paille*.

Le hache-paille est un ustensile d'une nécessité absolue dans une exploitation agricole [1].

On peut ajouter au fourrage vert environ un kilogramme et demi de paille hachée, par bête. Outre l'économie considérable qui en résulte, cette nourriture est salutaire, surtout dans les temps humides, où il est dangereux de donner une trop grande quantité de fourrage vert à la fois. Il est d'ailleurs préférable, dans toutes les circonstances, de distribuer ce fourrage par petites portions.

On doit principalement s'abstenir de faire boire les bestiaux immédiatement après leur repas, afin d'éviter la météorisation [2]. Il est bon de les abreuver une heure avant de leur donner le fourrage. On les fait boire d'ailleurs plus ou moins souvent, à proportion du fourrage sec qu'on leur donne. Quant au nombre de repas, on peut le réduire à deux, de trois heures chacun, un le matin et un le soir.

Une vache de bonne taille consomme environ 50 kilogrammes

[1] Nous recommandons particulièrement celui de M. Quentin Durant, fabricant d'ustensiles agricoles.

[2] La météorisation, c'est-à-dire la distension du rumen, et par suite l'enflure du flanc gauche de la vache ou du bœuf, ont lieu lorsque par suite de la disposition de l'animal, ou la mauvaise qualité des aliments, ceux-ci entrent presque immédiatement en fermentation, et dégagent une grande quantité de gaz qui, ne trouvant pas d'issue, s'accumulent et exercent une forte pression sur les parois de l'estomac et par suite sur les organes environnants. (Voyez page 49 pour le traitement de la météorisation.)

de fourrage vert par jour. Cette quantité correspond à peu près au produit de 15 ares de luzerne ou 25 ares de beau trèfle.

Explication du hache-paille.

A. Auge en bois, tenue par deux crochets *a* à la machine et, à son extrémité opposée, par le pied avec la charnière *b*.

La paille ou le foin jeté par poignées dans cette auge, est entraîné par des cylindres alimentaires qui l'amènent sous le tambour que fait tourner un homme avec une vitesse de quarante tours par minute.

B. Volant en fonte de fer, placé en dehors du bâti C, sur l'arbre

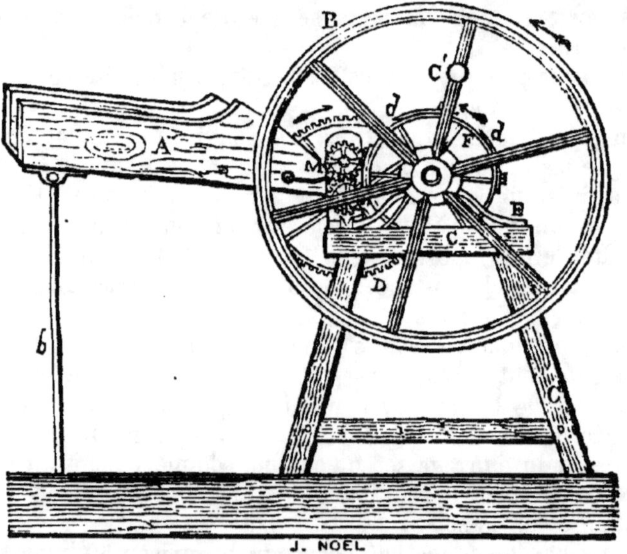

du tambour qui reçoit un pignon engrenant avec la roue D. Un homme le fait tourner au moyen de la manivelle C'.

C. Bâti en bois.

D. Roue d'engrenage en fonte de quatre-vingt-seize dents, fixée sur l'arbre du cylindre alimentaire inférieur, lequel reçoit son mouvement du pignon monté sur l'arbre du tambour.

E. Supports en fonte fixés sur le bâti par des boulons, et portant les coussinets de l'arbre du tambour.

F. Tambour en fonte garni de quatre lames en hélice, *d d*, etc.

MM. Deux roues en fonte, la première recevant son mouvement de la grande roue D, pour le communiquer ensuite aux deux cylindres alimentaires, dont un est uni, celui de l'arbre de la roue M, l'autre est canelé en rochet et reste éloigné du premier de quatorze à seize millimètres.

Nourriture d'hiver à l'étable.

On peut donner aux bêtes bovines des résidus de sucrerie de betteraves, de féculerie, mais il est bon d'y associer des choux, des racines et d y ajouter un tiers de foin ou de paille hachée.

Les résidus des féculeries et des sucreries, c'est-à-dire ceux de la pomme de terre et de la betterave, privés de tout leur suc, forment une alimentation médiocre.

La pomme de terre crue renferme un suc délétère qui peut causer des accidents aux animaux qui n'y sont pas accoutumés. Il est donc bien préférable de les faire cuire, mais ce moyen est coûteux ; on peut suppléer à l'effet de la cuisson, en leur faisant éprouver un commencement de fermentation. A cet effet on écrase, pour la nourriture de douze vaches, un hectolitre et demi de pommes de terre qu'on mélange avec deux hectolitres de paille hachée. On met le tout dans une cuve ; on verse dessus cinq seaux d'eau, et on laisse fermenter la masse durant trois jours ; elle s'échauffe, et les pommes de terre se réduisent en une bouillie qui pénètre la paille hachée, et forme corps avec elle. Il faut toutefois éviter que la fermentation ne soit poussée trop loin.

On peut remplacer la paille hachée par du foin également haché, ou par du son, et l'on peut rendre ce mélange plus substantiel, en y joignant du grain moulu.

Une addition de sel aux pommes de terre crues, neutralise leur effet vireux. Il est d'ailleurs prouvé que le sel est favorable au bétail, et qu'il est avantageux de saupoudrer de cette substance les fourrages verts, les choux et les racines qu'on lui donne.

Pansement des bêtes bovines.

C'est une erreur trop répandue dans les campagnes de croire que le gros bétail n'a pas besoin d'être pansé. Son pansement est presque aussi utile que celui des chevaux, surtout pour les bêtes d'engrais et de trait. Aussi n'est-ce pas sans un sentiment bien pénible que, dans beaucoup de localités de la France, et même dans les environs de Paris, nous voyons des vaches dont a partie du corps sur laquelle elles ont l'habitude de se coucher, est couverte d'une couche épaisse de fiente durcie.

Une pareille négligence accuse l'ordre et la propreté de l'agriculteur, en même temps qu'elle compromet la santé de ses bêtes, car il est toujours essentiel de favoriser la transpiration cutanée, en débarrassant la peau de tout ce qui peut la gêner.

On prétend, il est vrai, que le pansement des vaches laitières nuit à la production du lait, en favorisant à ses dépens leur engraissement. Si cette assertion est exacte, on peut les soumettre à un pansement moins énergique, tout en les maintenant dans un etat de propreté.

Il est bon de joindre en été à ce moyen hygiénique, des bains de rivière ou d'étang avant le repas du soir, mais il ne faut pas que l'eau soit trop froide ni que les animaux soient en sueur.

Engraissement du bœuf.

L'engraissement d'un bœuf peut avoir lieu au pâturage ou à l'étable. Il est encore une méthode mixte, qui consiste à les engraisser, partie au pâturage et partie à l'étable.

Engraissement au pâturage.

L'usage en Normandie est d'engraisser les bœufs sur des pâturages très-riches que l'on désigne sous le nom d'herbages. On les achète maigres en automne, et on leur fait passer l'hiver dans le pâturage. Toutefois, pendant les gelées, on leur donne quelques bottes de foin et on les fait rentrer à l'étable, lorsque la terre est couverte de neige. L'herbe étant vieille et peu abondante en hiver, on ne met qu'une douzaine de bœufs dans un pâturage qui pourraient en nourrir cinquante en été. Dans le courant de juin, ils sont assez gras pour être conduits au marché.

Ces bœufs, mis à l'engrais, ont de sept à dix ans. Plus tard ils engraisseraient difficilement, et leur chair resterait dure et fibreuse.

Indépendamment des bœufs normands, on met dans ces pâturages des bœufs venus d'Anjou, de Bretagne, du Poitou et d'autres parties de la France. Ces bêtes, maigres et fatiguées par de pénibles travaux, se refont dans les herbages, et deviennent grasses en moins d'une année.

On sépare les vaches des bœufs, et on met avec elles un taureau, soit pour les défendre contre les loups, soit pour couvrir celles qui deviennent en chaleur, car dans cet état elles engraissent peu, tandis que, fécondées, elles prennent promptement de la graisse.

On ne met pas de suite les bœufs maigres dans le meilleur herbage. On les place d'abord dans un herbage médiocre, après leur avoir fait tirer un peu de sang pour diminuer l'échauffement produit par la route, puis on les fait passer dans un herbage meilleur, et enfin quelquefois dans un troisième, le plus riche de tous.

S'il n'y a pas d'étang ou de ruisseau à proximité du pâturage, on y pratique de petites mares pour retenir les eaux pluviales, et on y mène boire les bestiaux trois fois par jour.

Les bœufs mis à l'herbage dans le mois de mai, ne mettent que quatre mois à s'engraisser, mais si on les place au mois de novembre, il faut le double de temps.

Engraissement à l'étable.

On retire les bœufs d'engrais du pâturage après les semailles, et on les place deux à deux dans les stales d'une étable séparée, ou dans le fond de l'étable, si on n'en possède qu'une seule, afin qu'ils ne soient pas dérangés ou inquiétés par le passage des autres animaux. On les fait ordinairement saigner vers cette époque, afin de les préserver de la météorisation et d'empêcher les démangeaisons auxquelles ils sont sujets, à moins, toutefois, que l'état de santé de l'animal ne fournisse une indication contraire.

Régime des bêtes d'engrais.

Nous empruntons à la Maison rustique du xixe siècle le régime auquel les bêtes d'engrais doivent être soumises jusqu'à l'époque des grands froids, régime qu'on ne saurait trop approuver. « Voici l'ordre dans lequel on administre les aliments : On » nettoie les crèches et les rateliers, et on donne une brassée de » bon foin de 10 à 15 livres, à chaque couple de bœufs d'en- » grais. Lorsqu'ils ont mangé cette première brassée, on leur en » donne une autre; quelquefois même une troisième, si l'on a » plus de foin que de choux. A 7 heures on les mène à l'abreu- » voir, où on les contraint de rester le temps nécessaire pour » qu'on leur fasse une litière fraîche, qu'on nettoie leurs » stalles et qu'on porte dans chaque crèche une brassée de » feuilles de choux grandes et vertes. On les laisse alors rentrer. » Lorsqu'ils ont mangé leur première brassée de choux, on leur

» en donne souvent une seconde tout de suite ; puis une quan-
» tité de racines de navets, de pommes de terre et de betteraves,
» équivalent à une brassée de choux. On alterne ainsi jusqu'à ce
» que les animaux soient rassasiés : alors on enlève ce qu'ils ne
» cherchent plus à manger, on fait une litière, et on les laisse
» reposer jusqu'à midi, heure à laquelle on leur donne encore
» une ou deux brassées de feuilles de choux ; ce repas est
» suivi d'un nouveau repas qui dure jusqu'à trois heures. On
» commence alors le pansage, que l'on exécute de la même
» manière que celui du matin ; à 6 heures on se retire pour les
» laisser ruminer ; à 9 heures on donne à chaque couple une
» brassée de choux. »

De décembre à février, les bœufs d'engrais ne font que deux repas. On les nourrit avec du foin auquel on joint des carottes, des navets, des betteraves coupées, des pommes de terre cuites et mélangées de son. L'addition d'un peu de grain hâte beaucoup l'engraissement.

Au printemps on leur donne de l'avoine en vert mélangée d'herbe, de trèfle et de vesce.

On emploie également, ainsi que nous l'avons dit, page 35, des résidus de fabrique de sucre et d'amidonnerie.

Les résidus de distillerie et la drèche des brasseurs sont également utilisés d'une manière avantageuse.

Enfin les tourteaux d'huile forment une nourriture excellente. On peut en donner jusqu'à 7 et 8 kilogrammes à un bœuf, après les avoir écrasés et délayés dans un peu d'eau et mélangés avec du fourrage haché. Les tourteaux de colza et de navette sont inférieurs à ceux de lin et de noix ; ceux de faîne sont nuisibles.

Engraissement du veau.

L'engraissement du veau se fait quelquefois exclusivement avec du lait. Cette nourriture donne la chair la plus blanche et la meilleure. Passé huit semaines, le lait de la mère ne suffit plus, et il faut avoir recours à un supplément de lait. Lorsque le lait est cher, on ajoute à cette nourriture, comme auxiliaires, divers breuvages composés avec de la farine de graine de lin ; des pommes de terre cuites et écrasées, du gruau d'avoine, des restes de pain blanc trempé et mitonné, des œufs, du lait de beurre, de la mélasse, etc.

Dans les environs de Pontoise, si renommé par ses veaux, on les nourrit alternativement avec du lait et des buvées de farine de froment et d'œufs bien mélangés. A l'âge de quatre ou cinq mois ces veaux sont livrés à la boucherie.

Il est bon de tenir les veaux à part dans une petite étable dont la température soit modérée ; il faut les pourvoir d'une bonne litière et leur donner de l'eau dégourdie pour boisson, car les veaux boivent beaucoup, quoique nourris avec du lait et d'autres aliments liquides.

Dans le premier mois, un veau consomme six litres de lait par jour ; à mesure qu'il avance en âge, cette quantité doit augmenter, et finit par s'élever jusqu'à 12 et 15 litres.

Un veau de quatre jours pèse environ 30 kilogrammes ; son poids augmente de 4 kilogrammes et demi à 5 kilogrammes par semaine.

Suivant M. Matthieu de Dombasle, il est plus avantageux de vendre les veaux à l'âge d'un mois lorsqu'ils pèsent 50 à 55 kilogrammes que de les vendre à trois mois lorsqu'ils pèsent 125 kilogrammes, car les frais de nourriture absorbent et au delà l'excédant du produit ; mais l'avantage de ce système est subordonné à la valeur locale du lait dans les diverses provinces de la France, et au parti que l'agriculteur pourrait en tirer en l'employant à autre chose qu'à la nourriture du veau.

De l'étable.

Il faut qu'une étable soit assez vaste pour que le bétail s'y trouve à l'aise. Elle ne doit pas avoir moins de 3 mètres et demi à 4 mètres de hauteur. Au moyen de son exposition et de la disposition de ses ouvertures, elle sera bien aérée, chaude en hiver et fraîche en été. Le courant d'air que ces ouvertures ou soupiraux établissent, tout en chassant les vapeurs méphitiques, ne doit pas incommoder le bétail. D'ailleurs on devra pouvoir fermer à volonté toutes ces ouvertures ou soupiraux.

Quelques petites fenêtres garnies de vitres sont nécessaires pour donner un peu de jour dans l'étable lorsque le froid oblige de fermer les soupiraux.

Le fenil étant au-dessus de l'étable, le plafond de celle-ci est en planches, les joints de ces planches doivent être mastiqués avec de la terre grasse, afin que la poussière ne tombe pas sur le bétail, et d'un autre côté que les vapeurs humides qui montent de l'étable ne puissent, en pénétrant dans le fenil, détériorer le fourrage.

Le sol de l'étable doit être pavé, mais il est essentiel que les pavés soient assis sur un lit de ciment, et bien rejointoyés. On pourra substituer avantageusement le bitume au ciment.

Les murs et même le plafond seront blanchis à la chaux, cet enduit les rendra moins pénétrables aux émanations putrides ou insalubres.

Il est avantageux que le sol de l'étable soit un peu élevé au-dessus du terrain environnant, et la place consacrée au bétail doit avoir une pente d'un centimètre par mètre pour l'écoulement des urines. Plus grande, cette pente gênerait le bétail et favoriserait l'avortement des vaches.

Derrière le bétail, et au bas de cette pente, on pratique une rigole qui conduit les liquides dans la fosse au fumier.

Une auge à fond arrondi sert de mangeoire. Le ratelier est inutile et quelquefois nuisible, en ce que le mouvement que fait la vache pour saisir le fourrage la dispose à l'avortement.

Une plate-forme, attenant à l'auge, recevra le fourrage sec, et servira en même temps de couloir au bouvier pour la distribution de la nourriture.

Dans quelques étables, chaque bête a une auge séparée, dans d'autres elle est continue. Les auges séparées, seraient préférables, si elles n'exigeaient pas beaucoup de temps pour le nettoyage, mais en plaçant entre chaque tête de bétail un poteau, ainsi que l'indique la figure ci-après, représentant une étable double où à deux rangs d'animaux, chaque bête aura sa portion de mangeoire, et ne pourra empiéter sur les parts voisines.

Système d'aération.

Dans la construction des logements des animaux en général, il est un point essentiel que l'on néglige beaucoup trop dans nos campagnes, nous voulons parler de l'aération. Il est bien regrettable en effet de voir presque toutes les étables, écuries, bergeries avoir en guise de fenêtres de petites lucarnes qu'on n'ouvre presque jamais. Les agriculteurs pensent qu'en agissant ainsi, ils préservent les animaux du froid; c'est une profonde erreur, ou plutôt une fausse idée qu'on ne saurait trop chercher à détruire; il faut bien se pénétrer que les animaux supportent bien mieux le froid qu'une chaleur excessive, et qu'ils jouissent d'une bien autre santé dans un milieu tempéré dont l'air est sain. Une atmosphère corrompue nuit aux animaux, détériore leur constitution, les rend impressionnables aux causes des maladies, et des affections qui seraient bénignes sur un animal bien tenu, deviennent très-graves sur un animal vivant dans un air impur, méphitique et chargé de miasmes.

Les vaches laitières, dans ces étables insalubres, y deviennent phthisiques et donnent du lait d'inférieure qualité; les bœufs y engraissent plus vite, dit-on, mais leur chair est molle, peu sapide et les bouchers les paient bien moins cher que ceux engraissés en plein air dans de bons pâturages; les élèves ne se développent pas, restent chétifs et ne pouvant acquérir leur entier développement, deviennent peu vigoureux et propres au travail.

Pour obvier à tous ces déplorables inconvénients, aérez donc vos étables, au lieu de ces lucarnes microscopiques; pendant les beaux jours remplacez les vitres par des paillassons qui garantiront vos animaux du soleil et des insectes, enfin faites faire des barbacanes, des cheminées d'appel, et placez des ventilateurs.

Les *barbacanes* sont des ouvertures pratiquées dans le mur et près du sol, elles peuvent être fermées selon les besoins.

Les *cheminées d'appel* sont des cheminées ou tuyaux qui passent à travers la toiture et font communiquer l'intérieur de l'étable avec le dehors; on peut également les fermer.

Les barbacanes et les cheminées d'appel doivent se correspondre et être placées de façon à ce que le courant d'air qu'elles établissent ne puissent gêner les animaux. Dans ce système d'aération commode et peu coûteux se trouvent réunis tous les avantages.

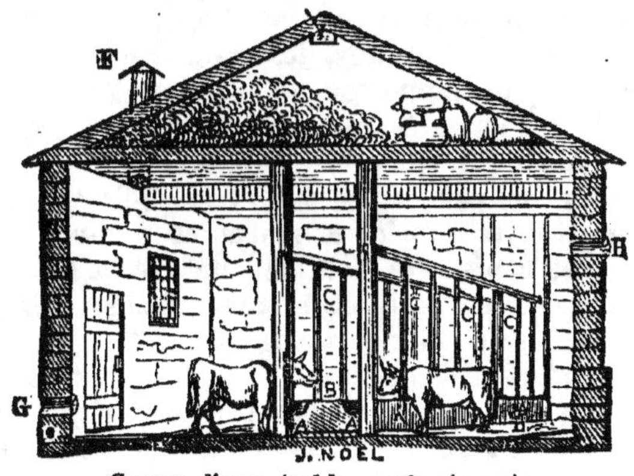

Coupe d'une étable perfectionnée.

Lorsqu'on place des ventilateurs on n'a besoin ni de barbacanes ni de cheminées d'appel, c'est un moyen plus simple. Cet appareil, de grandeurs variées, consiste dans de petites lames métalliques disposées de façon à pouvoir tourner par l'effet du courant d'air établi d'un côté par l'air froid du dehors qui entre dans l'étable, et de l'autre, par l'air chaud qui en sort. On place les ventilateurs dans un trou fait au mur, et on peut en mettre le nombre qu'on désire.

AA auges continues, B plate-forme servant de mangeoire pour les fourrages secs et de couloir de service. CCC poteaux de séparation pour chaque bête. D emplacement du bétail et de la litière. E rigole conduisant les urines à la fosse au fumier. F cheminée d'appel. G barbacane ou ouverture pratiquée dans le mur. H ventilateur tournant.

Une pièce de gros bétail exige un emplacement de 2 mètres 70 centimètres, sur 1 mètre 30 centimètres de largeur ou d'espacement.

Devoir du bouvier.

Il faut qu'un bouvier soit robuste, diligent et laborieux. Il doit joindre la patience à la douceur, car rien n'aigrit autant le caractère des bêtes bovines qu'une conduite brutale à leur égard.

Il aura soin de leur donner une nourriture convenable et bien préparée à des heures fixes. Il n'oubliera pas de les bouchonner matin et soir, surtout lorsqu'elles sont en sueur, et de les étriller le matin avant de les conduire au travail. Il veillera à ce que le joug ne les blesse pas, et rembourrera avec du foin ou de la paille les endroits qui en auraient besoin. Il évitera de les mener au labour durant les grands froids, les grandes chaleurs et la pluie. Il leur lavera fréquemment la queue avec de l'eau tiède. Il visitera leurs pieds chaque fois qu'elles reviendront des champs pour ôter les corps étrangers qui se seraient logés entre les onglons, il les fera boire deux fois par jour en été, et une fois en hiver. Mais il ne les fera point boire immédiatement après le travail, si elles sont échauffées; il se contentera alors de leur laver la bouche avec du vinaigre coupé avec de l'eau, et il ne les attachera à la mangeoire que quand elles seront un peu reposées.

Si, à proximité de l'étable ou du pâturage, il se trouve un étang ou quelque mare dont l'eau ne soit pas malsaine, il les fera baigner. Il aura soin d'aérer souvent l'étable en évitant que les courants d'air frappent sur le bétail.

Lorsqu'il s'apercevra qu'un animal est triste et ne mange pas, il en avertira son maître, car il est essentiel de prévenir, par un changement de régime et par des remèdes simples, l'invasion d'une maladie.

Nous bornerons ici l'énumération des devoirs du bouvier, les préceptes et les indications que renferme ce livre serviront à la compléter.

Des opérations ordinaires.

Il ne sera question ici que de quelques opérations simples que le bouvier pourra pratiquer lui-même. Les opérations plus difficiles ou plus compliquées sont du ressort de l'artiste vétérinaire, auquel il fera bien de s'adresser dans ce cas.

De la saignée.

On saigne principalement le bœuf à la jugulaire. La saignée se fait de la même manière que dans le cheval; mais la flamme doit être un peu plus forte à cause de l'épaisseur de la peau; on arrête la saignée de la même façon que pour le cheval. Nous renverrons donc à l'article de celui-ci pour les détails de l'opération. Cependant nous ferons remarquer que pour le bœuf, il est avantageux d'entourer l'encolure avec une cordelette serrée, qui comprime et fixe la jugulaire plus mobile que dans le cheval. De plus, il est nécessaire que l'animal soit solidement attaché.

On saigne le plus ordinairement les vaches laitières à la veine sous-cutanée de l'abdomen. Cette veine très-apparente se trouve au bas du ventre, sur les parties latérales. Il est essentiel que l'opérateur ait le dos tourné du côté de la tête de l'animal, afin d'éviter les coups de pied qu'il pourrait donner en se sentant blessé par la flamme. La saignée s'arrête de même que celle de la jugulaire.

Du séton.

Le séton de l'espèce bovine s'applique ordinairement au poitrail. On pince la peau de manière à y former un pli transversal, et l'on traverse ce pli à sa base par l'aiguille à séton garnie de sa mèche.

L'action du séton simple est rarement assez énergique chez le bœuf pour déterminer l'inflammation et la suppuration. On a donc souvent recours à l'introduction préliminaire sous la peau, et au moyen de l'incision, d'une substance irritante, soit végétale, soit minérale, telle que le garou, la clématite, le sublimé corrosif, etc.; et lorsque la tuméfaction de la peau a eu lieu, on la perce avec l'aiguille à séton.

A l'article du cheval, nous donnerons les détails pratiques de ces opérations, qui s'appliquent également à l'espèce bovine.

De la castration.

Le but de la castration du taureau est de rendre moins méchants et moins dangereux ceux qu'on consacre au travail, et en même temps de favoriser leur engraissement, lorsqu'on les destine à la boucherie.

C'est entre dix-huit mois et deux ans et demi qu'on châtre les taureaux, soit au printemps, soit en automne.

Le moyen le plus ordinairement employé est le *bistournage*, c'est-à-dire la torsion, deux ou trois fois répétée, des cordons qui attachent les testicules. Cette torsion oblitère les vaisseaux qui portent la nourriture dans cette partie. Les testicules s'atrophient et même finissent par disparaître.

Cette opération exige une grande habitude de la part de l'opérateur, car les animaux chez qui elle a été faite d'une manière incomplète, restent méchants et fougueux; ils engraissent difficilement, et l'on est obligé de les châtrer une seconde fois.

Le *martelage* est un mode de castration qui consiste dans l'écrasement des cordons qu'on fait reposer à travers la peau sur un corps dur, et sur lesquels on frap_e à petits coups avec un marteau léger à large tête.

Les *casseaux* forment un troisième mode de castration. On nomme ainsi deux morceaux de bois dur et non ployant, entre lesquels on pince et l'on serre les cordons, après avoir incisé les enveloppes des testicules, soit que cette incision les mette à découvert, soit qu'elle n'intéresse que les enveloppes extérieures; dans l'un ou dans l'autre cas, les testicules, privées de nutrition, se mortifient et tombent.

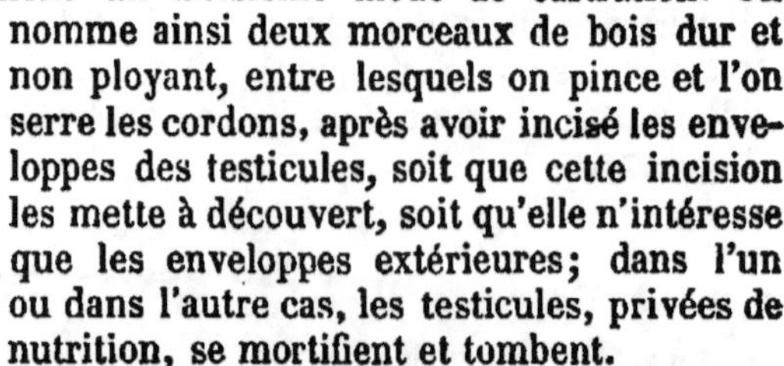

Les casseaux que l'on nomme aussi *billots*, sont souvent creusés dans leur milieu, et cette cavité est remplie de quelque substance corrosive qui hâte la mortification du cordon.

La castration par les casseaux est surtout usitée pour les chevaux. Cependant on l'emploie également pour l'espèce bovine.

Le bistournage a lieu sur l'animal debout. Pour le martelage et les casseaux, il est nécessaire de l'abattre.

L'opération de la castration exigeant un opérateur exerce, nous n'entrerons pas dans plus de détails sur sa pratique.

De la ponction du rumen.

Il arrive souvent que, par suite de la mauvaise disposition d'une bête bovine, ou par la mauvaise qualité de la nourriture, les aliments, entassés dans le rumen, entrent en fermentation et dégagent une énorme quantité de gaz. Ces gaz, ne trouvant pas d'issue, distendent les parois du rumen. Le flanc gauche de l'animal est alors prodigieusement gonflé, la peau tendue résonne comme un tambour. L'animal immobile, haletant et comme stupéfié, semble faire des efforts inutiles pour respirer. Dans cet état, l'asphyxie est imminente, et l'animal ne pourrait tarder à périr si on n'y apportait remède.

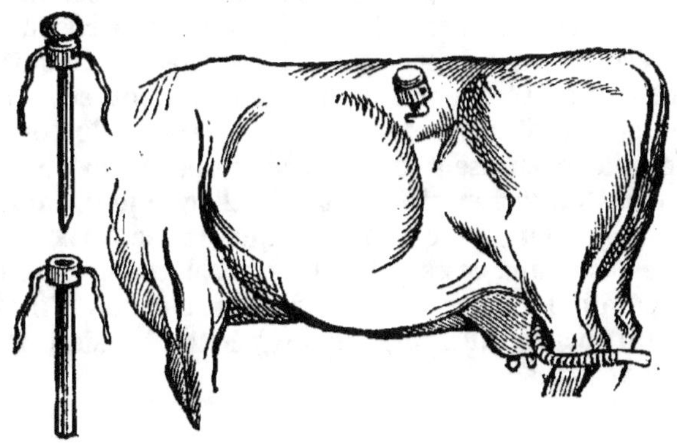

On peut avoir recours à la pression du ventre, aux affusions d'eau froide; mais le remède le plus prompt et le plus sûr, est la ponction de la panse ou rumen, à l'aide du trocart [1]. C'est dans la partie supérieure du flanc gauche, à égale distance de la saillie de la hanche et de la dernière côte, et à l'endroit indiqué par la figure ci-dessus, que l'opération doit être pratiquée. Un aide saisit la queue de l'animal et lui fait faire un demi-tour en dehors et autour de la jambe de derrière. L'opérateur se place du côté de la panse, en tournant le dos à la tête de l'animal; il appuie ensuite le trocart à l'endroit indiqué ci-dessus, et d'un coup sec donné avec la paume de l'autre main, sur la tête de l'instrument, il l'enfonce avec sa gaîne dans le rumen. Il retire aussitôt le stylet; les gaz accumulés s'échappent avec sifflement

[1] Voyez la description de cet instrument, page 17.

3.

par cette gaîne, et l'enflure diminue à vue d'œil, le flanc s'affaisse, l'animal respire avec force, et les symptômes alarmants se dissipent comme par enchantement.

La tête de la canule porte une sorte de pavillon ou d'élargissement qui l'empêche de descendre dans la panse. Ce pavillon porte deux trous par lesquels on passe un lien qui sert à la maintenir en place.

Il est bon de laisser la canule un jour ou deux dans la plaie. Quelquefois la sortie des gaz se trouve tout à coup interrompue. Cet accident provient de ce que les matières alimentaires, poussées par le courant du gaz, oblitèrent la canule, mais on y remédie facilement en introduisant dans la canule une petite baguette, à l'aide de laquelle on la débouche.

Lorsqu'il ne s'échappe plus de gaz, et que l'animal recommence à ruminer, on enlève la canule, on nettoie les bords de la plaie, et on la recouvre d'un large tampon de charpie, enduit de cérat mêlé d'un peu de térébenthine, et on maintient cet appareil en place au moyen d'un bandage qui fait le tour du corps. Un ou deux pansements suffisent ordinairement pour cicatriser la plaie. Il est prudent de visiter plusieurs fois chaque jour l'animal qui a subi cette opération, pour s'assurer que la météorisation ne recommence pas. Dans ce cas, il faudrait replacer la canule.

Cette opération est rarement suivie d'accidents. S'il en survenait, tels qu'abcès, inflammation du péritoine, etc., il faudrait appeler un vétérinaire.

Renversement du vagin et de la matrice.

Cet accident se manifeste quelquefois chez la vache à la suite d'un accouchement laborieux. Lorsqu'il se borne au renversement du vagin, on le reconnaît à une tumeur d'une couleur violacée ou d'un rouge plus ou moins foncé, et sortant de la vulve.

Quant au renversement du vagin se joint celui de la matrice, la tumeur, bien plus volumineuse, figure un grand sac allongé et en forme de poire. La couleur de cette tumeur varie également du rouge clair au rouge foncé.

Il est important de remédier promptement à cet accident, qui mettrait la vie de l'animal en danger, si sa durée se prolongeait.

Les manipulations qu'exige la réduction de la matrice et du vagin, demandant de l'expérience et de l'adresse, il est utile d'avoir recours à un vétérinaire. Toutefois, en attendant, il est bon de nettoyer la surface de la tumeur avec une infusion émolliente, composée avec des têtes de pavot, et de la racine de guimauve, si elle présente des signes d'inflammation. Si, au contraire, elle offre une teinte pâle ou livide, on la lave avec du vin tiède et avec du cidre, ou de la bière à défaut de vin. Il est nécessaire, avant de procéder à faire rentrer la matrice ou le vagin, de vider le rectum et de faire écouler les urines, à l'aide d'une sonde creuse qu'on introduit dans la vessie par le conduit urinaire.

Lorsque la réduction a été opérée, on doit appliquer à la vache un bandage pour contenir le vagin ainsi que la matrice en place, et éviter une rechute.

Voici un bandage généralement employé par les nourrisseurs de Paris, et dont M. Girard donne la description :

« Presque entièrement formé de sangles, cet appareil repré-
» sente un harnais que l'on place sur le corps de l'animal, et qui
» se fixe antérieurement au moyen de son surfaix. Il se compose :
» 1° du surfaix dont il vient d'être fait mention ; 2° d'une grande
» plaque de cuir, sorte de grille, à peu près carrée, qui s'ap-
» plique contre la vulve, et s'oppose à la chute de la matrice ;
» 3° enfin, de quatre sangles longitudinales qui attachent le
» surfaix à la plaque. La deuxième partie, assurément la princi-
» pale, portant de dix à douze pouces, tant en hauteur qu'en
» largeur, résulte de l'assemblage de cinq traverses de cuir noir,
» fixées et cousues par leurs extrémités à des morceaux de
» sangle ; ces traverses, chacune d'environ dix-huit lignes de
» large, laissent entre elles un intervalle de cinq à six lignes,
» qui suffit pour l'écoulement des urines : plus grand, cet inter-
» valle aurait l'inconvénient de laisser passer une partie de la
» tumeur herniaire. La plaque peut aussi être d'une seule pièce,
» dans laquelle on pratique quatre ouvertures transversales de
» cinq à six lignes de largeur. Chacune des quatre sangles longi-
» tudinales se trouve attachée par des points de suture à l'un des
» angles de la plaque vulvale. Le surfaix comprend sa sangle,
» plus deux gros et larges coussinets recouverts de cuir et dis-
» posés en sellette ; la sangle, cousue par dessus ces coussinets,
» porte à l'une de ses extrémités une boucle à ardillons, qui sert
» à fixer ce surfaix et à le serrer à volonté. Quatre autres boucles
» à ardillons sont cousues après le surfaix, et destinées à recevoir
» les quatre sangles longitudinales ; deux de ces boucles tiennent
» à l'enveloppe des coussinets et sont fixées à la sangle du sur-
» faix, une de chaque côté, et à une égale distance de l'attache
» des premières (distance de quatre à cinq pouces). Il est à re-

» marquer que les sangles qui longent la colonne dorso-lombaire
» se continuent de l'une à l'autre par une traverse aussi de sangle
» ou de cuir, et qui, portant sur l'origine de la queue, donne à
» ces sangles la facilité d'élever la plaque vulvale, et de la main-
» tenir au point nécessaire. L'appareil, dont la description pré-
» cède, nous a paru simple, peu coûteux (son prix est de 8 à
» 10 fr.), d'une facile application, et remplissant parfaitement
» le but. Il a le précieux avantage de pouvoir s'allonger et se
» raccourcir, conséquemment de s'appliquer indistinctement à
» toutes les vaches; il exerce sur toute la longueur de la vulve
» une pression égale, et que l'on peut graduer à volonté; il
» permet le passage de l'urine, et laisse toute facilité pour em-
» ployer un pessaire et le contenir sûrement en place, si l'appli-
» cation de ce pessaire est jugée utile. »

Causes des maladies de l'espèce bovine.

Les causes prédisposantes des maladies du gros bétail consistent principalement dans l'excès du travail qu'on leur impose, dans la mauvaise qualité des aliments, dans l'exposition trop prolongée à un air humide et trop chaud, ou bien à un air froid et également humide, ou encore dans l'action d'un air froid sur l'animal en sueur.

Outre ces causes, il en est d'immédiates, telles que l'infection par un virus, transmettant une maladie contagieuse, telle que le charbon.

Lorsqu'un bœuf a les yeux mornes et tristes, et qu'il est dégoûté de ses aliments, c'est un signe de l'invasion de quelque maladie. Il est bon alors d'étudier l'état des divers organes de l'animal. On examine la bouche, le ventre, la poitrine, la nature des excréments, des urines, et enfin tout ce qui peut mettre sur la voie de l'affection dont l'animal est attaqué.

Lorsqu'on présume que le dégoût et la langueur viennent d'un excès de fatigue, ou que la langueur qui accompagne le dégoût provient de ce que la bête a souffert du froid ou de la grande chaleur, on peut essayer de lui donner, matin et soir, une buvée composée de deux poignées de farine délayée dans trois litres d'eau, et pour nourriture un picotin de son humecté, mêlé d'une poignée d'avoine, et de l'herbe pour fourrage.

On prévient très-souvent les maladies en purgeant les bœufs deux ou trois fois dans l'année, et en choisissant pour cela le temps où ils travaillent le moins. On les prépare à la purgation par la diète des boissons délayantes.

La formule n° 10 est un excellent purgatif pour l'espèce bovine. (Voyez *Pharmacie vétérinaire*, à la table.)

Maladies de l'espèce bovine. — Abcès.

L'abcès est un dépôt d'humeur qui se forme sous la peau ou dans l'intérieur des parties charnues, et qui est toujours la suite d'une inflammation.

On distingue deux sortes d'abcès : les uns, désignés sous le nom d'*abcès chauds*, ont une marche rapide et sont ordinairement accompagnés de douleur, de gonflement, de tension dans la peau, de chaleur et de fluctuation dans la tumeur, en sorte que la pression du doigt déplace et fait flotter cette tumeur ; le poil tombe, la peau blanchit et devient plus mince au centre de l'abcès. Les autres, désignés sous le nom d'*abcès froids*, se remarquent fréquemment dans l'espèce bovine. Leur marche est lente, et il est bon de l'activer par l'application d'un emplâtre résolutif, tel que l'onguent basilicum auquel on ajoute par once (32 grammes) 18 grains (1 gramme) de cantharides en poudre.

Lorsque la fluctuation est bien marquée dans l'abcès chaud, on ouvre l'abcès d'un coup de bistouri, on fait sortir le pus et on panse la plaie, qu'il faut bien nettoyer, avec de l'onguent basilicum, sans addition de cantharides.

Quant aux abcès froids, il est avantageux de les ouvrir à l'aide de la cautérisation, au moyen d'un fer chauffé à blanc, qu'on eufonce dans l'abcès. Cette opération, par l'irritation locale qu'elle occasionne, ranime le principe de vitalité, tout en donnant issue à la matière, et facilite la guérison. On traite ensuite la plaie de la même manière que celle de l'abcès chaud.

Dans tous les cas, il est bon de maintenir quelque temps la plaie ouverte à l'aide d'une mèche de charpie, afin d'éviter qu'elle ne se ferme trop tôt, et qu'il ne se forme une nouvelle collection de matière.

Charbon.

Le charbon ou *anthrax* est une maladie qui paraît d'abord locale. Elle commence par une petite élévation ou tumeur dure de la grosseur d'une fève, très-adhérente et fort douloureuse. Son volume augmente rapidement au point d'égaler la grosseur de la tête d'un enfant en quelques heures. Cette tumeur se montre fréquemment au poitrail, au fanon, à la pointe des épaules et sur les côtes. L'animal périt ordinairement en moins de vingt-quatre heures.

Quelquefois le charbon se manifeste par de simples taches noires, livides ou blanchâtres; la peau est soulevée et durcie. Cette variété du charbon a une marche moins rapide, mais les suites n'en sont pas moins fatales.

Les brouillards, les émanations des eaux corrompues, les étables situées dans des lieux bas et humides, les terrains où les animaux couchent par des nuits froides, succédant à des journées chaudes, sont la cause du charbon, qui attaque les bœufs, les moutons, les porcs et même la volaille.

Le seul moyen d'arrêter la maladie consiste dans l'extirpation de la tumeur, dès qu'elle commence à paraître, et dans la cautérisation profonde des chairs vives auxquelles elle était adhérente, par le moyen d'un fer chauffé à blanc. On lave ensuite plusieurs fois par jour la plaie avec de l'eau de javelle, dont le principe désinfectant est très-utile, et on fait prendre à l'intérieur un breuvage antiputride composé comme l'indique la formule nᵒ 1. (Voyez la *Pharmacie vétérinaire.*)

Le quinquina associé au camphre forme un excellent antiputride, mais son prix élevé empêchera souvent d'en faire usage.

La dose est de 62 grammes (2 onces) de quinquina jaune, dont on fait une décoction dans un litre d'eau. Au bout d'un quart d'heure on retire le vase du feu, on laisse refroidir, et, lorsque le breuvage n'est plus que tiède, on y ajoute 15 grammes de camphre dissous dans un poids égal d'alcool.

La variété du charbon, dont nous avons parlé plus haut, et qui se manifeste par des taches livides ou noires, exige un autre traitement. Il consiste en scarifications, en lotions avec de l'essence de térébenthine, et en application de quinquina en poudre et de poussière de charbon [1].

Il faut bien se garder d'opérer ou même de toucher un animal atteint du charbon, sans avoir un gant de peau, car cette terrible maladie se communique à l'homme.

Le bœuf est également sujet au charbon à la langue ou *glossanthrax*. Il se traite par l'enlèvement des parties gangrenées et par des lotions, répétées cinq ou six fois par jour, avec de l'eau de javelle ou de l'acide sulfurique étendu dans dix fois son poids d'eau. Des lotions d'une forte dose de quinquina sont également utiles.

Le *typhus charbonneux* est un variété de charbon qui est tou-

---

[1] Le charbon animal ou noir animal jouit de la propriété antiseptique à un plus haut degré encore que le charbon de bois. On devra donc l'employer de préférence lorsqu'on pourra s'en procurer.

jours précédé par une fièvre très-forte. On le traite de même par les antiseptiques.

L'autorité a prescrit des mesures très-sévères pour la séquestration des animaux charbonneux : on les trouvera à la fin de ce volume.

Contusions, plaies.

Les contusions ou meurtrissures, lorsqu'elles sont légères, ne demandent aucun traitement, mais si elles sont graves il faut, dans les premiers moments, appliquer sur la partie contuse des substances réfrigérentes et instringentes, qui puissent y empêcher l'afflux du sang. Telles sont l'eau froide, l'extrait de saturne, une solution de sulfate de fer (vitriol vert); mais si l'accident date de plus de deux jours. On y applique un cataplasme émollient de farine de graine de lin.

Quelquefois on ajoute à la graine de lin une petite poignée de feuilles de jusquiame ou de belladone, dont la propriété sédative et stupéfiante convient dans quelques circonstances.

Lorsque la fièvre se déclare, on a recours à la saignée, aux breuvages rafraîchissants et à la diète. Une décoction de son et de têtes de pavot donnée en lavement, est également utile.

Si la contusion se termine par la suppuration, elle devient un abcès que l'on traite comme il est indiqué page 53.

Coryza aigu ou casque.

Cette maladie, qui consiste dans l'inflammation de la membrane muqueuse du nez, correspond à l'enchifrènement ou rhume de cerveau chez l'homme, mais elle est infiniment plus grave chez les bêtes à cornes. Voici ses symptômes : Abattement, cessation d'appétit, gonflement des yeux, et quelquefois perte de la vue, engorgement de la membrane du nez, qui prend une teinte violacée, et d'où s'écoulent des mucosités sanguinolentes; les cornes présentent quelquefois une collection de pus, l'animal chancelle en marchant et il respire avec bruit. Si de prompts remèdes ne sont pas administrés, l'inflammation gagne le cerveau, produit la fureur, le vertige, et l'animal meurt au bout de cinq ou six jours.

De fortes saigneés, l'application de sétons au cou et au fanon sont les premiers remèdes à appliquer.

On fait en même temps des injections d'une décoction tiède de fleurs de mauve dans le nez, et l'on applique un cataplasme de farine de graine de lin sur la tête. On y ajoute des lavements formés d'une décoction de son et de quelques têtes de pavot. L'animal doit être tenu à la diète et à l'eau blanche.

Les émollients sont remplacés avec avantage par des applications d'eau salée ou d'eau légèrement vinaigrée sur le sommet de la tête, quand la chaleur est trop vive, à la base des cornes. Quand il y a coryza des cornes et des sinus, ce que l'on reconnaît à ce que le malade tient la tête penchée sur l'un des côtés, et à ce que les cornes rendent un son mat à la percussion, il faut amputer la corne du côté qui paraît le plus malade, faire pencher fortement la tête de ce côté, et introduire un peu d'eau dans les oreilles pour obliger l'animal à les secouer. De cette manière on force la matière contenue dans les sinus du cornillon à s'échapper. On panse ensuite la plaie avec du basilicum.

Engravée.

L'engravée est une inflammation du pied le plus souvent déterminée par des graviers ou autres corps étrangers qui se sont enchâssés entre les onglons. Il en résulte de l'inflammation, de la douleur, du gonflement dans le pied, et l'animal boite. Si dans cet état on le force à marcher, il peut devenir fourbu. Souvent l'engravée produit des *bleimes*, c'est-à-dire une contusion à la sole qui donne naissance à une suppuration, l'enflure des paturons et de la couronne. Enfin la chute du sabot peut être la suite de la fourbure. Le repos, des bains de pieds et des cataplasmes émollients suffisent pour dissiper l'engravée. Cependant il est bon de faire ferrer le bœuf, afin d'éviter une rechute s'il a encore une longue route à parcourir.

Entérite dyssentérique.

Cette grave maladie, qui consiste en une inflammation de la membrane muqueuse des intestins, peut être produite par de mauvais aliments, tels que, des foins moisis, rouillés, les mauvaises eaux, la trop grande humidité de la saison, et plusieurs autres causes auxquelles on peut ajouter, au premier rang, l'insalubrité des étables et les exhalaisons marécageuses.

Les symptômes consistent dans les déjections liquides fréquentes et involontaires, mêlées de sang et d'une odeur fétide, la perte de l'appétit, la chaleur de la bouche, la dureté du pouls et la rougeur des yeux.

Le traitement consiste dans la suppression des causes probables de la maladie, dans la diète, dans la saignée, si la maladie est accompagnée de fièvre, et enfin dans les brevages opiacés (n° 5) ou astringents (nᵒˢ 6 et 7), si des boissons émollientes n'arrêtent pas la diarrhée.

On peut également employer, pour arrêter la diarrhée, des décoctions de riz et d'amidon.

Épilepsie.

C'est une maladie nerveuse qui se manifeste à certains intervalles par des mouvements convulsifs d'une grande violence. L'animal qui en est atteint tombe tout-à-coup en se débattant, ses membres sont raides, sa bouche écume, et sa respiration est saccadée. Ces attaques, qui durent trois ou quatre minutes, et quelquefois davantage, se reproduisent à des époques indéterminées ; lorsqu'elles se succèdent à de petits intervalles, tels que tous les jours ou même plusieurs fois le jour, la maladie devient promptement mortelle. On la considère comme incurable.

Érysipèle.

C'est une maladie inflammatoire de la peau, accompagnée de chaleur, de démangeaison, et quelquefois de douleur. On la reconnaît à une couleur d'un rouge jaunâtre qu'on aperçoit en écartant les poils. Cette affection change souvent de place, mais elle affecte le plus souvent la tête et les jambes.

Si l'érysipèle est considérable, il faut commencer par saigner, ensuite avoir recours à des lotions émollientes, telles que des décoctions de mauve et de têtes de pavot, et à un breuvage d'eau de son miellée et acidulée avec du vinaigre, ou encore à une décoction de deux poignées de feuilles d'oseille édulcorée avec 125 grammes de miel dans une pinte d'eau.

L'*érysipèle œdémateux* est plus grave que l'érysipèle simple. On le reconnaît à une enflure égale et sans douleur, à la mollesse de la partie enflée, et à l'impression du doigt que la tumeur conserve après qu'on l'a comprimée. Un breuvage purgatif est utile dans ce cas ; on pourra employer celui indiqué au numéro 9. Des frictions sur la partie malade avec un bouchon de paille, peuvent avoir un bon effet en ranimant et en excitant la circulation.

Quelquefois l'érysipèle se complique et s'étend au tissu cellulaire. Il prend alors le nom de *phlegmon*.

Esquinancie inflammatoire, ou mal de gosier.

C'est une maladie aiguë qu'on reconnaît au frisson, à la fièvre violente de l'animal et au gonflement phlegmoneux du gosier ; ses oreilles, ses cornes et ses extrémités sont très-chaudes ; ses flancs sont agités ; sa respiration et sa déglutition sont gênées, enfin il paraît triste et abattu.

Cette maladie, qui peut être causée par des plantes âcres et brûlantes, exige une saignée prompte et copieuse au cou. On y joindra des scarifications dans la bouche, pour diminuer l'engorgement du sang dans les parties voisines, puis on lotionnera le palais avec la décoction n° 11. On y ajoute quelques lavements purgatifs. Si la maladie ne se termine point par la résolution ou par la suppuration, il est à craindre qu'elle ne se termine par l'esquinancie gangreneuse.

Esquinancie gangreneuse.

Cette maladie, quelquefois épizootique et réputée contagieuse, attaque fréquemment les jeunes bêtes à cornes, et même les veaux. Mais les bêtes plus âgées n'en sont pas exemptes. La fièvre qui se manifeste au début du mal, augmente rapidement. Vers le troisième jour, on remarque au fond de la gorge, à la luette, des taches brunes ou jaunâtres qui finissent par s'étendre jusqu'aux lèvres. Bientôt ces taches dégénèrent en petits abcès dont les bords enflammés présentent un mauvais caractère. Ces symptômes fâcheux sont accompagnés de râlement et de la sortie de lambeaux de la membrane muqueuse. Les parotides se gonflent, la langue s'enfle, l'haleine devient infecte, et l'animal meurt du cinquième au neuvième jour.

On administre au début de la maladie le purgatif n° 10, et lorsqu'il aura agi, on fera prendre à l'animal un breuvage préparé d'après la formule suivante :

Gousse d'ail hachée. . . (1/2 once). . . 16 grammes.
Camphre . . . . (2 gros) . . . . 8 grammes.
Quinquina en poudre . . (2 gros) . . . . 8 grammes.
Miel. . . . . (2 onces) . . . 63 grammes.

On fait dissoudre le miel dans un quart de litre d'esprit de vin, et on délaie le tout dans un demi-litre de décoction de baies de genièvre. Cette préparation doit être donnée froide à l'animal et à jeun.

On donnera à l'animal des pommes crues et aigrelettes, coupées par morceaux, et des feuilles d'oseille, et pour boisson de l'eau acidulée avec un peu de vinaigre.

On traitera les ulcères de la bouche, en les touchant plusieurs fois par jour, avec une préparation composée de 60 grammes de miel, dans lequel on aura incorporé 40 gouttes d'acide hydrochlorique (esprit de sel, acide muriatique).

Fourbure.

La fourbure, chez les bêtes à corne, est produite par les mêmes causes que chez les chevaux, son traitement est le même. Voyez l'article des maladies du cheval.

Gangrène.

Tout le monde sait que la gangrène est la mortification d'une partie quelconque du corps de l'animal. Cette absence de la vie est indiquée par la couleur noire de la peau, par l'odeur cadavérique de la partie gangrenée, et par l'absence de la sensibilité, du mouvement et de la chaleur.

La gangrène peut être causée par des aliments malsains, par l'usage du seigle ergoté, le froid, l'introduction de quelque venin, le charbon, etc.

Lorsqu'on n'a pu prévenir la formation de la gangrène par des saignées, des boissons rafraîchissantes et acidulées, il faut employer un traitement antiseptique (Voyez les n°ˢ 1 et 19), et opérer la séparation des parties mortifiées.

La gangrène demande un traitement prompt et énergique qui exige le concours d'un vétérinaire habile.

Gastro-entérite.

Maladie très-grave qui procède de l'inflammation de la membrane muqueuse de l'estomac et des intestins. Elle est ordinairement causée par le séjour dans un endroit insalubre, par un refroidissement subit, de mauvais aliments, l'excès du travail, etc. Les symptômes sont nombreux et varient suivant le caractère de la maladie.

En général il y a perte d'appétit, rougeur de la langue à la pointe et sur les bords, soif ardente, salive épaisse et rare, rougeur des yeux, fréquence du pouls; quelquefois diarrhée, faiblesse, somnolence, d'autres fois convulsions, fureur, etc.

Les moyens généraux sont des saignées, des breuvages adoucissants (n° 4) ou acidulés, auquel on fait succéder, lorsque la maladie tire à sa fin, des décoctions de racine de gentiane ou de tanaisie.

Au reste, comme cette maladie est très-sérieuse et sa marche rapide, il est indispensable d'avoir recours à un vétérinaire.

Inflammation des mamelles.

Cette maladie, assez fréquente chez les vaches, provient souvent d'une trop grande abondance de lait; soit que cette abondance résulte d'un sevrage trop brusque, ou de la négligence qu'on a mise à traire l'animal. Il faut ajouter à ces causes les coups de tête du veau, les piqûres d'insectes, etc.

La maladie se manifeste par la tristesse et l'abattement, la tension et la tuméfaction des mamelles, où l'on remarque très-souvent des grosseurs dans lesquelles on sent un abattement assez prononcé. Lorsque le mal empire, la tuméfaction s'étend au-dessous du ventre et aux aines, et l'écoulement du lait s'arrête, ces symptômes sont accompagnés de fièvre, quelquefois il se forme des abcès, d'autres fois la gangrène s'empare des parties malades, et l'animal est perdu si on ne l'arrête en séparant les parties mortifiées. On panse la plaie avec de l'eau de javelle coupée de quatre cinquièmes d'eau; mais le plus souvent, la maladie se termine par la résolution; alors les symptômes diminuent par degrés et le mal disparaît.

Dans le début de la maladie, on doit vider les mamelles et avoir recours aux lotions émollientes, telles qu'une infusion de fleurs, ou une décoction de racine de guimauve ou de graine de lin. Si néanmoins le mal augmente, il faut employer la saignée et la lotion calmante n° 12. Lorsqu'il se forme des abcès, on les ouvre avec un bistouri et on les panse avec de l'onguent populéum, après avoir détergé le foyer de l'abcès avec du vin mêlé de moitié d'eau; cette lotion doit être tiède.

Il arrive aussi que les tumeurs des mamelles restent dures; il faut combattre cette induration par un liniment composé de 125 grammes d'huile d'olive et 32 grammes d'ammoniaque, liquide qu'on mêle ensemble, et avec ce liniment on frictionne les tumeurs plusieurs fois par jour.

Limace.

C'est un ulcère situé entre les deux onglons du pied, et produit le plus souvent par la malpropreté des étables, ou par des graviers, ou autres corps irritants, logés entre les onglons.

La maladie commence par une inflammation de la peau qui se trouve entre les onglons, et par un gonflement dans cette partie. Bientôt cette peau blanchit, se couvre de crevasses, lesquelles dégénèrent en ulcères à bords calleux qui donnent lieu à une fièvre très-forte, et à des souffrances telles que l'animal ne peut s'appuyer sur son pied malade.

Ces ulcères sont difficiles à guérir. Il faut donc tâcher de prévenir leur formation par des cataplasmes émollients, tels que celui qu'on fera avec une décoction de deux poignées de feuilles de mauve et une poignée de farine de graine de lin. Lorsque l'inflammation est diminuée, on applique sur le mal des compresses imbibées d'extrait d e saturne.

Si, malgré ces soins, la plaie arrivait à l'état d'ulcère, on la panserait avec de l'onguent d'égyptiac, qu'on remplacerait par des plumasseaux imbibés de teinture alcoolique d'aloès, lorsque la plaie se serait améliorée, c'est-à-dire lorsque les bords fongueux de l'ulcère et les chairs baveuses auraient été détruites par l'effet de l'onguent.

Lorsque les ulcères se sont étendus profondément, l'animal reste quelquefois boiteux après sa guérison.

Maladie des bois.

Cette maladie, que l'on nomme également *mal de brou*, est causée, à ce que l'on prétend, par les jeunes feuilles d'arbres, et particulièrement les bourgeons de chêne que les animaux broutent quelquefois au printemps.

C'est une affection très-grave; quelle que soit sa cause, elle s'annonce par la fièvre, la constipation, la difficulté d'uriner, la rougeur des yeux, la sécheresse du mufle, l'abattement, une soif continuelle et la diminution du lait; la rumination cesse, les excréments sont durs, glaireux et mêlés de stries sanguinolentes. Si la maladie ne s'amende pas, la dyssenterie se déclare, l'animal peut à peine se tenir debout, sa tête est basse, sa bouche écumante et ses yeux hagards. Son ventre est retroussé, sa peau froide et adhérente, enfin il succombe du dixième au vingtième jour.

La maladie des bois, qu'on classe parmi les gastro-entérites, peut être prévenue en ne laissant aller les animaux aux bois, que lorsqu'ils sont déjà à demi rassasiés à l'étable, en sorte qu'ils ne pourront manger avec excès les feuilles et les pousses auxquelles on attribue généralement le mal de brou; ensuite en les tenant à un régime rafraîchissant, c'est-à-dire en les abreuvant d'eau blanche, à laquelle on ajoute une décoction de graine de lin ou de racines de guimauve, et en leur administrant des lavements adoucissants.

Si la maladie se déclare, les saignées sont indispensables et l'on ajoute du vinaigre au breuvage n° 4. On continue les lavements émollients, et l'on tient l'animal à la diète. Un séton au poitrail devient utile, lorsque la fièvre diminue et que l'état semble s'améliorer.

Le mal de brou attaque également les moutons et les chevaux, mais il sévit surtout sur l'espèce bovine.

Pissement du sang.

Cette maladie, particulière aux bêtes à cornes, est occasionnée, à ce que l'on croit, par des causes analogues à celles qui produisent le mal de brou, c'est-à-dire par les jeunes pousses des haies qui enclosent souvent les pâturages et qui sont le plus généralement formées de hêtre, de charme ou de chêne. Les symptômes sont également analogues aux premiers symptômes du mal de brou ; on remarque de plus la couleur de l'urine, d'abord d'un jaune rougeâtre et puis tout à fait sanguinolente. La faiblesse de l'animal devient extrême ; il reste couché et ne tarde pas à mourir, si on ne porte remède au mal.

Dès le commencement de la maladie, il faut pratiquer de petites saignées, tenir l'animal à la diète et au régime rafraîchissant indiqué pour le mal de brou. On ajoute un peu de nitre aux breuvages émollients, et l'on applique sur les reins des cataplasmes adoucissants, composés de farine de graine de lin et de feuilles de mauve.

Pommelière ou pneumonie chronique des vaches.

La pommelière est une phthisie tuberculeuse analogue à celle qui attaque l'homme, et qui sévit surtout sur les vaches laitières. Elle est très-commune parmi les vaches qu'on nourrit dans l'intérieur des villes, et surtout à Paris, où le défaut d'espace oblige souvent les nourrisseurs à loger leurs bêtes dans des étables basses, mal aérées et malsaines, et où l'entassement d'un fumier putrifié vicie l'air.

Il faut encore ajouter à ces causes de mauvais fourrages, et des eaux de puits presque toujours insalubres [1].

---

[1] On croit que le lait des vaches atteintes de phthisie tuberculeuse est

Cette maladie est marquée par une toux qui devient de plus en plus fréquente, par une maigreur qui s'accroît jusqu'au moment où le lait tarit. A cette époque, la vache engraisse un peu, mais ce temps d'arrêt ne dure pas, et la maladie poursuit son cours. La respiration devient gênée, l'animal est triste, abattu; enfin, arrivé au dernier degré de consomption, il meurt.

Lorsque la maladie est avancée, elle ne présente aucune chance de guérison, mais, prise à temps, elle peut se guérir si on fait cesser les causes qui l'ont produite, c'est-à-dire si on place l'animal dans une étable saine, bien aérée, et si une mauvaise nourriture est remplacée par une alimentation convenable.

Tournis.

Cette maladie, qui attaque généralement les moutons, est causée par la présence d'un ver (*tœnia cerebralis*) qui se loge dans le cerveau. On ignore les causes qui déterminent la présence de ce ver, qui est en forme d'hydatide ou vésicule; ainsi il n'existe aucun moyen de prévenir cette maladie.

On reconnaît qu'un animal est attaqué du tournis, à la lenteur et à l'incertitude de ses mouvements, à sa tête inclinée de côté ou d'autre; puis, quand le mal est plus avancé, au bout d'un mois par exemple, l'animal tourne en cercle, et, ce qui est bien remarquable, il tourne toujours du côté où existe le ver. Enfin survient la paralysie et la mort qu'on prévient ordinairement en livrant l'animal à la boucherie.

Le seul traitement du tournis consiste dans l'extraction du ver au moyen du trépan, opération qui ne peut être faite que par une main habile et exercée.

Tympanite ou Météorisation.

Voyez pour les symptômes et le traitement de cette maladie, la page 45.

Vaccine.

Cette maladie éruptive, assez rare en France, est connue sous le nom de *cowpox* en Angleterre; elle se manifeste par des pustules qui surviennent sur les pis de la vache. Ces boutons suppu-

malsain. On présume qu'il peut développer cette terrible maladie chez les personnes qui en font un usage prolongé.

rent et se dessèchent ensuite. Cette affection, quoique contagieuse, n'a aucune gravité et se dissipe d'elle-même.

Tout le monde sait que l'humeur qui sort des pustules de la vaccine, jouit de la propriété de préserver l'homme de la petite vérole par son inoculation.

Vers, maladies vermineuses.

Les vers intestinaux se développent, soit dans l'estomac, soit dans les intestins, sous l'influence de causes inconnues; quelquefois l'animal ne paraît pas en souffrir, d'autres fois ils irritent la membrane muqueuse qui revêt l'estomac et les intestins, et donnent lieu à des coliques et à la diarrhée. On reconnaît la présence du ver aux démangeaisons que l'animal éprouve au bout du nez et à l'anus, à sa langue chargée, à son appétit qui varie souvent, à ses pupilles dilatées; mais la marque la plus certaine de l'affection vermineuse, et même la seule qui soit certaine, est la présence des vers dans les excréments.

On traite les maladies vermineuses par les remèdes anthelmintiques, tel que la potion n° 13.

Rage.

La rage ne se déclare spontanément que chez les chiens et les loups, mais ils transmettent cette maladie à l'homme et aux autres animaux par leur morsure, ou plutôt par l'action de la bave. Si le bœuf est mordu par un chien enragé, il faut se hâter de cautériser profondément la plaie, avec un fer chauffé à blanc; le moindre retard est funeste, car le virus rabieux [1] est promptement absorbé. La plaie étant soigneusement cautérisée, on la panse, après l'avoir bien lavée, avec de l'onguent vésicatoire, et on la fait suppurer pendant un mois.

On reconnaît l'invasion de la maladie, lorsque le bœuf mordu beugle d'une manière plaintive, qu'il entre dans des accès de fureur, et cherche à se jeter sur les hommes et les animaux pour les frapper de ses cornes, mais non pour les mordre. Il ne montre pas l'horreur pour l'eau qu'on remarque chez les autres animaux, il boit beaucoup et urine souvent, mais goutte à goutte. Le quatrième jour le train de derrière se paralyse, l'animal reste couché, et il meurt vert le neuvième jour.

La rage déclarée est incurable, il est donc indispensable

[1] Virus de la rage.

d'abattre l'animal dès qu'on est certain de l'invasion de la maladie.

Il est encore un petit nombre de maladies dont nous ne parlerons pas ici, soit parce qu'elles se rencontrent rarement dans l'espèce bovine, soit que, par l'emploi ou la destination de cette espèce d'animaux, elles n'ont pas une importance relative assez grande, mais nous aurons occasion de les décrire en traitant des maladies du cheval. Il sera toujours facile de les reconnaître, et de les traiter dans l'espèce bovine, au moyen de modifications exigées par la différence de constitution du bœuf et du cheval.

Évaluation du poids des bœufs (*rendement net en viande*) par la mesure du périmètre de la poitrine.

Cette méthode ingénieuse a été publiée par M. Mathieu de Dombasle, qui la tenait d'un agriculteur.

On se procure une ficelle cirée, et l'on y fait des nœuds aux distances suivantes :

Le premier nœud se fait à 1 mètre 820 milimètres du bout de la ficelle : cette mesure correspond à celle d'un bœuf du poids de 175 kilogrammes.

Le second nœud à 73 millimètres du premier.
Le troisième   à 72 millimètres de celui-ci.
Le quatrième   à 71 mil.
Le cinquième   à 69 mil.
Le sixième   à 65 mil.
Le septième   à 61 mil.
Le huitième   à 59 mil.

Ainsi la circonférence d'un bœuf de 175 kilogrammes étant de   1 mètre 820 mil.
Celle du bœuf de 200 kil. sera   1 mètre 893 m.
—   — de 225 kil.   1 mètre 965 m,
—   — de 250 kil.   2 mètres 36 m.
—   — de 275 kil.   2 mètres 105 m.
—   — de 300 kil.   2 mètres 170 m.
—   — de 325 kil.   2 mètres 231 m.
—   — de 350 kil.   2 mètres 290 m.

Voici actuellement comment on procède au mesurage. Le

mesureur place le bout de la ficelle sur le garrot, du côté gauche de l'animal : on passe l'autre bout entre les deux jambes de devant du bœuf. Un aide prend ce bout et le fait remonter de l'autre côté de l'animal, le long du plat de l'épaule droite, et il réunit la ficelle à l'extrémité déjà placée sur le garrot. Le mésureur ayant pincé la mesure à l'endroit de la jonction, remarque le point ou se fait cette jonction, et compte le nombre de nœuds compris entre les deux extrémités de la mesure prise. Pour arriver à la connaissance exacte du poids, il doit évaluer à l'œil les fractions intermédiaires, si la jonction se fait entre deux nœuds.

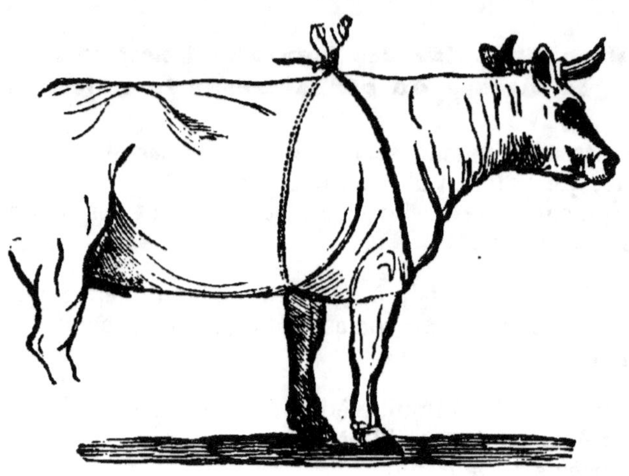

Il est indispensable que l'animal ne change pas de position pendant la mesure, et que ses jambes soient droites, et sa tête dans la position ordinaire.

Voici, d'après la *Maison rustique du XIXe siècle*, le rapport du poids brut de l'animal avec le rendement en viande et en suif.

« Chez un animal en chair, mais qui n'a pas encore pris » graisse, pour chaque quintal. l. de v. 52 à 55 l. de s. 4 à 5
  » Pour un bœuf demi-gras,   55 à 60   5 à 8
  » Chez un bœuf fin gras,   60 à 65   6 à 12

Il faut en général compter 9 à 10 livres de peau (4 1/2 à 5 kilogrammes) par quintal. Plus l'animal est petit et maigre, plus la proportion de peau est forte.

Choix des vaches laitières. — Méthode Guénon.

La découverte la plus importante dont l'industrie agricole se soit enrichie dans le xix° siècle, est due à un simple paysan, au sieur Guénon, de Libourne (Gironde). Il nous a révélé le secret de distinguer à des signes matériels, apparents, palpables, constants et invariables, les bonnes vaches laitières des mauvaises, et le degré des diverses qualités par lesquelles elles se distinguent. Nulle découverte aussi simple n'est susceptible d'exercer une aussi grande et aussi rapide influence sur l'accroissement de la richesse publique. On compte par centaine de mille les vaches qui, pour une ration déterminée de nourriture, ne rendent pas au cultivateur le quart de ce qu'il obtiendrait des vaches choisies par la méthode Guénon. Et ce qui fait l'importance incalculable de cette méthode, c'est qu'elle s'applique aux animaux les plus jeunes comme aux adultes; qu'elle permet de choisir parmi les veaux, les femelles qu'on serait disposé à livrer à la boucherie; les laitières de grande distinction, et qu'elle peut prévenir la faute, qui se commet si souvent, d'élever des génisses qui ne seront jamais que de très-mauvaises laitières.

C'est donc, en deux mots, le véritable moyen jusqu'ici ignoré de régénérer, au point de vue de la production du lait, la race d'animaux dont le perfectionnement importe le plus au progrès de l'économie rurale [1].

Le travail des femelles bovines n'est qu'un accessoire, et le principal revenu qu'elles procurent provient du veau et du lait dans l'immense majorité des cas; voyons donc quels sont les signes qui annoncent chez une vache une abondante sécrétion de lait : et d'abord nous dirons que ces signes sont variables et

---

[1] Rapport de M. Dezeimeris, représentant du peuple, au sujet de la loi qui assigne une récompense de trois mille francs de rente au sieur Guénon.

L'auteur de ce rapport cite une autre découverte non moins importante, c'est celle d'un habitant des Flandres, que le rendement en graisse et en viande des bœufs, est toujours dans un rapport parfait avec le périmètre du thorax, ou contour de la poitrine de l'animal. Ainsi, plus ce contour sera grand dans l'animal, plus il sera susceptible d'engraissement. On ne livrera donc à la boucherie que les veaux chez qui on ne remarquera pas cette ampleur du thorax, et l'on réservera les autres pour l'engrais. Cette découverte complète celle de M. Guénon pour le perfectionnement de la race bovine.

qu'on peut rencontrer comme bonnes laitières de très-belles vaches aux formes arrondies (celles de Suisse, de Durham) et des vaches mal faites aux formes dures, aux os saillants (Hollandaises, Flamandes). Cependant d'une manière générale ce sont les plus maigres et les plus minces du troupeau qui donnent le plus de lait, et nous les recommanderons aux cultivateurs, car ces vaches ne sont souvent dans cet état que parce qu'elles sont épuisées par une sécrétion abondante de lait.

Les conditions suivantes doivent être recherchées dans une bête qu'on destine à la production du lait : autant que possible, on s'assurera qu'elle est d'une bonne race, née d'un taureau jeune ; elle doit avoir la tête mince, allongée, les cornes grêles et de couleur claire, un corps élancé, le dos droit, les reins larges, le bassin ample, ce qui est indiqué par l'écartement des hanches, le pis grand, peu charnu, flasque après la traite, la peau fine et le poil doux.

Voilà pour les caractères généraux.

Pour les signes particuliers :

Les veines abdominales devront être grasses, bien apparentes, les trous par lesquels elles pénètrent dans le corps, appelés improprement portes du lait, sont larges et bien ouverts, car la grosseur des veines indique le retour au cœur d'une grande quantité de sang, qui est venu dans la même proportion fournir aux mamelles les principes de la sécrétion du lait. Sur le pis on devra également constater de grosses veines tortueuses, et cet organe dont les quatre mamelons seront bien développés, devra être recouvert d'un duvet fin et serré.

Mais le caractère par excellence que nous devons à Guénon, est celui qui nous est donné par le poil du périnée [1].

Ces poils suivent ordinairement une direction opposée à celles des autres, ils vont en remontant du bas vers le haut, et ils constituent ce que Guénon appelle *épi, gravure, écusson.*

En général l'écusson présente deux parties, l'une qui, du milieu des mamelons s'étend sous le ventre jusqu'au nombril, l'autre partant de la face interne des jarrets, remonte le long de la face interne des cuisses, du périnée jusqu'à la vulve dans certaines vaches (Guénon). C'est d'après ces écussons que Guénon range les vaches en dix classes ou familles, lesquelles se divisent chacune en six ordres subdivisés eux-mêmes en trois sections d'après la taille grande, moyenne ou petite des animaux.

---

[1] Partie du derrière de l'animal à partir de la vulve, jusqu'aux mamelles.

« D'après les nombreuses observations de l'auteur, toutes les vaches appartiennent à l'une de ces classes ou familles, et entrent dans l'un des ordres désignés. Chaque classe possède des marques différentes de forme et de grandeur, qui sont très-faciles à distinguer à la simple inspection. »

« Selon lui, les vaches des premiers ordres de chaque classe sont les meilleures, et leur produit en lait est toujours proportionné à leur ordre, de manière que les deux premiers sont les plus productifs, le troisième et le quatrième passablement bons, et les autres en proportion. »

Voici comment l'auteur de cette découverte s'exprime sur la valeur de la gravure : « Les épis formés par le contre-poil à
» droite et à gauche de la vulve, ont leurs propriétés ; ils cor-
» respondent au sac, au réservoir du lait placé dans l'intérieur
» de la bête, et qui est toujours dans un rapport admirable avec
» ces épis, de telle sorte qu'on peut toujours, sans risque de se
» tromper, décider que si la gravure aux écussons est grande,
» le réservoir du lait est grand, et par suite le produit abondant,
» que si au contraire la gravure est petite, le réservoir est petit,
» et partant, le produit inférieur. »

Dans les épis, plus le poil sera fin, court et soyeux, plus le lait sera bon, surtout si la peau en cet endroit est jaune, grasse et onctueuse au toucher. Les vaches, au contraire, dont la peau est blanche et le poil clair-semé, donneront un lait séreux et maigre.

Il faut rechercher des épis réguliers et symétriques ; les vaches qui ont un défaut de contre-poil dans l'écusson, quelle qu'en soit la direction, comme du poil descendant, ou allant de côté, sont défectueuses et annoncent un défaut de produit.

Si ces défectuosités se trouvent à gauche ou à droite de la vulve, elles indiquent que la vache perd son lait.

Enfin, M. Guénon appelle *son* la matière furfuracée qui se détache quand on frotte les épis, et il indique le son comme étant en rapport avec le lait. En voici la raison : ce son n'est autre chose que la matière sébacée qui a subi la dessication à l'air ; il indique que les fonctions de la peau s'exécutent parfaitement, condition indispensable pour une abondante sécrétion de lait.

En résumé, plus l'écusson sera régulier, large, étendu, plus la vache sera bonne laitière. Aujourd'hui que le système dont Guénon fit longtemps son secret, est devenu public, on a cherché à faire produire sur l'animal de faux écussons et à tromper ainsi l'acheteur ; l'agriculteur devra donc se mettre en garde contre ces ruses déloyales, et s'assurer si l'écusson n'est pas artificiel ; pour cela, on écartera les plis que forme la peau à cette région, et en regardant de près, on reconnaîtra facilement la fraude, car les poils auront été coupés, brûlés même, et collés dans une direction qui n'est pas la leur.

Enfin, nous terminons en disant que la vache doit être patiente, non-chatouilleuse, aimant les caresses et se laissant traire par la première personne venue.

Nous donnons, ci-dessous, les figures de quelques types d'écussons appartenant aux classes de vaches les plus riches en lait. Nous ferons remarquer que ces écussons sont représentés ici comme s'ils étaient plans, tandis que sur la bête ils semblent avoir moins de développement, attendu que le rapprochement des cuisses de l'animal en cache une partie ; mais, par un examen attentif, on pourra toujours se rendre compte de la forme véritable de l'écusson.

Tous ces types, supposés de 1re classe, pour la taille, donnent environ 24 litres de lait par jour jusqu'au huitième mois de la gestation. Les individus de moyenne ou petite taille produisent nécessairement moins de lait.

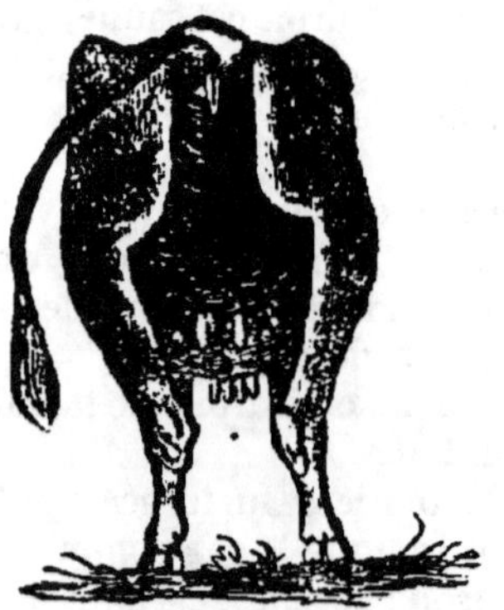

Vache flandrine.

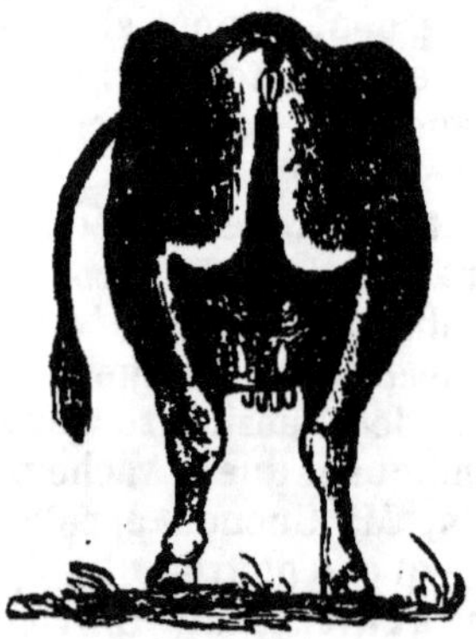

Vache lisière.

Ce type se retrouve fréquemment en Flandre. AA épis ovales d'un poil plus blanc que celui de l'écusson.

Doit son nom à l'étroit prolongement de la partie A de l'écusson BB épis ovales d'un poil plus blanc que celui de l'écusson.

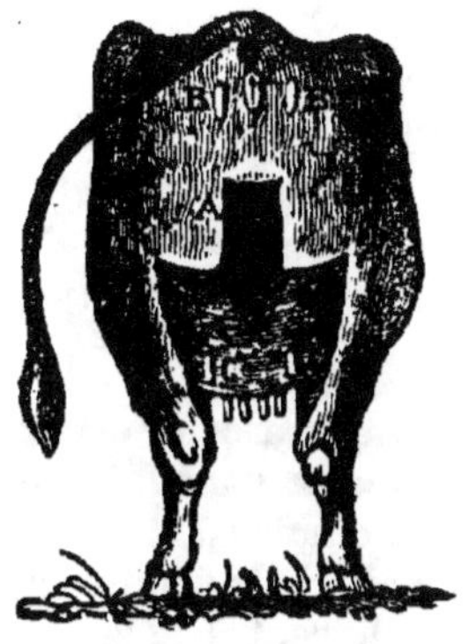

Vache poitevine.

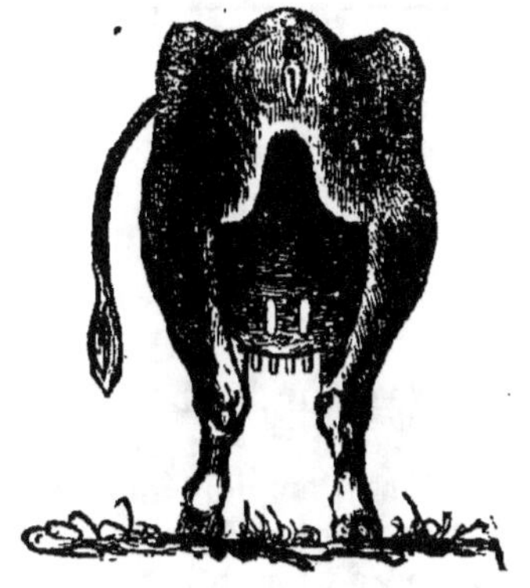

Vache lignes courbes.

Qualification relative à la ressemblance de l'écusson avec un vase poitevin et non à la provenance de la bête.

Plus la partie transversale A se rapproche de la vulve, plus la vache donnera de lait. BB épis fessards, poil plus blanc que celui de l'écusson CC épis inférieurs.

Ainsi nommée à cause de la forme de l'écusson. AA épis ovales.

Nous bornerons ici cet aperçu sur les caractères distinctifs des bonnes vaches laitières, et nous renverrons le lecteur au précieux ouvrage de M. Guénon pour les caractères des classes et des ordres qu'il a formés, ouvrage que l'agriculteur ne saurait trop étudier.

DU CHEVAL.

Après le bœuf, le cheval, au point de vue agricole, est le plus utile de nos animaux domestiques, du moins dans les départements où on l'emploie au labourage et aux charrois.

Il est également d'une grande importance dans d'autres départements où de nombreux agriculteurs se livrent à l'élève. Nous consacrerons donc une place suffisante dans notre VÉTÉRINAIRE-PRATIQUE à la description de ses qualités, de ses défauts et de ses diverses races, à la méthode hygiénique nécessaire pour le maintenir en santé, enfin à la description des maladies et à l'indication des moyens curatifs.

Ostéologie et myologie du cheval.

Les planches 1 et 2 à la fin de cet ouvrage indiquant suffisamment les noms et la place de chaque os, ainsi que celle des principaux muscles, nous y renvoyons le lecteur.

Noms des parties extérieures du cheval.

Considéré extérieurement, le cheval se divise, d'après Borgelat et Lafosse, en avant-main, en corps et en arrière-main. L'avant-main comprend la tête, le cou, le garrot, le poitrail et les jambes de devant.

Dans la tête on considère la nuque, le toupet, les oreilles, les tempes, le front, le zigoma, les salières, les yeux (dans lesquels on distingue le grand et le petit angle, les cils et l'onglet), le chanfrein, les joues, les naseaux, la bouche, la lèvre supérieure, la lèvre inférieure, la commissure des lèvres, les avives ou glandes parotides, la mâchoire inférieure, le menton et la ganache.

Le cou comprend la crinière et le gosier.

Le poitrail est formé du devant de la poitrine et de la fossette.

Les jambes de devant sont composées, chacune, de l'épaule, du bras, du coude, de l'avant-bras, de la châtaigne, du genou, du canon, du tendon, appelé vulgairement nerf, du boulet, du fanon, de l'ergot, du paturon, de la couronne et du pied ou sabot. On distingue dans ce dernier la muraille, la sole et la fourchette. La muraille et la sole se divisent en celles de la pince, des mamelles, des quartiers et des talons.

Le corps est composé de la poitrine et du ventre.

La poitrine comprend le dos et les côtes.

Le ventre est composé des reins, des flancs, de la verge et du fourreau dans les chevaux, et des mamelles dans les juments.

L'arrière-main comprend la croupe, les hanches, les fesses, le tronçon de la queue, le fouet de la queue, l'anus, le vagin dans les juments, les aines, la cuisse, le plat de la cuisse, le grasset, la jambe, le jarret, la châtaigne, le canon, le boulet, le fanon, l'ergot, le paturon, la couronne et le pied ou sabot.

La figure 3, représentant le *cheval modèle*, indique la position et la forme de ces parties.

Voici les qualités essentielles de chacune des parties extérieures du cheval.

La tête doit être sèche et pas trop longue. La face antérieure, large dans toute son étendue, plane vers le haut, doit s'arrondir sur le chanfrein. Sa peau fine doit dessiner en relief la saillie des os, des muscles, et le parcours des vaisseaux sous-cutanés. Les salières ne doivent pas être trop creuses. Les *oreilles* petites, droites, minces, bien plantées, seront libres dans leurs mouvements. Le front large. Les yeux grands, transparents, à fleur de tête; la prunelle sans taches ni nébulosités. Le chanfrein doit être plutôt droit que busqué, les os de la ganache ne doivent pas être trop gros, trop rapprochés l'un de l'autre, ni recouverts de trop de chair; les naseaux bien ouverts, la bouche médiocrement fendue, la langue doit être de grosseur médiocre, afin de ne pas nuire à l'action du mors. Le creux de la mâchoire inférieure, où se loge la langue, se nomme canal. Il doit être proportionné à la langue.

Défauts de la tête et de ses parties.

Tête moutonnée, le chanfrein est busqué avec excès; *tête de lièvre*, les oreilles sont rapprochées, le chanfrein et le front étroits; *tête conique et effilée*, le bas de la tête est mince et effilé. Ces quatre conformations supposent l'étroitesse des fosses nasales et, par conséquent, la mauvaise organisation des organes respiratoires; *tête de vieille*, excès de longueur dans les os de la tête, front et chanfrein étroits, peau ridée autour des paupières, lèvres écartées, muscles de la tête maigres ou émaciés.

On dit que la tête est *empâtée* lorsque les saillies des muscles, des os et des vaisseaux sanguins sont peu apparents sous la peau et que les chairs sont flasques. C'est le signe d'un tempérament mou et lymphatique.

Le *front* et le *chanfrein*. Il faut examiner si ces parties ne portent pas l'empreinte du feu ou du trépan, ce qui annoncerait que l'animal a été traité pour quelques maladies graves.

Le *cheval oreillard* a des oreilles épaisses, longues et situées horizontalement, de chaque côté de la tête, et ballotant lorsqu'il marche. Les *oreilles de cochon* sont également longues et épaisses, mais pendantes. Lorsque les oreilles d'un cheval sont habituellement agitées de mouvements irréguliers et incertains, on dit qu'elles sont *inquiètes*, ce qui annonce la faiblesse de sa vue. Le cheval *méchant* couche ses oreilles en arrière, lorsqu'il médite de mordre ou de lancer une ruade.

La bouche comprend les lèvres, les barres, le palais, la langue et les dents. La lèvre inférieure ne doit pas être trop épaisse, afin de ne pas soustraire les barres à l'action du mors, ce qui rendrait la bouche dure.

Les *barres* [1], lorsqu'elles sont minces et saillantes, le mors a trop d'action sur elles et l'on dit que la bouche est trop sensible. Quand, au contraire, elles sont basses et arrondies, la bouche est dure. Cette dureté peut venir d'une autre cause, c'est lorsque par l'effet d'une pression trop violente et trop répétée, exercée par de mauvais écuyers ou des conducteurs brutaux, les barres sont devenues calleuses et insensibles.

Lorsque le cheval en mouvement laisse sortir sa langue d'un côté de la bouche, on dit qu'il a la *langue pendante*. La *langue serpentine* est celle qui rentre et sort à chaque instant. Il en résulte déperdition de salive et sécheresse de la bouche.

Les *dents*. Nous renverrons le lecteur à l'article spécial sur les dents du cheval et sur la manière de connaître son âge par leur inspection.

Les *yeux* ternes et mornes indiquent un cheval fatigué, usé. Leur grandeur dépend en général de l'écartement des paupières. Lorsque l'animal a de petits yeux, on dit qu'il a des *yeux de cochon*; trop grands, ce sont des *yeux de bœuf*.

La *face intérieure des paupières rouges et les yeux lar-*

---

[1] On appelle barres les intervalles de la mâchoire qui séparent, de chaque côté, les incisives des molaires. C'est de leur bonne ou mauvaise conformation que dépend l'obéissance, puisque c'est sur elles que s'exerce l'action du mors.

moyants indiquent une ophthalmie. (Voyez fluxion périodique à la table).

Une *taie* ou *nuage* sur l'œil proprement dit, constitue une défectuosité grave, en ce qu'elle rend la vision imparfaite.

Les *joues gonflées*, ou comme tuméfiées longitudinalement après le repas. Cette tuméfaction provient de l'accumulation des aliments entre les joues et l'arcade dentaire. Elle annonce l'usure irrégulière des dents molaires. On dit vulgairement que l'animal *fait grenier*. Les chevaux qui ont ce grave défaut sont généralement décharnés.

Le cheval *cornard* ou corneur est celui dont la respiration est bruyante et comme gênée, ce qui peut tenir à diverses causes dont nous parlerons à l'article de ses maladies.

L'*auge* [1] *engorgée* ou tuméfiée, c'est presque toujours l'indice de quelque maladie. On dit alors que le cheval est *glandé*.

L'ENCOLURE. La forme de l'encolure varie suivant les races. Elle est, par exemple, très-différente dans un cheval espagnol et dans un cheval anglais ou arabe, dans un cheval de course ou dans un cheval de trait, cependant il est des défauts comme des beautés absolues. L'encolure peut être *penchante*, c'est-à-dire se déverser par son bord supérieur à droite ou à gauche ; elle peut être *fichée* dans le thorax, *mal sortie*, lorsqu'elle sort du poitrail et se sépare des épaules d'une manière brusque et tranchée ; elle peut être *maigre* et *décharnée*; enfin, elle peut être *tarée* [2] par des cicatrices qui indiquent l'application du feu ou des sétons en cet endroit, ce qui n'a ordinairement lieu que pour des maladies très-graves et dont la guérison est souvent problématique.

Le GARROT. On dit que le cheval est *bas du devant* lorsque le garrot est bas, charnu et trop rond, ce qui l'expose à des blessures toujours difficiles à guérir. Le garrot sec et saillant, au contraire, est moins exposé à être blessé par la selle, et il dénote que les épaules sont libres dans leurs mouvements.

Le POITRAIL. Le cheval *serré du devant* présente un poitrail étroit qui annonce une poitrine exiguë. Ses naseaux, toujours en rapport avec les dimensions de la cavité pectorale, sont étroits et les membres en général grêles et mal nourris.

Cependant un poitrail excessivement large, avantageux dans

---

[1] On nomme ainsi le creux profond et triangulaire situé entre les *deux branches de l'os maxillaire, à la partie postérieure de la tête.*

[2] On appelle tare tout défaut accidentel qui diminue la valeur de l'animal. Ainsi, l'incision faite à l'extrémité des oreilles aux chevaux de réforme vendus par l'État, les genoux couronnés, sont des tares.

un cheval de trait, conviendrait peu dans un cheval de selle.

La conformation de quelques chevaux, et notamment celle des chevaux anglais, semble faire exception au principe que nous exposons, car ils sont *serrés du devant*, et cependant ils ne manquent ni de force, ni de vitesse, ni d'énergie; mais il faut remarquer que leur thorax, peu étendu en largeur, l'est considérablement en hauteur, et que les poumons s'y développent aussi à l'aise que dans une poitrine large.

Le DOS. Le *dos ensellé*. Sa courbure présente une concavité trop profonde qui rend les réactions douces, mais qui exclut la force.

Le cheval à *dos de mulet* présente au contraire un dos voûté en contre-haut. Cette conformation rend les chevaux propres à porter de lourds fardeaux, mais ils sont peu convenables au service de la selle, par la dureté de leur allure.

Des FLANCS. Les flancs trop creux ou trop affaissés sont des défauts. Si on les voit agités d'un mouvement plus fort qu'à l'ordinaire, le cheval étant au repos, on peu craindre qu'il soit attaqué de la pousse, ou qu'il ait des dispositions à l'être.

On dit que le *flanc est cordé*, lorsqu'il présente, au-dessous et tout le long des côtes, une cavité profonde, au bord de laquelle leurs extrémités font une saillie prononcée. C'est un indice de vieillesse, d'épuisement ou de maladie. Le *flanc retroussé* est celui qui semble rétracté ou relevé vers les parois supérieures du ventre. Cette défectuosité grave est le symptôme de quelque maladie dangereuse.

Le VENTRE. On appelle *ventre de vache*, le ventre trop gros. Il dénote un animal lent et paresseux. Le *ventre levretté* ou ou ventre de lévrier, est rentré vers l'abdomen. On dit que ces chevaux *sont étroits de boyaux*. Ils ont de l'ardeur, de la légèreté et de l'énergie, mais le peu de capacité du tube intestinal fait que les fonctions digestives s'opèrent mal, et qu'ils se ruinent promptement.

La CROUPE. La *croupe avalée* est oblique et déprimée de devant en arrière. La *croupe de mulet* est étroite et pointue. Ce défaut coïncide ordinairement avec l'étroitesse du train de derrière; on dit alors que le cheval est serré dans son train de derrière. — La *croupe en cul de poule* présente une dépression en avant de la naissance de la queue; ce défaut est sans importance.

La QUEUE. Elle doit être placée à la naissance des fesses. Trop basse, elle annonce une race commune. La queue peut être anglaisée, entière ou amputée, ses crins peuvent être disposés en éventail, en catogan ou en balai. Ces noms indiquent suffisamment sa forme. La queue de rat est celle sur laquelle les crins sont clair-semés; elle est défectueuse, mais elle se remarque assez souvent sur les chevaux vigoureux. Il est indispensable, quand on achète un cheval, d'examiner le dessous de la queue, afin de vérifier s'il ne s'y trouve pas quelque plaie causée par la croupière, et si l'anus est dans son état normal, s'il n'est pas béant, présentant une ouverture où l'on pourrait fourrer le poing. Cette défectuosité, propre aux chevaux vidarts [1], est très-grave. (Voyez *queue à l'anglaise*, à la table.)

PARTIES SEXUELLES. Les testicules peuvent être engorgés, atrophiés, le fourreau trop resserré. Ces organes essentiels doivent être l'objet d'un examen sérieux.

Défauts des membres de devant.

LES ÉPAULES. Le cheval *chargé d'épaules* a les épaules trop charnues, ce qui le rend lourd dans ses mouvements. Cette conformation, qui résulte d'un grand développement musculeux, n'est pas un défaut pour les chevaux de trait. Les *épaules chevillées* ont peu de mouvement quand le cheval marche ; elles sont comme chevillées au thorax, et toute l'action semble venir du bras. Ces chevaux ont toujours le poitrail étroit, et ils sont promptement ruinés des jambes. Les *épaules serrées* exposent le cheval à se couper et à tomber plus fréquemment qu'un autre. Ce défaut implique d'ailleurs l'étroitesse de la poitrine, et tous les mouvements qui sont le résultat de cette conformation vicieuse.

L'AVANT-BRAS. Si les muscles de l'avant-bras sont maigres, et comme atrophiés, le cheval sera nécessairement faible et sans énergie. Un avant-bras long suppose un canon plus court. Cette disposition est favorable pour la rapidité des allures. La disposition contraire oblige le cheval à une plus grande flexion du radius sur l'humérus, et l'on dit alors que le cheval trousse dans sa marche.

La CHATAIGNE est un endroit dégarni de poils et recouvert d'une substance cornée. On la remarque aux jambes de devant, au-dessus du genou, en dedans et au-dessous des jarrets, également en dedans aux jambes de derrière. La châtaigne prend quelquefois dans les forts chevaux un accroissement tel, qu'elle gênerait leur marche si on ne la coupait pas.

[1] Les chevaux vidarts sont ceux qui se vident trop facilement ou qu sont sujets à de fréquentes diarrhées.

Le COUDE forme l'extrémité supérieure de l'avant-bras. Lorsque l'animal se *couche en vache*, c'est-à-dire en reployant ses jambes sous lui, le contact réitéré de l'éponge de ses fers, donne naissance à une tumeur indolente à la pointe du coude. Cette tumeur, difficile à guérir, s'appelle *loupe du coude*. Lorsque l'animal porte les coudes en dedans, son pied sera nécessairement en dehors, et l'on dit qu'il est *panard*. Si au contraire il porte les coudes en dehors, les pieds seront en dedans, et on le dit *cagneux*. Les coudes doivent donc être parallèles au corps pour que ces défauts n'aient pas lieu.

Le GENOU. Il réunit l'avant-bras au canon. Le *genou de veau* est étroit et arrondi ; on considère cette forme comme défectueuse. Quand le genou sort en dehors, la jambe est comme *arquée*, disposition qui annonce un animal fatigué et usé par le travail. Si au contraire il est comme enfoncé, on dit que c'est un *genou de mouton* ; ce défaut n'est grave qu'autant qu'il s'y joint une mauvaise conformation. Lorsque les genoux sont rejetés en dedans, on les désigne sous le nom de *genoux de bœuf*. Cette disposition cagneuse nuit à la beauté, mais non à la force du cheval. Le genou est *empâté*, lorsqu'au lieu d'être couvert d'une peau sèche et adhérente, il présente une surface molle, arrondie et infiltrée, marque certaine d'un tempérament lymphatique. Mais l'un des défauts accidentels les plus fréquents sont les *genoux couronnés*. Cette tare consiste en la dénudation du genou, son excoriation ou la couleur blanche de ses poils, indices de chutes fréquentes, qui accusent la faiblesse de ses jambes. Cependant cet accident peut arriver à un bon cheval, mais quelle qu'en soit la cause, il lui ôte beaucoup de son prix.

Le CANON est situé entre le genou et le boulet. Il doit être large, un peu aplati et uni. Le nerf, ou plutôt la corde tendineuse, doit être forte et bien détachée du canon. Le contraire de ces qualités constitue autant de défauts. Lorsque le canon est gros et *empâté*, ce que l'on remarque chez les chevaux de race commune, élevés dans les contrées marécageuses, il indique une constitution lymphatique, et une disposition à la fâcheuse maladie désignée sous le nom d'*eaux aux jambes*.

Les *suros* sont des exostoses ou tumeurs osseuses qui surviennent à l'os du canon. Lorsque le suros ne se montre que d'un seul côté de l'os, il est simple ; le *suros chevillé* se manifeste des deux côtés. Les *fusées* sont des files de petits suros. Ces tares, lorsqu'elles ne sont pas situées dans le voisinage du tendon, où elles pourraient gêner le mouvement, n'empêchent pas qu'un cheval soit d'un bon service. On appelle *molettes*, des tumeurs molles situées au-dessus de l'articulation du boulet, de chaque côté du tendon. Suivant leur grosseur, elles indiquent différents degrés d'usure du cheval.

Le BOULET. On dit que le *boulet est empâté* lorsqu'il présente un trop grand volume, dû à l'abondance du tissu cellulaire. Ce défaut produit les mêmes résultats que l'empâtement du canon. — Le *boulet cerclé* est celui qui est entouré de tumeurs molles provenant de la même cause. Lorsque ces tumeurs sont dures, elles sont de la nature des suros, et peuvent également gêner les mouvements, si elles sont voisines des tendons.

Lorsque le boulet porte des plaies ou contusions causées par les atteintes du pied opposé, on dit que le cheval *s'entretaille*.

Le FANON est un bouquet de poils placé en arrière du boulet. Dans les races communes ils sont longs et épais.

Le PATURON. On appelle *longs jointés*, les chevaux qui ont le paturon trop long. Leur allure est douce et gracieuse, mais ils résistent peu à la fatigue. Lorsque le paturon est presque perpendiculaire, c'est-à-dire qu'il forme une ligne à peu près droite avec le canon, le pied du cheval manque de ressort, son allure est toujours dure, et il fatigue beaucoup. On dit alors que le cheval est *droit sur ses membres* ou qu'il est *piqué*. La conséquence de cette conformation est de rendre, par la suite, le *cheval bouleté*, c'est-à-dire, de faire saillir le boulet en avant, disposition très-fâcheuse, et qui met promptement un cheval hors de service.

On peut appliquer au paturon ce que nous avons dit du canon et du boulet, lorsqu'ils sont *empâtés*.

La COURONNE, placée entre le paturon et le sabot, est sujette aux *formes*, tumeurs osseuses ainsi que les suros. Elles rendent l'animal boiteux et se transmettent héréditairement.

Défauts des membres de derrière.

De la HANCHE. Les chevaux cornus sont ceux dont la pointe de la hanche est fort saillante. Ce n'est une défectuosité que lorsqu'elle est le résultat de la maigreur d'un animal vieux ou usé. — Le cheval est *éhanché*, lorsque par suite d'un accident quelconque, l'une des anches ne se trouve plus sur la même ligne que l'autre. Si l'animal ne boite pas, cette défectuosité est peu grave.

Les FESSES. Le cheval dit *mal gigotté*, est celui dont les fesses et les cuisses sont serrées et peu charnues. — La *raie de misère* est un intervalle qui sépare les muscles des fesses, du côté extérieur. Chez les animaux maigres et épuisés elle est très-profonde.

Les CUISSES. Elles s'étendent des hanches jusqu'aux jambes. Les cuisses trop volumineuses ne conviennent qu'aux chevaux de trait. Elles doivent d'ailleurs suivre la rondeur des hanches.

Le GRASSET se trouve à l'endroit de l'articulation de la hanche avec la cuisse. Il faut vérifier s'il n'a point été taré par l'application du feu, qui a pu avoir lieu en cas de luxation de la rotule.

La JAMBE, pour sa longueur et son volume, doit être en proportion avec la longueur et le volume de la cuisse et des hanches. Quant à son rapport avec la longueur du canon, nous rappellerons ce que nous avons dit à cet égard, en parlant de l'avant-bras.

Les JARRETS. Cette partie du cheval mérite la plus sérieuse attention. Les bons jarrets doivent être larges, nerveux et secs.

Le cheval *droit sur ses jarrets,* c'est-à-dire dont le jarret forme un angle très-ouvert, est propre à la course. Celui dont les jarrets sont *coudés* a des allures douces. Trop rapprochés l'un de l'autre, ils annoncent de la faiblesse. Les *jarrets-crochus* sont ceux dont les pointes sont tournées l'une vers l'autre. Il en résulte que les pieds sont dirigés en dehors. Cette disposition n'est pas nuisible dans les chevaux de trait. Les jarrets sont le siége de plusieurs maladies, telles que *jardes, courbes, vessigons,* etc., dont nous parlerons plus loin.

Lorsque le jarret présente une grande épaisseur de tissu cellulaire, on doit craindre les engorgements, les crevasses nommées *solandres.*

Du Pied.

L'étude du pied du cheval est d'une telle importance dans l'art vétérinaire, que nous entrerons dans quelques détails sur sa conformation, détails que nous emprunterons en partie au *Guide du maréchal,* de Lafosse.

Le pied du cheval est composé de parties dures et de parties molles, c'est-à-dire les os et les chairs. Elles sont contenues dans une boîte de corne que l'on appelle sabot.

Le SABOT a deux faces, l'une antérieure et supérieure, qu'on appelle *muraille,* et l'autre inférieure et concave, nommée *sole*[1].

La *muraille* est mince, molle et blanchâtre à sa racine; à mesure qu'elle s'éloigne de la peau elle devient plus dure et plus épaisse, elle est fibreuse extérieurement, ces fibres sont jointes

---

[1] Au pied comble, la sole est convexe au lieu d'être concave. Nous parlerons plus loin de cette grave défectuosité.

étroitement les unes aux autres ; plus elle s'approche de terre, plus elle s'endurcit.

La partie interne de la muraille est parsemée de petits sillons ou cannelures, formés par des lames fibreuses. A sa partie supérieure est une demi-gouttière pour loger la chair de la couronne.

La muraille prend naissance de la peau, comme les ongles de l'homme, et est arrêtée par le bourrelet.

On la divise en muraille de la pince, muraille des quartiers, et muraille des talons.

La partie qui se présente la première en levant le pied du cheval, se nomme *sole de corne*. On peut la diviser en trois parties, à cause des différentes matières de corne qui la composent.

La première est celle qui recouvre immédiatement la sole charnue. Nous la représentons ici du côté de sa surface interne, encore couverte du tissu qui la secrète, et qui sert sans cesse à la régénérer. A proportion que les lames qui la composent s'en éloignent, elle devient plus sèche, et se lève par écailles qui tombent.

L'usage de cette partie cornée, est de préserver la sole charnue des accidents qui pourraient arriver par la compression des corps solides qui se présentent continuellement sous le pied de l'animal.

La deuxième est la partie qui forme les talons, et qui est produite par le contour postérieur et intérieur de la muraille qui s'étend des deux côtés de la fourchette, pour venir s'unir avec la portion de sole dont nous avons parlé. Sa principale fonction est de servir d'arc-boutant aux deux talons, et d'empêcher qu'ils ne se rapprochent l'un de l'autre ; elle soutient aussi le tendon fléchisseur du pied. La substance de cette corne est liante et ne s'écaille pas.

La troisième partie de la sole est la fourchette, composée d'une corne mollasse et compacte, qui prend sa nourriture de la fourchette charnue, et qui est destinée, par sa nature, à se prêter à ses mouvements, et à la garantir des impressions extérieures. De même que la première partie de la sole, elle se renouvelle sans cesse.

Indépendamment des os, ligaments, cartilages, veines et artères, nerfs et vaisseaux lymphatiques, le sabot renferme les parties suivantes :

1° La chair de la couronne ou bourrelet.

2° La chair cannelée ou tissu feuilleté ou podophylleux.

3° La sole charnue.
4° La fourchette charnue.

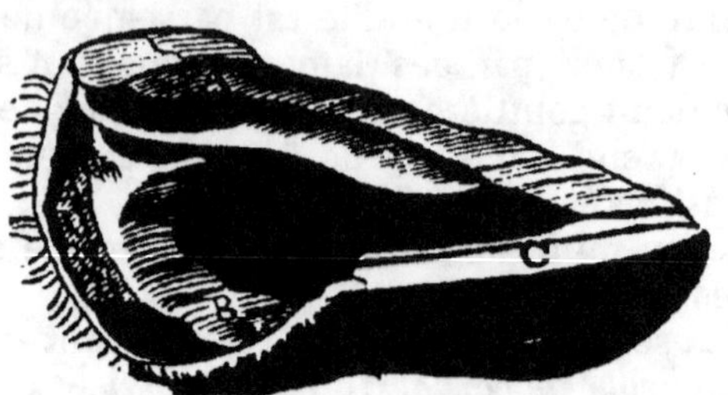

*Coupe du sabot : A, corne de la fourchette; B, lamelles internes,
séparées du tissu podophylleux; C, épaisseur de la paroi.*

Le pied du cheval est sujet à un grand nombre de défectuosités
et de maladies. Lafosse en compte plus de soixante; nous ne par-

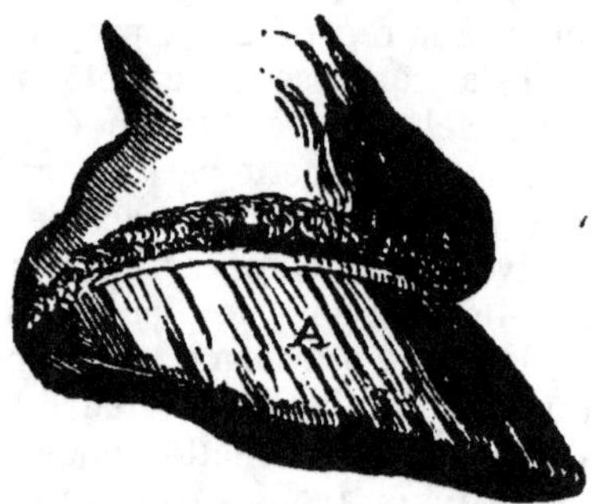

A, tissu feuilleté ou podophylleux.

lerons ici que des défauts et des tares. Plus loin, nous traiterons
des maladies.

Le *pied plat* est celui dont la sole, au lieu d'être concave, se
trouve presque de niveau avec le bord
de la muraille, en sorte qu'elle est exposée, à chaque moment, à être foulée
ou contusée par les accidents du terrain.
Ce pied est grand, sa muraille friable
et très-oblique. Les talons sont peu élevés. Les pieds plats sont sujets à la fourbure, aux bleimes et aux oignons. On
remédie à ce défaut par des fers plus

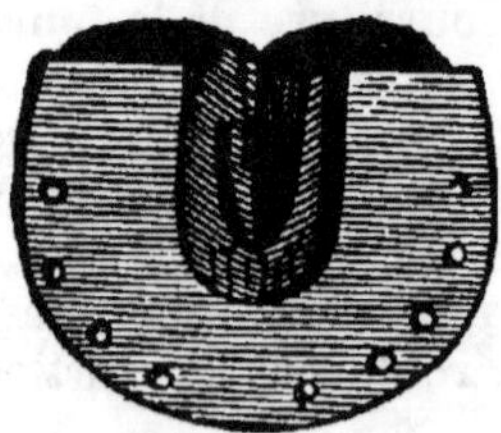

Pied plat.

ou moins couverts, suivant le degré de la défectuosité. On

pare très-peu le pied, et on évite d'y appliquer le fer à chaud.

Le *pied comble* présente une défectuosité encore plus grande, mais du même genre que celle du pied plat. Le dessous du pied, au lieu d'offrir une voûte concave, présente une convexité tellement saillante, que c'est la sole et la fourchette qui portent sur le terrain, en sorte que le bord de la muraille ne touche plus la terre. Le fer à *bords renversés* peut remédier à ce genre de défaut,

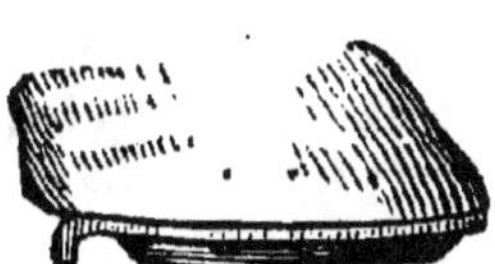

Pied comble.

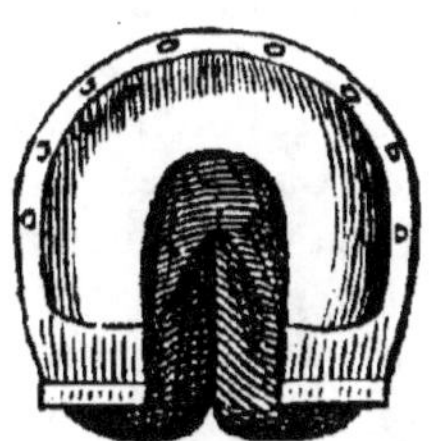

[Pied comble vu en dessous.

qui met bientôt un cheval hors de service. Ce fer, très-couvert, présente un rebord saillant, qui doit supporter la muraille et une ajusture profonde pour loger la sole. Les éponges sont munies de crampons, afin de donner un point d'appui aux talons.

Le *pied trop grand* ou *trop petit* est défectueux. Trop grand, sa corne est souvent peu solide ; trop petit, les organes sont gênés, et l'on peut craindre des resserrements de talon, des fissures dans la corne, etc. Une ferrure bien entendue peut pallier ces inconvénients.

Le *pied encastelé*. La paroi de la muraille est presque verticale au lieu d'être un peu oblique. Les talons sont resserrés et la sole très-creuse. Le défaut du pied encastelé est de manquer d'élasticité, et de faire réagir directement, sur les organes contenus dans le sabot, les secousses et les compressions produites par la course, en sorte qu'il peut en résul-

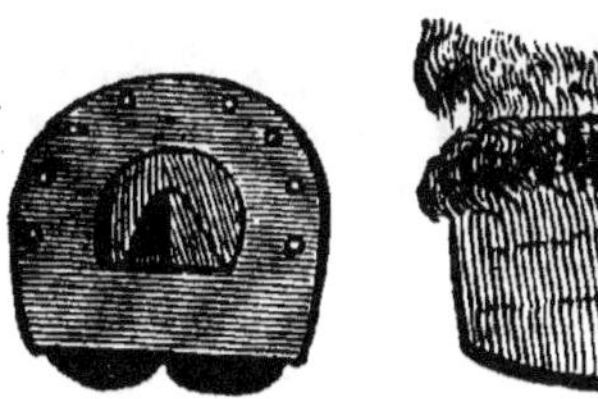

Pied encastelé.

ter des inflammations et des accidents consécutifs. On a adopté pour l'encastelure, le *fer à planche*. Les deux éponges sont réunies par une traverse dont le but et de garantir les talons qui ont une trop grande sensibilité, du contact du sol, et de reporter les points d'appui sur la pince et la fourchette. Dans

le cas où la fourchette serait trop faible pour supporter la traverse, on emploie le fer à croissant. Ses bran-
ches très-courtes ne portent pas sur les talons.
On pare seulement la partie du pied où porte
le fer, en l'entaillant d'une profondeur égale à
l'épaisseur du fer, en sorte que les talons se
trouvent de niveau avec lui. On peut voir dans
la figure ci-contre, qui montre le pied vu en
dessous, l'effet de resserrement des talons par
l'encastelure.

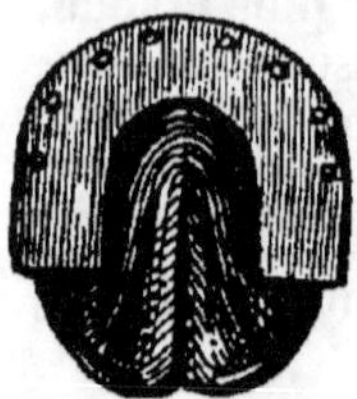

Fer à croissant.

Le *pied dérobé*, c'est celui où la paroi externe de la muraille
offre des brèches ou des parties éclatées qui rendent son contour
irrégulier. On pallie par une ferrure appropriée les inconvénients
de cette disposition accidentelle du sabot. Les *pieds étroits*, les
pieds à *talons serrés* sont également défectueux. On leur applique
le fer à planche.

Les *pieds à talons bas* et à *talons faibles* sont défectueux ; au
premier on met un fer à éponges renforcées, au second, un fer à
planche.

Le *pied cerclé* est celui qui porte sur la paroi du sabot des
striés ou dépressions circulaires. C'est ordinairement la marque
que le pied a été le siége de quelque maladie, telle que la fourbure. Il ne faut pas confondre ces dépressions avec des cercles
qui se manifestent sur le sabot des jeunes chevaux, au printemps, par suite d'une alimentation plus succulente.

Le *pied rampin* est remarquable par la direction presque perpendiculaire du sabot. Il diffère du pied encastelé en ce que les
talons ne sont pas serrés. Le pied rampin a une disposition à se
bouleter. (Voyez page 80.)

Le *pied pinçard* est celui qui n'appuie sur le sol que par la
pince. Cette défectuosité provient ordinairement de quelque douleur ou maladie dans le talon ou dans les tendons, et elle devient
permanente par habitude. On y remédie par la ferrure.

Le *cheval qui forge* présente une défectuosité grave. Dans le
trot, il heurte avec la pince des pieds de derrière, soit la sole,
soit les talons des pieds de devant. Quelquefois c'est le tendon
qui est atteint. Ce défaut expose le cheval à butter continuellement et à se déferrer, et, ce qui est plus grave, à des contusions
dangereuses par leurs suites ; un maréchal habile peut seul
indiquer le mode de ferrure qui pourra remédier à cette défectuosité.

Le *cheval qui se coupe*. On donne ce nom aux chevaux dont
l'un des membres atteint et blesse en se levant le membre cor-

respondant au moment où il se pose. S'il s'atteint sans se blesser on dit qu'il *se frise*. Ces atteintes répétées donnent naissance à des maux plus ou moins graves. Le remède à ce défaut consiste dans la errure. On applique donc aux chevaux qui se coupent ou s'entretaillent, un fer dont l'une des branches est diminuée de largeur, en sorte qu'elle se dérobe sous le sabot, et devient inoffensive à l'égard du membre opposé [1].

Ferrure pour les chevaux qui s'entretaillent.

Les chevaux les plus disposés à s'entretailler sont ceux qui sont *serrés du devant*, et les chevaux cagneux et panards. (Voyez page 79.)

De l'âge du cheval.

Les dents du cheval sont au nombre de trente-six à quarante-quatre, savoir : douze incisives, quatre angulaires ou crochets, et vingt-quatre molaires. Les dents de devant ou incisives sont au nombre de douze, six à la mâchoire supérieure, et six à la mâchoire inférieure. On les distingue en dents caduques, et dents de remplacement.

Les *dents mâchelières* sont au nombre de vingt-quatre, douze en dessous et douze en dessus, en quatre rangées. Les chevaux ont de plus, quatre canines appelées *crochets*, qui manquent aux juments. Entre les dents de devant et les mâchelières, les os de la mâchoire inférieure ne sont recouverts que par une chair vermeille. Ce sont sur ces espaces vides, appelés *barres*, que porte le mors, ainsi que nous l'avons déjà dit page 75.

Peu de temps après sa naissance, il vient au poulain douze dents de lait qui sont courtes et blanches [2]. Il garde ces dents jusqu'à trente mois.

À deux ans et demi ou trois ans, il tombe deux dents du milieu de chaque mâchoire. En quinze jours il en revient d'autres à leur place, moins blanches, plus fortes, creuses et noires au milieu ; on les nomme *pinces*.

À trois ans et demi, les deux dents de lait qui sont à côté des deux pinces de chaque mâchoire, et qui se nomment les *mitoyennes*, tombent, et quinze jours après, il en vient d'autres de la

---

[1] Voyez à ce sujet un excellent article de M. H. Bouley, inséré dans le tome II de la *Maison rustique du* xixᵉ *siècle*, p. 363.

[2] Les pinces sortent de 6 à 8 jours ; les mitoyennes de 30 à 40 jours, les coins de 6 à 10 mois.

consistance des pinces. Alors le cheval a encore quatre dents de lait, deux en haut et deux en bas ; le creux de la pince est à demi-usé. A cet âge paraissent les crochets d'en bas, — à quatre ans et demi les deux dernières dents de lait qui se nomment *les coins,* parce qu'elles terminent de chaque côté les dents de devant, tombent, et il en vient d'autres à leur place qui sont creuses et noires. Avant cinq ans, les coins ne dépassent pas les gencives.

A cinq ans, un cheval a donc toutes ses dents incisives d'adulte. Les coins sont de niveau avec les mitoyennes. Le bord antérieur des mitoyennes est légèrement usé. Les pinces sont presque totalement rasées.

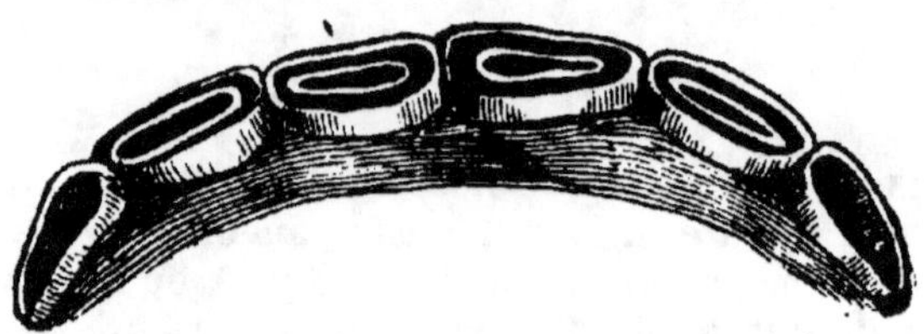

Mâchoire d'un cheval de cinq ans.

A cinq ans et demi, les coins, toujours creux, sont sortis de quatre millimètres ; de cinq ans et demi à six ans, ils se montrent de la hauteur de quinze millimètres et ne représentent plus qu'un petit creux noir.

Il est nécessaire d'expliquer ici ce qu'on entend par le rasement d'une dent.

Les incisives de remplacement présentent la forme d'un cône renversé et un peu aplati ; l'extrémité de leur partie libre, c'est-à-dire celle par où elles se mettent en contact, offre un creux plus ou moins profond selon l'âge. Cette cavité est circonscrite par bords tranchants du cornet dentaire extérieur, et par ceux du cornet dentaire intérieur. Cette cavité se remplit d'une matière noirâtre, nommée *germe de fève.* A mesure que l'animal acquiert de l'âge, les bords supérieurs s'usent, et lors-

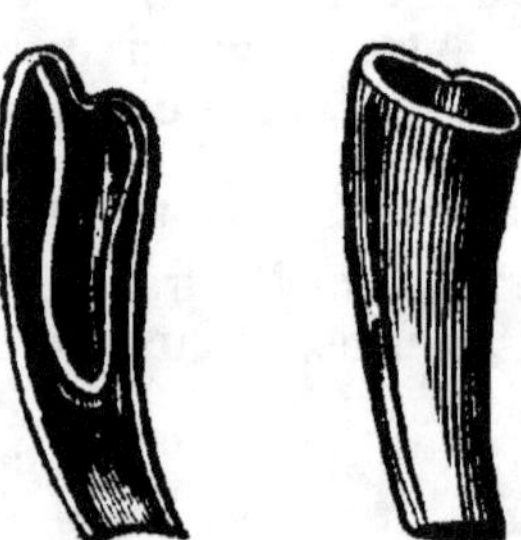

Coupe d'une dent de remplacement.

qu'ils sont de niveau, la partie supérieure de la dent prend le nom de *table dentaire.* La tache noire s'efface, et les creux se remplissent, c'est ce que l'on appelle *rasement de la dent.*

A six ans, les bords antérieurs des coins sont nivelés ; les mitoyennes presque entièrement rasées, et les pinces, qui ont acquis toute leur longueur, le sont complétement.

A sept ans, rasement complet des mitoyennes et des pinces. Les coins présentent une échancrure au bord supérieur, le creux est peu apparent.

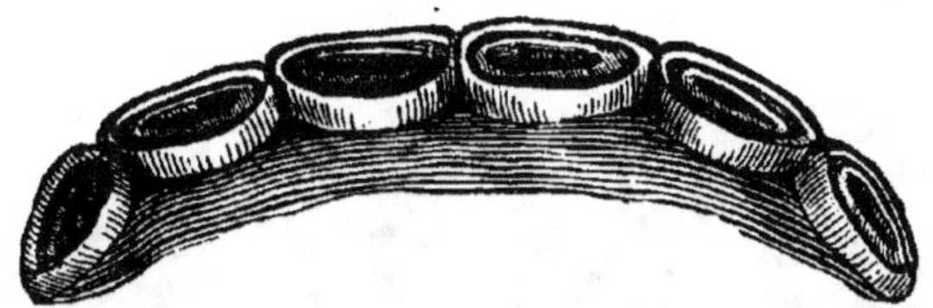

Mâchoire d'un cheval de huit ans.

A huit ans, le creux, ainsi que la marque noire, aura disparu. On dit alors que le cheval a *rasé*. Les dents sont devenues ovales, et la cavité est remplacée par le cul-de-sac du cornet dentaire intérieur.

A neuf ans, la table des pinces inférieures commence à s'arrondir. La forme ovale des mitoyennes et des coins tend à se rapprocher de la forme arrondie.

A dix ans, arrondissement des mitoyennes, le bord du cornet intérieur se rapproche du bord supérieur externe de la dent. On commence à voir l'étoile radicale [1] et le cul-de-sac du cornet externe.

A onze ans, arrondissement des coins.

A douze ans, toutes les incisives sont arrondies dans la mâchoire inférieure. L'émail central a disparu. Il persiste encore dans la mâchoire supérieure [2].

A treize ans, les pinces commencent à se rapprocher de la forme triangulaire. L'émail central a disparu dans les coins de la mâchoire supérieure.

A quatorze ans, la forme triangulaire est bien prononcée dans les pinces et commence dans les mitoyennes.

A quinze ans, les mitoyennes sont devenues triangulaires.

A seize ans, toutes les dents de la mâchoire inférieure sont triangulaires.

[1] L'étoile dentaire, ou radicale, est une tache blanche formée par le fond du cornet dentaire interne, lorsque l'usure de la dent est arrivée jusqu'à ce point.

[2] Le cornet extérieur des incisives de la mâchoire supérieure étant plus profond qu'à la mâchoire inférieure, elles rasent moins vite

A dix-sept ans, les dents présentent la forme d'un triangle équilatéral, c'est-à-dire que leurs trois côtés sont d'une longueur égale.

A dix-huit ans, le triangle se rétrécit et sa hauteur augmente dans les pinces.

De dix-neuf à vingt-et-un ans, les dents des côtés s'aplatissent successivement, à commencer par les pinces, et affectent la forme indiquée ci-dessous pour ces âges.

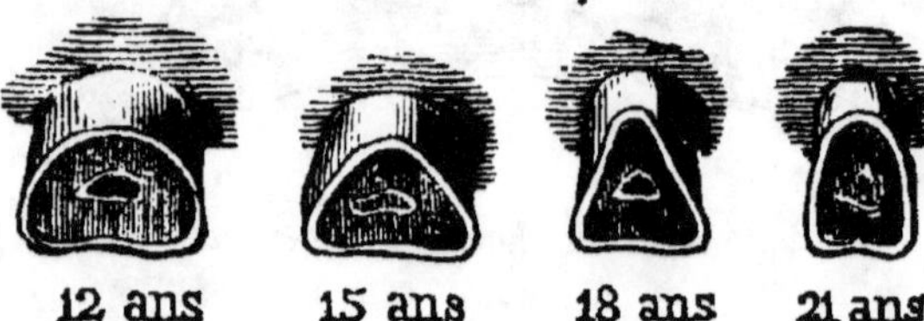

Outre les moyens que nous venons de développer pour juger de l'âge des chevaux par la forme successive de leurs dents, on peut aussi l'apprécier par les crochets qui grandissent, s'émoussent, s'arrondissent et se couvrent de tartre à mesure qu'ils vieillissent. Dans la vieillesse, ils paraissent jaunes et usés. Dans l'extrême vieillesse, les pinces se déchaussent et s'avancent comme pour sortir de la bouche : les gencives sont décharnées et les lèvres pendantes.

On nomme *bégus* les chevaux qui ne rasent jamais, ce que l'on attribue à la dureté de l'émail de leurs dents. Les *faux bégus* sont ceux où le cul-de-sac du cornet persiste encore, quoiqu'il eût dû disparaître. Le seul moyen de connaître à peu près l'âge de ces chevaux est d'examiner la longueur, la forme de leurs dents. Si elles ont plus de 16 millimètres (sept lignes) de longueur à partir de la gencive, ce qui est la longueur normale de la partie libre des dents, on doit augmenter, suivant M. H. Bouley, l'âge que le cheval annonce par l'inspection de ses dents, à raison d'une année par ligne d'excédant ; car il est reconnu que les dents du cheval s'usent de cette quantité par an.

Ruses des maquignons pour dissimuler l'âge d'un cheval.

Certains marchands de chevaux cherchent à tromper les acheteurs sur l'âge d'un cheval en le contre-marquant, c'est-à-dire en pratiquant, à l'aide d'un burin, une cavité au milieu des dents rasées, et en la remplissant d'un corps gras et noir qui imite le germe de la fève; mais on reconnaîtra aisément la fraude en remarquant que cette cavité artificielle n'est pas entourée du ruban d'émail qui doit circonscrire la cavité dentaire.

D'autres fois ils arrachent les dents de lait d'un poulain afin de hâter la venue des dents de remplacement, et de le vendre comme un cheval fait.

Il est un grand nombre d'autres ruses de maquignons qui n'ont plus de rapport à l'âge du cheval, mais dont il est bon de donner une idée. Par exemple, lorsqu'un cheval est mou et sans énergie, ils lui donnent une apparence de vivacité au moyen de nombreux coups de fouet dont ils le maltraitent chaque jour, en sorte que l'acheteur attribue la vigueur du cheval à ce qui n'est que l'effet de la crainte. Une autre fois, le garçon d'écurie, en donnant ce qu'on appelle le *coup de peigne*, introduit adroitement dans l'anus un morceau de gingembre, ou une autre substance irritante, qui porte l'animal à lever la queue et à prendre une apparence de vigueur et de vivacité qui n'est pas dans sa nature. Ils rapprochent ou éloignent les oreilles au moyen de quelques points de suture; ils insufflent d'air les salières trop creuses au moyen d'une petite incision et d'un chalumeau; à force d'eau et de son, ils produisent chez un animal étique et épuisé, une sorte de bouffissure qui lui donne l'apparence de l'embonpoint. Enfin ils suppriment momentanément les symptômes de la morve, et les apparences extérieures des eaux aux jambes.

Il faut donc, quand on achète un cheval, procéder minutieusement à l'examen de chacune de ses parties, et pour cela faire ôter bride, selle et couverture. On l'examine d'abord dans l'état de tranquillité pour voir comment il se tient sur ses jambes, on regarde si le poil est lisse et bien net. On procède ensuite à l'examen de ses yeux, on explore la bouche, on manie la ganache, on examine les naseaux, on palpe les jambes, les jarrets, les canons, on porte surtout une attention particulière aux pieds qu'il faut regarder attentivement en dessous. On passe ensuite au garrot, aux épaules, aux reins; puis on examine si la respiration est bien libre, si le flanc n'est pas altéré et s'il ne bat point d'une manière irrégulière. On regarde si l'animal ne boite point après l'avoir fait marcher au pas puis au trot; on fait attention enfin, lorsqu'il a été reconduit à l'écurie après avoir été essayé, s'il mange de bon appétit, et sans tiquer, l'avoine qu'on jettera dans la mangeoire. Il est bon d'essayer soi-même un cheval ou de le faire essayer par quelqu'un à soi, et non par les gens du maquignon.

Nous pourrions citer encore un grand nombre de ruses employées par les marchands de chevaux de mauvaise foi, mais il est juste de dire que beaucoup d'entre eux ont actuellement compris que le meilleur moyen de faire de bonnes affaires était de mettre de la loyauté et de la franchise dans les transactions. (Voyez cas *rédhibitoires* à la table.)

Robes du cheval.

Nous empruntons au *Guide du maréchal*, de Lafosse, cet article sur les robes du cheval.

Les poils se divisent en simples et en composés.

Nous commencerons par le cheval bai : le poil bai est celui qui approche de la couleur d'une châtaigne : c'est un poil très-commun; les nuances varient beaucoup, on en distingue de plusieurs espèces : le bai clair, le bai doré, le bai sanguin, le bai à miroir, le bai châtain et le bai brun.

Le bai brun est précisément un poil noir, mal teint; le cheval a des marques rouges au nez, aux flancs et au bas des fesses; on le dit alors marqué de feu.

Le bai châtain est de la couleur d'une châtaigne.

Le bai à miroir ou miroité se connaît à des marques plus claires et plus brunes, qui se trouvent sur le dos et sur la couronne du cheval, et qui forment pour ainsi dire des ondes sur le reste du poil. Il y a certains chevaux noir-jais, certains chevaux gris, sur qui on observe ces sortes de marques; ce qui contribue beaucoup à la beauté de leur robe.

Le bai sanguin présente une teinte rougeâtre.

Le bai doré tire sur le jaune.

Le bai clair est peu foncé.

Le poil alezan est celui qui tire sur le roux ou sur la cannelle. Il en est de plusieurs sortes : l'alezan clair est blond ou doré; lorsque les crins sont blancs ou de la même couleur, on l'appelle alezan poil de vache; alezan lavé, quand le poil est pâle et non roux. L'alezan brûlé est obscur et brun, les extrémités et les crins sont noirs; il y en a qui ont les crins et la queue blanche. L'alezan cerise est le plus roux de tous.

Le poil gris est un mélange de blanc et de noir; ce poil varie aussi beaucoup. On le distingue en gris pommelé, qui se reconnaît à de grandes marques blanches et noires, moins foncées que le reste du poil, parsemées sur le corps et sur la croupe; en gris brun, lorsqu'il y a plus de noir que de blanc, et qu'il y a moins de blanc que de gris sale. Plusieurs chevaux de ce poil ont les crins blancs, et en sont d'autant plus agréables. S'il se trouve du poil bai parmi le gris, on l'appelle gris vineux ou sanguin. Le fond du poil est-il d'un blanc luisant mêlé d'un gris vif, on l'appelle gris argenté ; aperçoit-on partout le corps un grand nombre de petites taches rouges ou noires, parsemées assez régulièrement sur un poil blanc, on appelle ce poil gris truité, tigré ou moucheté ; approche-t-il de la couleur d'une grive, on l'appelle gris tourdille, et gris étourneau, s'il est de la couleur de cet oiseau.

Le gris souris ressemble à la peau de cet animal. Il y en a qui ont les jambes et les jarrets rayés de noir ; d'autres ont seulement une grande raie sur le dos ; quelques-uns ont les crins plus ou moins noirs, ainsi que la queue.

L'isabelle est un poil plus jaune que blanc ; ses nuances varient ; elles sont plus claires ou plus foncées : il y en a qui ont les crins et les extrémités noires, et une raie noire le long du dos, comme les mulets.

La soupe de lait est un poil plus blanc que jaune, mais qui participe de ces deux couleurs.

Le poil louvet, ainsi nommé de la ressemblance qu'il a avec celui des loups, est un isabelle roux mêlé avec un isabelle plus foncé ; quelques-uns des chevaux de ce poil ont une raie noire sur le dos et les extrémités noires.

Le poil de cerf ressemble assez au poil de cet animal. C'est une couleur fauve ; ces sortes de chevaux ont souvent une raie noire, de même que les extrémités et les crins.

Le poil pie est un fond blanc mêlé de grandes taches de poil noir, alezan ou bai, ce qui fait appeler le cheval pie noir, pie alezan, pie bai.

Le poil gris mêlé de taches bleuâtres est celui qu'on appelle porcelaine, parce que ce poil approche de la couleur de ces sortes de vases.

Les chevaux dont le poil est exactement d'une même couleur, sans aucun mélange ni marque d'aucune autre, sont appelés zains.

Si on aperçoit du poil blanc semé çà et là sur quelque endroit du corps, surtout aux flancs des chevaux noirs, bais ou alezans, on les appelle rubicans.

Le poil mêlé de blanc, gris et bai, s'appelle rouan ; si le poil bai est plus vif, plus doré et en plus grande quantité, pour lors, c'est un rouan vineux, et si le cheval a les extrémités et la tête noires, on le nomme cap de more.

Le poil blanc. Il y a des chevaux qui naissent avec ce poil, et d'autres qui deviennent blancs par la vieillesse, ce qui est ordinaire aux chevaux gris.

Le poil noir. Il y en a de deux sortes : l'un mal teint, parce qu'on y aperçoit une couleur roussâtre; l'autre noir jai ou jayet, celui-ci est plus foncé et d'un très-beau noir, mais le premier est plus commun.

Les marques naturelles des chevaux sont l'étoile ou la pelote, l'épi, le chanfrein et la balzane.

L'étoile ou la pelote est une marque blanche, placée au-dessus des yeux, sur le front du cheval.

L'épi ou molette est un poil rebroussé ou tourné à contre-sens, ou bien une espèce de poil frisé.

L'épée romaine est un épi ou molette assez rare, elle est placée le long et au-dessus de l'encolure; elle se trouve quelquefois d'un seul côté, quelquefois des deux.

Le cheval qui a le chanfrein blanc, est celui qui a le devant de la tête, depuis les yeux jusqu'aux nez, recouvert de poil blanc; on l'appelle belle-face. Si le blanc descend jusque sur la lèvre supérieure, on dit que le cheval boit dans son blanc.

La balzane est une marque blanche sur les jambes du cheval, autour du canon ou d'une partie seulement.

Le cheval balzan est celui qui a une ou plusieurs jambes blanches.

Si, à l'endroit où le poil blanc se termine, on aperçoit des irrégularités en forme de scie, c'est une balzane dentelée, et si elle est mouchetée de noir, on l'appelle herminée.

Si le cheval a deux pieds blancs du même côté, on l'appelle travat ; et s'il a les deux pieds blancs, l'un de devant, l'autre de derrière, et d'un côté opposé, on l'appelle trastavat.

Races des chevaux et croisement.

Tout le monde sait que le croisement des races consiste dans l'accouplement d'animaux de races différentes. On donne le nom de *métis* aux produits qui en résultent.

En supposant un étalon de race pure ou de pur sang, accouplé avec une jument métis, il en proviendra un second métis plus rapproché que sa mère de la race de l'étalon; en continuant ainsi, c'est-à-dire en accouplant toujours des étalons de la même race pur sang, avec des métisses de deuxièmes, troisième, quatrième génération, etc., on finira par se rapprocher tellement de la race pure, que les produits seront identiques avec elle.

On applique le nom de chevaux *demi-sang* aux premiers métis, et *trois-quarts-sang* aux second métis.

Les croisements de race doivent être faits avec intelligence et soumis à certaines règles. Auparavant, jetons un coup d'œil sur les différentes espèces de chevaux que fournit la France, et quelques pays circonvoisins.

On peut former trois grandes divisions des chevaux de la France : la première contiendrait les chevaux de trait et de labour ; la seconde, les chevaux de carrosse ; et la troisième, les chevaux de selle.

Ces trois classes peuvent se subdiviser à l'infini.

Les chevaux de trait comprennent : 1° la race *boulonnaise*,

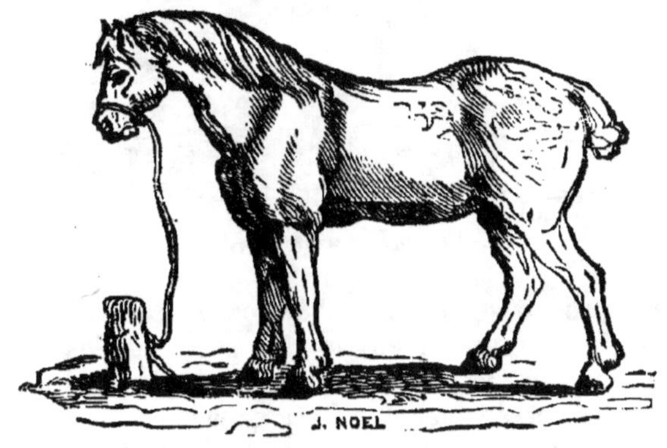

Cheval boulonnais.

type des chevaux employés aux travaux agricoles et aux lourds charrois.

Cette race, forte et étoffée, présente un grand développement de formes musculaires. Elle est très-répandue dans tout le nord de la France. La taille de ces chevaux peut s'élever à cinq pieds et même au delà.

Les chevaux de la race *poitevine* n'ont pas moins de volume, mais ils sont inférieurs aux *boulonnais* sous le rapport de la forme, qui se rapproche de la race flamande, et leur tempérament, plus lymphatique, les rend en général lourds et mous. Leurs pieds, moins bien conformés, sont plats et faibles, et leurs yeux un peu petits, sont sujets à la fluxion périodique. Cependant, cette race est préférée pour l'accouplement avec le baudet ; et l'on a observé qu'elle ne transmettait pas ces défauts aux mulets qui en proviennent.

La race *franc-comtoise* est également une race de chevaux de trait, mais inférieure à la race boulonaise, par une encolure plus grêle et un poitrail plus étroit. Sa croupe est courte et ses hanches saillantes.

La race *percheronne* occupe un rang distingué parmi les chevaux employés aux services des postes et des diligences. La

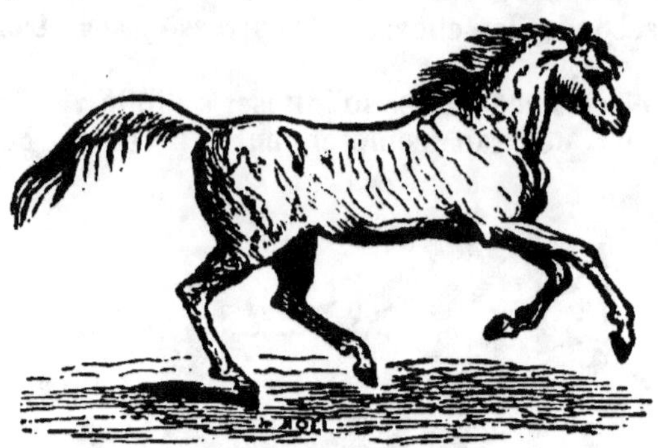

Cheval percheron.

plupart ont la robe grise. *Le cheval breton* a beaucoup de rapport avec celui-ci. On l'emploie aux mêmes services. Ses formes sont ramassées; ses reins larges et musculeux, son encolure droite, sa tête courte et carrée avec une forte ganache.

La *race normande* est grande et bien développée, l'encolure belle, la tête un peu grosse, la croupe musculeuse et remplie, les pieds bien faits, mais les flancs sont un peu longs, et la poitrine manque souvent d'étendue. Les chevaux de choix de la race normande sont employés aux attelages de luxe. Cette race fournit de bons chevaux de cabriolet et de tilbury, ainsi que des chevaux pour la grosse cavalerie.

Les chevaux de la *race limousine* sont particulièrement propres à la selle, ils sont agréables et sûrs à monter, et conviennent fort bien à la cavalerie légère. Leurs jambes, un peu fines, ne manquent pas de solidité. Ils s'éloignent de la race anglaise par des reins plus longs, un corps plus cylindrique, et des fesses moins charnues. Leur pied est généralement un peu encastelé, et leur paturon allongé.

Les chevaux auvergnats diffèrent peu des chevaux limousins, et l'on confond assez généralement ces deux races.

Les chevaux *anglais* sont grands, nerveux et surtout rapides à la course directe, mais on leur reproche une bouche dure et

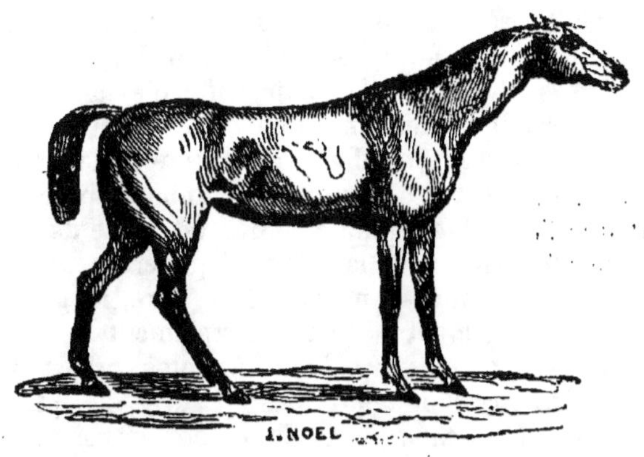

Cheval anglais.

peu de souplesse dans leurs allures. Nous trouverons dans la race limousine des chevaux plus maniables et d'une allure plus élégante.

Les chevaux de la *race arabe* jouissent d'une grande vigueur, unie à la légèreté et à la souplesse; moins grands que les beaux

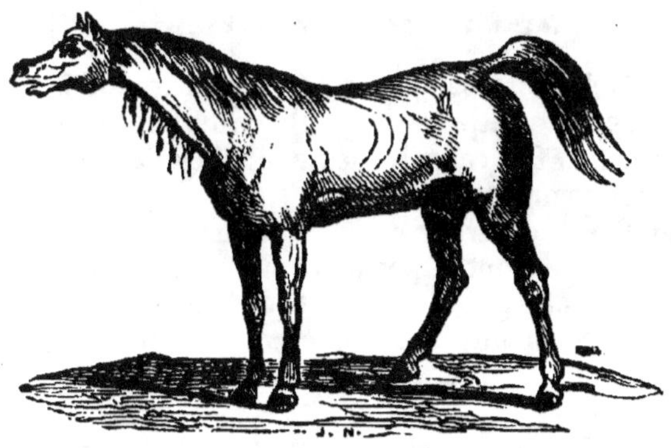

Cheval arabe.

chevaux anglais, ils sont plus solides dans les membres de devant et plus maniables.

On a employé avec succès l'étalon anglais, pour l'amélioration de la race normande des grands chevaux de carrosse, mais il ne conviendrait pas pour nos races limousines et auvergnates, soit en raison de la taille de celles-ci, soit en raison de leurs qualités naturelles que ce croisement détruirait sans retour. L'étalon arabe serait bien préférable à cet égard.

M. de Garsault prétend qu'il est essentiel de bien croiser les races, en s'attachant à faire toujours saillir la jument par des chevaux de pays différents du leur, afin d'éviter la dégénérescence des races. Il est reconnu que cette assertion trop absolue manque de justesse. En effet si on accouple des animaux de la même famille, c'est-à-dire plus ou moins rapprochés par la parenté, et que l'on suive quelque temps ce mode de reproduction, il y aura nécessairement la même dégénérescence que lorsqu'on sème chaque année dans la même terre, le grain qui en est provenu. Actuellement si cet accouplement a lieu dans la même race, mais dans des familles différentes, prises dans des points plus ou moins éloignés l'un de l'autre, les produits ne dégénéreront point, et même ils s'amélioreront si on consacre des étalons de choix à la reproduction.

Le croisement d'une race étrangère est avantageux lorsque cette race possède une qualité qu'il serait utile de transmettre à une race du pays ; par exemple, autant il serait absurde de croiser un cheval anglais avec la race boulonnaise ou percheronne, autant il pourrait être utile de croiser les races normandes et limousines avec les races anglaises et arabes [1].

Age de l'accouplement.

Il est essentiel de ne pas consacrer à la reproduction des pouliches trop jeunes. Cette cause d'abâtardissement se manifeste souvent, lorsqu'on fait couvrir des pouliches de deux ans, ainsi que cela a fréquemment lieu.

Bourgelat fixe à quatre ans l'âge auquel les juments doivent être conduites à l'étalon. Il porte même cet âge à cinq ans, pour les juments fines et légères. Suivant lui, l'étalon de selle ne doit être employé à la monte qu'à six ans, et cinq ans, si c'est un étalon de chevaux de trait ou de carrosse.

Choix de l'étalon et de la jument poulinière.

L'étalon doit être choisi avec soin, et ses qualités en rapport avec celles qu'on désire dans les animaux à procréer. Il faut

---

[1] Voyez au sujet des croisements l'excellent traité de M. Huzard fils, sur les *Haras domestiques*, et l'article de M. Yvart, inséré dans le second volume de la *Maison rustique du* XIXe *siècle*.

rejeter ceux qui auraient quelques dispositions à une maladie héréditaire ou réputée telle. Un cheval ombrageux, malin, vicieux, doit être écarté du haras, dans la crainte que sa progéniture ne soit entachée des mêmes défauts.

La robe d'un étalon n'est pas indifférente, il est bon qu'elle soit d'une couleur franche et estimée.

L'appareillement, c'est-à-dire les rapports entre l'étalon et la jument à couvrir, doivent être raisonnés avec soin. Il faut que les défauts de l'un soient corrigés par les qualités correspondantes de l'autre. La jument pèche-t-elle par une encolure maigre, par une tête trop brusquée, les naseaux étroits, on choisit un étalon à large chanfrein, à naseaux bien ouverts et à puissante encolure.

Comme le poulain tient généralement plus du père que de la mère, la beauté des formes dans la jument est moins essentielle. Cependant on doit désirer qu'elle ait le coffre large, la croupe vaste, et surtout qu'elle ait un bel avant-main, car, lorsque le poulain tient quelque chose de la mère, c'est surtout cette partie.

Époque de la monte.

C'est vers le commencement d'avril, et même quelquefois dès la fin de mars que les juments entrent en chaleur. On reconnaît cet état à plus de vivacité dans leurs mouvements et à leurs fréquents hennissements, à la diminution de l'appétit et à l'augmentation de la soif.

On a remarqué que les juments couvertes dans les commencements de la monte, produisaient de meilleurs poulains que celles qui ont été couvertes à la fin. D'ailleurs, la jument portant onze mois et quelques jours, les poulains naissent à l'entrée du printemps, et les mères trouvent dans les herbes encore jeunes une nourriture tendre et favorable à la production du lait.

Il n'est pas indispensable que la jument soit en chaleur pour être couverte, mais elle retient mieux étant dans cet état. Les éleveurs cherchent quelquefois à provoquer l'état de chaleur en rapprochant la jument de l'étalon, en sorte qu'ils puissent se voir et se sentir, et en la nourrissant de manière à lui donner un terme moyen d'embonpoint.

Les chaleurs ont des durées variables ; quelquefois elles se renouvellent périodiquement pendant un certain temps, et leur durée va toujours en décroissant, d'autres fois elles ne se montrent qu'à des époques éloignées. Il est donc bon de profiter des premières chaleurs afin d'éviter les inconvénients que présente l'été, ou l'arrière-saison, pour la naissance du poulain. Dans le premier cas, il souffrira des mouches ou de la chaleur, et dans le second cas il naîtra après la saison des herbages, et l'hiver viendra avant qu'il ait acquis les forces nécessaires pour lui résister.

Observations sur la monte.

Un bon étalon peut souvent saillir deux ou trois fois chaque jour, mais une fois est un terme suffisant, quand on veut le ménager. Quelquefois même, on réduit la monte à deux jours l'un. Les étalons de forte race couvrent jusqu'à cent juments durant la saison de la monte.

La jument peut être couverte trois ou quatre fois à deux jours d'intervalle, mais dès qu'elle est fécondée, guidée par son instinct, elle repousse l'étalon, dont une nouvelle approche, après la fécondation, pourrait causer l'avortement.

La monte peut s'effectuer de deux manières, savoir : la *monte en liberté* et la *monte à la main*. Dans le premier cas, l'étalon et la jument sont libres ; mais, si d'un côté ce mode produit un plus grand nombre de poulains, d'un autre côté il expose l'étalon, lorsque la jument est chatouilleuse, à recevoir des ruades ; quelquefois aussi une jument est préférée par l'étalon, et les autres restent stériles.

Dans la *monte à la main*, la cavale et l'étalon sont conduits et maintenus par des palefreniers, à l'aide de divers appareils, tels que longes, entraves, etc., pour la jument, caveçon pour l'étalon.

Dès que l'étalon a rempli sa fonction, on le ramène à l'écurie. On commence par rabattre la sueur, puis on le bouchonne et on le couvre. Après un repos de trois heures, on lui donne de l'avoine.

Quant à la cavale, on la reconduit à l'écurie, ou au pâturage, si elle vit en liberté. Autrefois, on lui jetait un seau d'eau froide sur le dos, ou sous la queue, pour la faire retenir, mais ce moyen est plus nuisible qu'utile.

Dès que la jument a mis bas, elle redevient en chaleur. On peut la présenter à l'étalon dès le neuvième jour du part. Cette pratique est blâmée avec raison par beaucoup de vétérinaires, qui pensent que la mère, épuisée par la nourriture d'un individu, et la formation d'un autre, ne peut donner qu'un produit chétif. Aussi doit-on ordinairement la laisser reposer une année sur trois ou quatre.

De la gestation.

Six mois après la monte, on peut à divers signes, surtout à la grosseur de son ventre, et aux mouvements déjà apparents du fœtus, connaître avec certitude qu'une jument est pleine.

Un exercice ou un travail modéré est utile à la jument pleine, lorsqu'elle est retenue à l'écurie. Il est nécessaire de la bien nourrir, surtout lorsque déjà elle allaite un poulain. On recommande à cet effet des féverolles concassées ou un mélange de deux parties d'orge et d'une d'avoine écrasées, et sur lesquelles on a versé de l'eau bouillante. On lui donne cette sorte de bouillie tiède ; moins échauffante que l'avoine seule, elle est pour le moins aussi nourrissante. Quant aux cavales, nourries dans les herbages, elles doivent être dispensées de tout travail, car la nourriture moins substantielle qu'elles prennent, ne suffirait pas pour réparer les pertes causées à la fois par le travail et par la gestation. Pour celles qui passent une partie de la journée dans les pâturages, et le reste du temps à l'écurie, le travail doit être encore plus léger que pour les cavales qui vivent dans une stabulation perpétuelle.

A mesure que la jument approche du moment de la mise-bas, on diminue son travail, qui doit cesser tout à fait quelques semaines avant ce terme. Cependant, il ne faut pas négliger de les faire sortir souvent de l'écurie, de les promener au pas et de les panser avec soin.

Du part ou mise-bas.

Lorsque ce moment approche, le ventre de la jument s'affaisse, ses flans se creusent, les mamelles gonflées laissent échapper un liquide visqueux et incolore. L'animal paraît souffrant et marche avec peine, le vagin se dilate et les eaux ne tardent pas à percer leur enveloppe.

Les juments mettent ordinairement bas sans secours étranger ; cependant, il est des occasions où la main de l'homme devient nécessaire, c'est lorsque le poulain, au lieu de se présenter par la tête posée sur les jambes de devant et le nez en bas, se présente dans une position anormale. Il est nécessaire d'avoir dans ce cas recours à un homme de l'art, ainsi que dans toutes les circonstances où le travail de la parturition s'arrête, par l'impuissance des efforts de la nature.

En attendant, et si les forces de la jument paraissent abattues, surtout si elle est vieille et faible, il est utile de lui faire avaler une bouteille de vin chaud aromatisé avec de la cannelle ; mais si l'animal est jeune, et si la faiblesse n'est qu'apparente, une saignée est plus utile en diminuant l'afflux du sang vers la matrice.

Lorsqu'on craint un avortement, à la suite d'un accident, une petite saignée est également avantageuse.

La jument prête à mettre bas doit être enfermée libre et sans licol dans une écurie à part, avec une bonne litière. Ordinairement elle met bas debout; le cordon ombilical se rompt souvent de lui-même, d'autres fois la mère le coupe avec ses dents, ou bien les personnes présentes le divisent ou le tordent; dans l'un et l'autre cas, la ligature est inutile.

De l'allaitement.

Peu d'instants après sa naissance, le poulain se lève et va se placer près de la tête de sa mère. Elle le lèche et le débarrasse d'un enduit muqueux qui recouvre sa peau. Les juments qui mettent bas pour la première fois, négligent quelquefois ce soin. Il faudrait alors saupoudrer le poulain de sel de cuisine, bien égrugé, et la mère ne tardera pas à le lécher ; sinon on devra essuyer soigneusement le nouveau-né.

Peu de temps après, le poulain, dirigé par l'instinct, se présente pour têter. Parfois, il a de la peine à trouver la mamelle ; il faut, dans ce cas, la lui présenter avec la main.

Il est certaines juments chatouilleuses que les attouchements du poulain irritent et qui cherchent à s'y soustraire, lorsqu'elles ont mis bas pour une première fois. On cherche alors à détourner leur attention, en leur faisant des caresses et en leur offrant quelques friandises.

Si le poulain a souffert dans la parturition, s'il est trop faible pour se tenir debout et têter sa mère, on trait celle-ci et on lui fait avaler le lait tout chaud.

Une jument qui allaite doit être bien nourrie. L'alimentation que fournissent au printemps les bons pâturages est très-convenable; mais si, à l'époque où elle a pouliné, elle ne peut être mise au vert, le mélange d'orge et d'avoine indiqué ci-dessus (page 95) est avantageux.

Le petit poulain accompagne ordinairement sa mère. Cependant, si on employait celle-ci à des travaux prolongés, il faudrait la séparer pendant ce temps de son poulain, qui éprouverait trop de fatigue ; mais il faut procéder par degrés à cette séparation, afin d'y accoutumer la jument.

Les jeunes poulains doivent être garantis avec soin du froid et de l'humidité durant les premiers jours.

A six mois, le jeune poulain a commencé depuis longtemps à paître dans le pâturage ou à manger le foin le plus délicat à l'écurie. C'est ordinairement l'époque où on le sèvre, surtout si la mère a été couverte après la parturition.

Éducation des poulains.

Les poulains étant sevrés, on les renfermera, libres de tous liens, dans une écurie propre, saine et aérée. Les rateliers et les mangeoires doivent être placés de manière à ce qu'ils puissent y atteindre. On a soin de les promener souvent par un temps sec, évitant de les conduire dans des lieux humides et marécageux. Pour les accoutumer de bonne heure aux liens et à la servitude, on leur passe au cou un licol par lequel on les conduit. On les attachera ensuite au ratelier, après y avoir mis une nourriture qui leur plaise; enfin on les brossera, on les lavera avec l'éponge de temps en temps, et on les accoutumera à se laisser toucher les pieds.

A quinze ou dix-huit mois, on les séparera des pouliches ; car sous l'influence des sexes, ils pourraient s'énerver pour toujours.

Au printemps de la seconde année, les poulains sont conduits au pâturage. Les herbages forment alors leur principale nourriture, mais, de retour à l'écurie, on leur donne une ration de grains écrasés ou de féverolles, afin de fortifier leur constitution par une nourriture plus substantielle. Cependant si le pâturage est gras, il faudra retirer les poulains avant les pluies d'automne, si on ne veut point voir dégénérer leurs formes, qui deviendraient lourdes par l'épaississement de la peau et l'infiltration du tissu cellulaire, effet ordinaire d'une nourriture trop aqueuse.

A trois ans, les jeunes chevaux peuvent être employés aux travaux des champs, mais il est bon de ménager leur ardeur et de ne point les fatiguer. Leur nourriture doit être substantielle et composée en partie d'un mélange de grains et d'avoine. M. J.-B. Huzard fils pense avec raison, et contrairement à l'opinion de plusieurs auteurs, qu'on peut, sans inconvénient, employer, à l'âge de trois ans, les chevaux destinés à la selle, au service de trait. Ce travail ou cet exercice, pourvu qu'il soit modéré, fortifie leurs articulations et ne nuit aucunement à leur service futur.

A quatre ans, le cheval peut être monté, mais il est préférable

d'attendre jusqu'à cinq ans. Dans ce dernier cas, on commence son éducation comme cheval de selle, à quatre ans et demi, lorsqu'il a déjà été employé au trait ; dans le cas contraire, cette éducation doit commencer plus tôt.

On les fera donc trotter tous les jours à la longe, autour du pilier, ensuite on les accoutumera à supporter la selle, le harnais, la croupière, et on finira par leur mettre un bridon. Le cheval destiné au trait devra être attelé avec un cheval fait, et on le conduira par la bride dans les commencements, on l'accoutumera à avancer, à reculer, à tourner, etc. Tous ces enseignements doivent être accompagnés de beaucoup de douceur, car il est dangereux de rebuter, de maltraiter un jeune cheval, il devient indubitablement rétif et ramingue.

Lorsqu'on a négligé d'apprivoiser un cheval dès sa tendre jeunesse, il reste ordinairement farouche et ne se laisse pas approcher. Avec de la douceur et de la patience on parvient quelquefois à l'assouplir, mais si on n'y réussit pas, on recommande de lui laisser endurer la soif, ou de le priver de nourriture ou de sommeil, en l'attachant au rebours au ratelier, et en plaçant près de lui un palfrenier qui le veillera nuit et jour, pour l'empêcher de dormir, en lui donnant une poignée de foin de temps en temps. (*Manuel du vétérinaire.*)

Pansage du cheval.

La peau est le siége d'une transpiration insensible dans l'état de repos, mais, après le travail ou l'exercice, cette transpiration s'accroît dans une forte proportion ; la sueur qui mouille le poil, et sur lequel s'abat la poussière, forme une sorte d'enduit qui obstrue plus ou moins complétement les organes de la transpiration ; de là une foule d'accidents ou de maladies, dont plusieurs, telles que la gale, les dartres, et même le farcin et la morve, présentent beaucoup de gravité.

Le pansage n'est donc pas uniquement une pratique de propreté, destinée à tenir le pelage du cheval propre et luisant, mais c'est en outre un moyen hygiénique très-puissant pour le tenir en bon état de santé.

Tout le monde sait que les objets nécessaires aux pensements à la main du cheval, sont l'étrille, l'époussette, une brosse plate et une brosse longue, nommée *passe-partout*, une éponge, un peigne à larges dents, le couteau de chaleur, des ciseaux, un cure-pied, etc., et il n'est pas garçon d'écurie qui n'en sache faire usage ; mais nous insisterons sur la nécessité absolue de

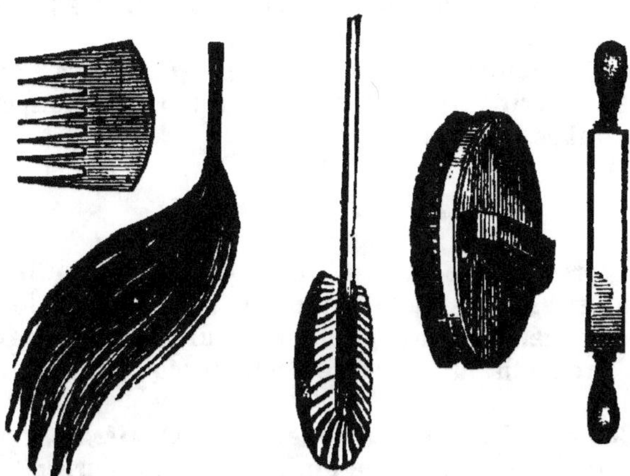

panser le cheval chaque matin, en plain air, si le temps le permet, et à l'écurie, s'il est froid ou pluvieux.

Il est nécessaire, en se servant de l'étrille, de ménager les parties douées d'une grande sensibilité, telles que le tronçon de

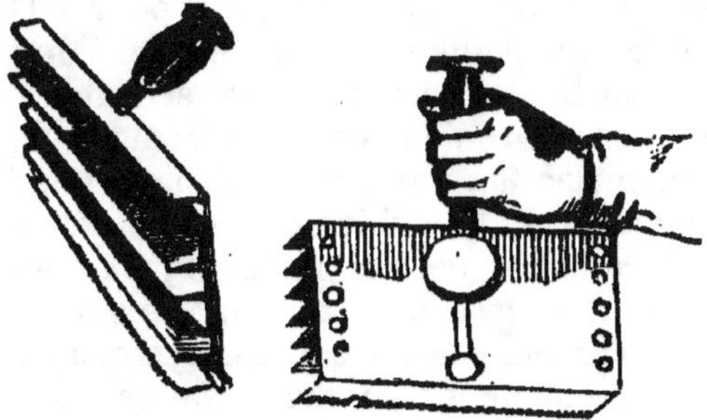

la queue, les parties tranchantes de l'encolure. Les jambes et les avant-bras doivent être étrillés d'une main légère.

Après avoir successivement employé l'étrille, l'époussette, morceau de gros drap ou d'étoffe de crin, la brosse, le bouchon de paille ou de foin, et l'éponge imbibée d'eau, après avoir peigné les crins, lavé les fesses, les testicules, l'anus et le fourreau, le cheval, bien séché, est reconduit à l'écurie et couvert d'une couverture.

Il est surtout indispensable, lorsque le cheval, au retour d'un travail fatigant, est couvert de sueur et de poussière, d'abattre l'eau, et de débarrasser la peau d'une sueur abondante et écumeuse, à l'aide du couteau de chaleur, dont la lame large et non tranchante sert à racler les différentes parties du corps de l'animal. On le bouchonne ensuite avec soin.

Il faut aussi de temps en temps faire les *crins du cheval*, c'est-à-dire couper les crins trop longs de la crinière, du toupet de la queue, des jambes, et graisser le sabot.

Du travail du cheval.

Le repos après le labeur est une condition essentielle de la santé pour tous les êtres de la nature, et surtout pour le cheval, qui déploie en général une grande ardeur dans le travail. Ce repos, pour être suffisant, doit être d'une durée double de celle du travail.

M. H. Bouley (*Maison rustique du xix⁰ siècle*) remarque avec beaucoup de justesse, que l'influence d'un surcroît de travail quelconque sur les chevaux, au delà d'un travail modéré, reste pendant longtemps inaperçue, c'est-à-dire pendant 4, 5 ou 6 mois ou un an même, mais au bout de ce temps « rien n'est moins rare que de voir, d'abord chez un ou deux chevaux, les poils se hérisser et se ternir, les muqueuses se décolorer, les ganglions de l'auge se tuméfier et l'appétit pour l'avoine diminuer. Peu à peu les accidents se multiplient, et l'on sera surtout étonné de voir çà et là dans les attelages, et à des époques rapprochées, un grand nombre de chevaux présenter successivement les mêmes signes maladifs ; puis, après l'apparition de ces phénomènes, témoignages indubitables d'une modification fâcheuse survenue dans l'économie de ces animaux, on verra le jetage se déclarer par un des naseaux, la pituitaire s'ulcérer, enfin la morve apparaître avec toute la série de ses symptômes. Enfin plus tard les mêmes phénomènes se manifesteront successivement dans tous les attelages, tous les chevaux jusqu'au dernier deviendront morveux et farcineux, ou succomberont à des maladies adynamiques. »

On ne saurait trop insister sur l'importance de ces observations.

De l'écurie.

Une bonne écurie doit être suffisamment grande, aérée et salubre. Sa hauteur doit être de quatre mètres, et chaque cheval doit avoir un espace de quatre mètres de longueur sur un mètre soixante centimètres de largeur, soit environ soixante-quatre décimètres carrés. Le haut des murs doit présenter des ouvertures dans des sens opposés, en sorte qu'il puisse s'établir des courants d'air, qui, sans frapper sur les chevaux, renouvelleront et purifieront l'atmosphère de l'écurie. Il est nécessaire que ces ouvertures puissent se fermer, soit avec une natte, soit avec un châssis garni d'une toile ou d'une vitre. Le sol doit être pavé en grès, assis sur un lit de ciment et bien rejointoyés. Un pavage de briques ou une couche épaisse de béton, composée de cailloux, de sable et de chaux, forme également un sol résistant et imperméable. Ce sol doit être légèrement incliné, afin de permettre l'écoulement des urines. (Voyez la description d'une étable, page 44.)

Le ratelier est presque toujours placé au-dessus de l'auge et incliné en avant. On a proposé de le placer verticalement en arrière de l'auge, qui se trouverait ainsi reportée en avant, le

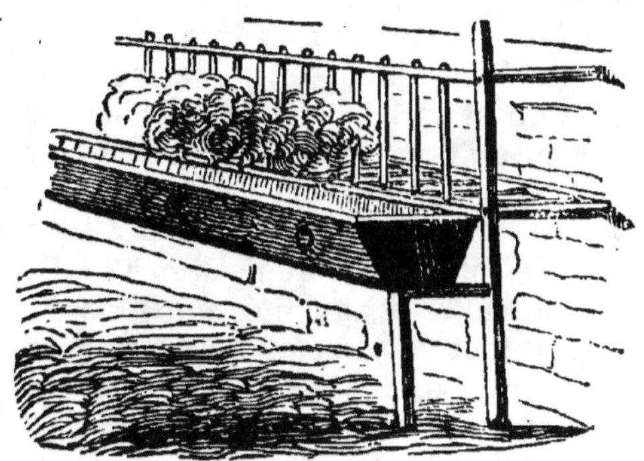

bas du ratelier reposant sur le bord interne de l'auge ; son fond serait garni d'un treillage, en sorte que la poussière de foin tomberait dans l'espace ménagé derrière l'auge au lieu de tomber dedans.

Nourriture du cheval de travail.

On peut nourrir les chevaux au vert et au sec, mais le premier mode ne convient qu'aux jeunes chevaux épuisés par le travail, auxquels on veut rendre quelque force par le repos et par cette nourriture rafraîchissante. Elle convient également, dans certaines maladies, comme régime accidentel.

Nous ne nous occuperons donc que de la nourriture sèche.

Elle se compose généralement en France de paille, de foin, d'avoine, de son et quelquefois d'orge, de féverolles et de maïs.

Nous allons examiner successivement ces aliments, ainsi que la proportion dans laquelle ils doivent être donnés ou associés.

La paille (celle de froment) renferme beaucoup de substance alimentaire ; c'est une nourriture saine et convenable pour le cheval, pourvu qu'elle soit associée au foin et à l'avoine. Présentée en botte elle est souvent rebutée par le cheval, il convient donc de la donner hachée [1] et mêlée au son et à l'avoine. Sous cette forme, il la mange volontiers. On peut donner à un cheval la valeur de deux bottes de paille, ou sept kilogrammes et demi de paille hachée par jour.

Le foin est l'herbe de prairies naturelles, qu'on a fauché et que l'on conserve dans un lieu sec. La qualité du foin varie selon les terrains où il a été récolté, et selon les plantes qui lui sont associées. En général, il faut rejeter le foin rouillé [2], celui qui est mêlé de tiges dures et ligneuses, le foin dont l'odeur est désagréable, au lieu d'être douce et balsamique, et enfin le foin *vasé*, c'est-à-dire venu dans des terres inondées.

Le foin est un excellent aliment et renferme beaucoup plus de matières nutritives que l'herbe dont il provient. On donne à un cheval depuis sept jusqu'à dix kilogrammes de foin par jour.

Plusieurs fourrages secs [3] peuvent également servir à la nourriture du cheval ; l'un des plus convenables est le sainfoin.

L'*avoine*. Il serait difficile de remplacer l'avoine dans l'alimentation du cheval. Outre ses qualités nutritives, elle renferme un principal stimulant et échauffant qui deviendrait nuisible à l'animal si elle formait exclusivement sa nourriture. Toutefois, on peut en donner jusqu'à un décalitre et demi par jour (15 litres) à un cheval, s'il est de forte race et si on l'emploie à de rudes travaux. On doit en général retrancher l'avoine aux chevaux échauffés et malades, et on ne la donne qu'en petite quantité aux jeunes chevaux, surtout s'ils sont ardents et colères ; il est d'ailleurs bon, dans ce cas, de la concasser grossièrement, à cause de la dureté de son enveloppe.

Le *son*. Il renferme peu de substance nutritive, et lorsqu'il domine dans la nourriture du cheval il le rend mou et impropre au travail. Il ne faut donc l'admettre qu'en petite quantité, mêlé

---

[1] Voyez la *hache-paille*, p. 38. Avec le hache-paille de **M.** Quentin Durand, on peut hacher la paille aussi menue qu'on le désire.

[2] Le foin rouillé est très-nuisible aux chevaux et aux bestiaux. On le reconnaît aux taches de rouille dont il est parsemé.

[3] Les fourrages diffèrent des foins en ce qu'ils sont le produit de prairies artificielles.

avec de la paille hachée ou de l'avoine, ou mouillé de beaucoup d'eau et sous la forme de boisson. Donné sec et en grande quantité, il fermente, se pelotonne et peut donner des indigestions graves.

L'*orge* est un excellent aliment pour le cheval; moins excitant que l'avoine; il est néanmoins très-nutritif. En France, on l'emploie souvent en vert.

La *féverolle* est également très-nourrissante, mais elle échauffe plus que l'orge. Il est bon de la concasser avant de la donner aux jeunes chevaux.

Un mélange d'orge et de féverolles concassées et de paille hachée, arrosé d'une quantité suffisante d'eau bouillante, forme une nourriture saine et substantielle, pour les chevaux et les bestiaux.

L'emploi du sel est fort utile comme condiment de la nourriture du cheval. Il excite son appétit et facilite sa digestion; soixante grammes de sel donnés tous les trois ou quatre jours et mêlés aux aliments forment une dose convenable qu'il ne faut pas outre passer.

Un cheval de travail doit faire trois repas par jour. Le premier au matin consistera en une botte de paille (ou la même quantité de paille hachée et mêlée à l'avoine). Une demi botte de foin, quatre litres d'avoine. A midi une botte de foin et quatre litres d'avoine. Le repas du soir sera semblable à celui du matin.

Le choix de l'eau dont on abreuve les chevaux est très-essentiel. Les eaux de puits sont en général nuisibles à cause des sels calcaires, et particulièrement de la sélénitée ou plâtre (sulfate de chaux) qu'elle renferme [1]. Les eaux de rivières, d'étang et même de mare, lorsqu'elles ne sont pas croupies, sont bien préférables. Il faut éviter d'abreuver un cheval avec des eaux trop froides. L'hiver, on ne donne guère à boire aux chevaux que deux fois par jour, le matin et le soir. L'été, on les abreuve trois fois par jour, et toujours avant de leur donner l'avoine.

De la ferrure.

Nous avons donné, page 81, la description des parties externes et internes qui composent le pied du cheval. Nous avons également-

---

[1] On peut s'assurer si une eau de puits renferme du sulfate de chaux, en y versant une dissolution de potasse du commerce. Si cette eau devient laiteuse, c'est qu'elle renferme du sulfate de chaux, et il faut éviter d'en abreuver les animaux.

ment indiqué, en parlant des défauts naturels, les différentes espèces de ferrures qui peuvent y remédier (pages 78 à 81). Nous ne nous occuperons donc ici que de la ferrure du pied dans son état normal.

Instruments du maréchal.

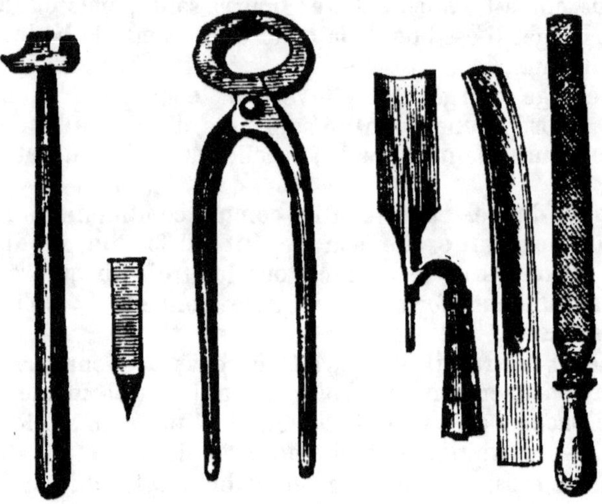

Le *brochoir* est le marteau qui sert à enfoncer dans la corne les clous qui maintiennent le fer.

Le *boutoir*, instrument tranchant, rappelant la forme d'une pelle et garnie d'un manche de bois qui se fixe à l'outil au moyen d'une tige recourbée. On s'en sert pour parer le pied, c'est-à-dire pour rafraîchir et égaliser la corne qui doit recevoir le fer.

Le *rogne-pied* est une lame d'acier tranchante. Elle sert à enlever du sabot les parties les plus dures de la partie inférieure de la muraille

Les *tricoises*, tenailles à mors tranchants, servant à couper les pointes des clous qui fixent les fers, et qui ressortent au dehors du sabot.

La *rape*, sorte de lime plate à gros grains. Elle sert à unir les rivets et la corne.

Le *repoussoir* est un poinçon carré servant à chasser les clous hors de leurs trous.

La figure ci-après présente un fer ordinaire appliqué sur le pied d'un cheval. Nous y avons indiqué par des lettres corres-

pondantes à la légende, les diverses parties tant du fer que du
pied lui-même.

Le fer, ainsi qu'on peut le voir, est étampé ou percé de huit
trous. *Étamper maigre*, c'est percer ces trous près du bord

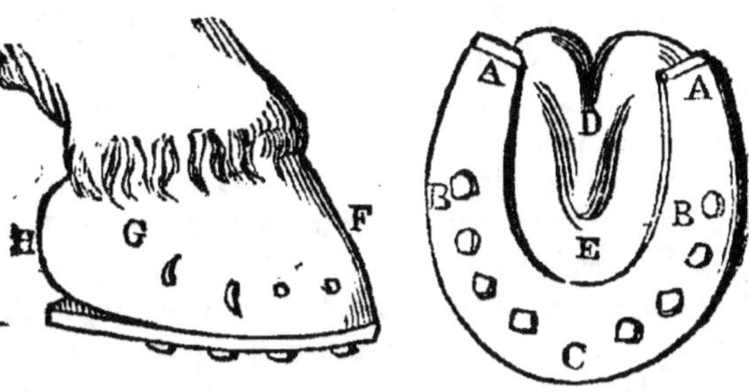

Ferrure du pied normal ou sans défauts : A *éponges* ; B *branches*
C *pince* ; D *fourchette* ; E *sole* ; F *muraille* ; G *quartier* ; H *talons.*

extérieur ; *étamper gras*, c'est les placer plus près du bord
intérieur.

Le fer de derrière diffère du fer de devant par sa forme moins
circulaire ; son épaisseur forte en pince diminue graduellement
jusqu'aux éponges. Il ne porte des étampures que sur les côtés,
en sorte qu'à la pince il reste un espace qui permet d'y établir
un pinçon. La branche externe est plus longue que l'interne ;
elle diminue de largeur jusqu'à l'éponge, dont on replie l'extrémité pour former un crampon. L'autre branche moins large, se
termine par une mouche ou petit crampon en forme de tête de
clou.

Le fer de devant est plus court et plus arrondi. Son épaisseur
est partout la même et les étampures à distance égale.

Les fers plus particulièrement usités en France, sont : 1° le
fer ordinaire ; 2° le fer couvert ; 3° le fer à la turque ; 4° le fer
en planche, et 5° le fer à lunette, dont les éponges sont courtes.

Le *fer à pantoufle*, dont l'éponge a une épaisseur plus grande
du côté de la fourchette que du côté extérieur, et le fer à cercle,
proposé par Lafosse pour les chevaux de selle qui marchent sur
un terrain sec et plombé, ne sont que rarement employés.

Il est inutile d'entrer ici dans les détails pratiques de la ferrure,
mais nous indiquerons les vices et les défauts de quelques
procédés.

L'application du fer chaud sur le pied est utile pour indiquer
les endroits où il ne porte pas, et enlever avec le boutoir les por-

tions de corne roussie ; mais cette application ne doit être qu'instantanée. Il y a des garçons maréchaux qui, pour avoir moins de peine à niveler la place du fer, le laissent pendant quelque temps tout incandescent sur le pied, en sorte que la corne ramollie, ou à demi brûlée, n'offre que peu de résistance au boutoir. Cette pratique vicieuse est la cause d'une infinité d'accidents. La corne se dessèche, devient cassante, et la chaleur pénétrant jusqu'aux chairs, y détermine de violentes inflammations qui rendent le cheval boiteux.

Le fer ne doit pas porter sur la sole, mais seulement sur la muraille ; et il doit se trouver un vide entre lui et la sole ; sans cela le cheval boiterait.

Il faut éviter d'amincir trop la sole de corne en parant le pied : on la rend alors incapable de protéger les parties charnues de la sole. Il faut également ménager la fourchette et lui laisser le plus d'épaisseur possible, afin de ne pas priver le sabot d'un soutien nécessaire, surtout lorsque les talons sont bas et faibles.

Il arrive quelquefois que l'on donne maladroitement un coup de boutoir qui pénètre jusqu'à la sole charnue. On met alors sur la plaie un plumasseau de térébenthine que l'on comprime bien, afin que la chair ne sorte pas, en formant une éminence que l'on appelle *cerise*. Cet appareil doit rester quatre ou cinq jours sur la plaie.

Lorsqu'on fait porter le fer trop chaud sur la sole, on brûle la sole de corne, et la sole charnue s'en ressent ; on l'échauffe, quelquefois même on la brûle. D'ailleurs le feu fait crisper les vaisseaux lymphatiques qui fournissent la nourriture à la corne, les resserre, et la lymphe ne peut plus circuler. Le pied se dessèche et le cheval devient boiteux, quelquefois la fièvre survient et l'animal est en danger. On reconnaît cet accident lorsqu'en blanchissant le pied on voit sortir une eau rousse par les pores de la corne.

Il ne faut pas trop voûter les fers, car alors ils font l'effet d'un étau qui resserre les quartiers et comprime les parties intérieures du pied.

Les fers ne doivent pas être trop longs d'éponge, car ils alourdissent la marche du cheval et le rendent sujet à se déferrer. D'ailleurs les fers longs et épais d'éponge écrasent et foulent les talons bas et font boiter le cheval. Lafosse signale encore beaucoup d'inconvénients de ce genre de fers.

Il faut aussi veiller à ce que les étampures ne soient pas trop larges, car alors on se trouve obligé d'employer de gros clous qui font éclater la corne.

Il est nécessaire, pour qu'un fer soit bien placé, que sa rive interne soit au niveau du bord correspondant de la paroi, à partir du milieu de l'éponge, jusqu'à l'étampure externe de la pince, tandis que du côté opposé, le fer doit déborder légèrement depuis l'étampure externe de la pince jusqu'aux talons, en augmentant graduellement de devant en arrière. Cette disposition a pour but d'empêcher que l'animal ne s'entre-taille dans la marche, comme aussi il la facilite et concourt à la régularité des aplombs. On donne au débord le nom de *garniture*.

Lorsqu'un clou est broché trop obliquement et sort près du fer, on dit qu'il ne *puise* pas assez. Lorsqu'au contraire il sort trop haut, on est exposé à blesser quelque partie interne du pied. On dit que *l'on broche en musique*, lorsque les pointes de clous sortent les unes plus bas et les autres plus haut. En général tous les rivets doivent être sur la même ligne.

Un bon ferrage dure de un mois à six semaines. Il est préférable, lorsque cela est toutefois possible, de ne pas faire travailler le cheval le même jour qu'il a été ferré.

Il faut étudier le caractère des chevaux, connaître leur malice et se servir de ruses pour les ferrer plus aisément.

Si le cheval compte (on appelle *compter* lorsqu'il retire son pied à chaque coup de brochoir qu'on donne sur son pied), il faut commencer par frapper doucement, ensuite un peu plus fort, ainsi en augmentant jusqu'à ce que le clou soit broché ou rivé.

Il y a des chevaux qui ne donnent pas le pied facilement; il faut les prendre par douceur et les caresser, leur lever le pied de devant, et coulant de suite la main le long du dos, venir à la jambe de derrière, embrasser le jarret d'une main en dedans, de l'autre saisir la queue pour la faire saisir d'appui, serrer fortement le jarret avec le bras, ne point lâcher, à moins qu'il ne fasse de grands efforts, et qu'on ne coure risque d'être blessé. S'ils sont mutins, il faut leur mettre les morailles, ou un tord-

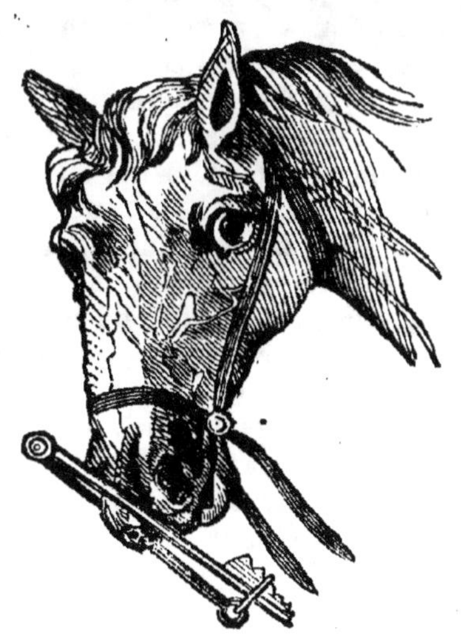

Morailles.

nez; s'ils continuent à être difficiles, il faut leur ôter les morailles ou le tord-nez, et leur envelopper la tête d'un linge simple, ou de quelque grosse couverture qui charge la tête. Si, bien loin de s'adoucir, ils deviennent plus méchants, il faut prendre une plate-longe, l'attacher à la queue, passer la corde dans l'anneau de la plate-longe, mettre cette corde au paturon du pied qu'on veut ferrer, et tirer le pied à soi avec la plate-longe. Si le cheval vient à s'abattre ou à se coucher, il faut cesser de lui boucher la vue, le mettre dans un terrain non pavé, ou s'il est pavé le couvrir de fumier, faire tourner le cheval jusqu'à ce qu'il soit étourdi, et alors lui lever le pied, ce qu'on fait facilement, quand même il serait habitué à ruer dans cette occasion, comme il arrive souvent.

« Il y en a d'autres qui abaissent la hanche, quelquefois jusqu'à tomber, dès qu'on leur lève le pied ; il faut, dans ce cas, attacher une plate-longe à la queue, ensuite faire un tour au paturon, tenir la plate-longe d'une main, appuyer l'autre sur la hanche, tirer en haut la plate-longe pour faire replier la jambe. Lorsque la jambe est raccourcie de manière que le pied soit dans une situation convenable pour être ferré, il faut approcher du jarret la main qui était sur la hanche pour l'embrasser, le tenir comme on fait ordinairement pour ferrer, et ne point lâcher la plate-longe. Si le cheval tire fortement et fait beaucoup de mouvements, quittez le jarret et portez la main sur la hanche, tenant toujours la plate-longe ; laissez-lui, en suivant ces mouvements, faire ses efforts, et, lorsqu'il sera las, reprenez le jarret comme auparavant. Il y a des chevaux qui, sans être méchants, s'abandonnent, à la longueur du temps. sur celui qui les tient ; il ne faut lâcher subitement le pied, parce que le cheval se trouverait privé du point d'appui, tomberait rudement et courrait risque de se blesser ; mais il faut conduire doucement le pied à terre ; il faut se mettre entre ses deux jambes de derrière, et lui lever le pied sans plate-longe : le cheval, ne trouvant plus de point d'appui en dehors, restera tranquille et se soutiendra.

« Si le cheval se débat et tire la jambe, il faut lui laisser faire ses mouvements, et, après, continuer de le ferrer, pourvu qu'il soit bien contenu dans le travail ; cela se fait sans soupente, mais s'il se débat considerablement, on met les soupentes. Quelquefois, le cheval s'abandonne sous les soupentes et court risque d'être suffoqué. Il faut alors lâcher promptement le pied, et le débarrasser du travail, de peur qu'il ne périsse, ce qui arrive quelquefois. Il faut le laisser reposer un moment, et respirer à son aise, ensuite le mettre au travail et ne pas le gêner, mais seulement le tenir court pour assujettir la tête, lui mettre les morailles ou tord-nez, lui reprendre la jambe, et ne faire qu'un demi-tour avec la corde autour de la barre, afin de pouvoir mettre bas sur-le-champ, si le cas le requiert. Lorsqu'on lâche la longe, il faut le faire doucement, de peur que le cheval ne se blesse en heurtant rudement son pied contre le pavé ; il faut le prendre dès que le pied aura reposé à terre ; c'est de cette façon qn'on parviendra à le ferrer.

« Si le cheval ne s'abandonne pas et ne se couche pas sous la soupente, mais qu'il tire presque continuellement la jambe, il faut le lâcher et le reprendre souvent, jusqu'à ce qu'on soit venu à bout de le ferrer. Je dis qu'il faut le lâcher souvent, parce qu'en tirant la jambe, il peut se faire une extorsion au-dessus du jarret, qui fait boiter le cheval pendant un certain temps.

« Il y en a qui se débattent tellement dans le travail, qu'il faut les en tirer pour les ferrer avec la plate-longe.

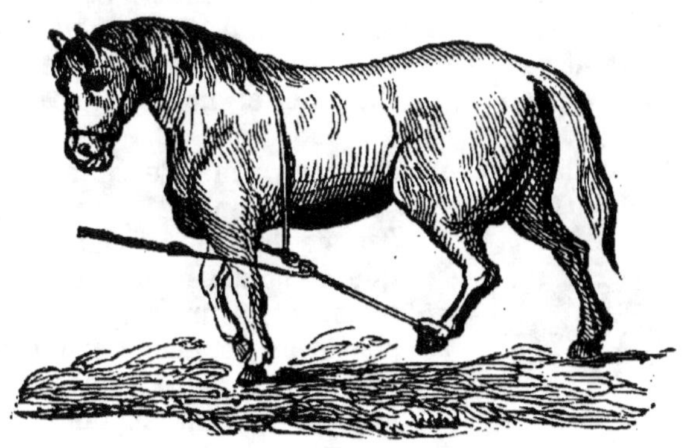

Autre manière d'appliquer la plate-longe.

« Au reste, pour ferrer un cheval, il faut plus de hardiesse et d'adresse que de force ; avant que de ferrer, le maréchal doit faire attention que le cheval n'ait pas la longe dans la bouche ni sur le nez quand on l'attache ; dans la bouche, car il est à craindre qu'en tirant la longe il ne se coupe la langue ; sur le nez, parce qu'il y a danger qu'il ne se bouche la respiration. J'en ai vu plusieurs exemples. Quelques-uns se sont coupé la langue sur la longe. Un entre autres s'était tellement serré le nez en tirant la longe, qu'il perdait la respiration, à peine eut-on le temps de la couper. » (Lafosse, *Guide du maréchal.*)

7

Opérations simples.

Nous ne parlerons ici que de la saignée de la jugulaire et de l'application des sétons. Ce sont les seules opérations qui puissent être pratiquées avec sécurité et succès par d'autres personnes que par des hommes de l'art. Les autres saignées, telles que celles des veines de la cuisse, de l'ars, de l'avant-bras, du palais, etc., exigent des connaissances anatomiques qu'on ne trouve guère que chez un vétérinaire instruit.

La saignée de la jugulaire se fait avec une lancette appelée *flamme*. Lorsqu'on veut opérer on se procure un vase d'une capacité suffisante et connue, pour recevoir le sang, une forte épingle et une mèche composée de six ou huit brins de fil de chanvre ou de crin assez longs.

Le cheval, qu'il est bon d'avoir tenu à la diète cinq ou six heures avant d'être saigné, doit être maintenu par un aide qui lui couvre avec la main l'œil du côté de la veine à ouvrir, afin que l'animal ne soit pas effrayé du mouvement que fera l'opérateur en frappant sur la flamme, et ne rejette pas la tête en arrière.

La tête du cheval étant tenue un peu relevée, afin que la jugulaire soit plus tendue et plus apparente, l'opérateur choisit la

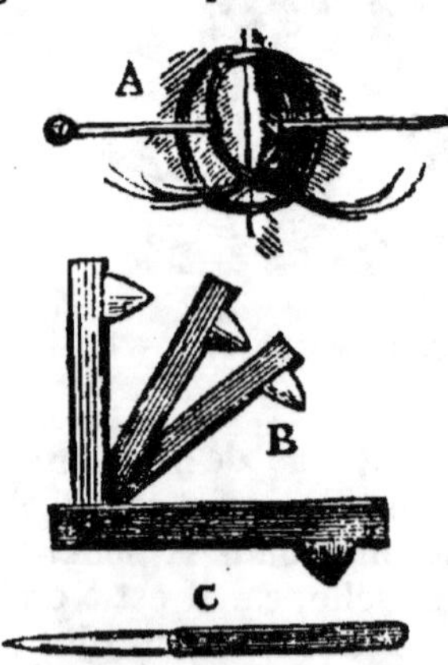

A Ligature de la saignée.
B Flamme.
C Lancette.

flamme la plus convenable, en applique la pointe contre la jugulaire en tenant l'instrument entre l'index et le pouce, et de manière que les autres doigts de la main, allongés par en bas, servent de point d'appui et, en pesant sur la partie à opérer, compriment la veine en dessous, interceptent le cours du sang et font gonfler la jugulaire, qui devient plus apparente. L'opérateur frappe alors un coup sec sur la tige de la flamme avec un bâton de bois dur, de 35 à 38 centimètres de longueur, sur 3 centimètres de diamètre. Le sang jaillit à l'instant, et on le reçoit dans le vase dont nous avons parlé. Si on saigne à la jugulaire gauche, la flamme doit être tenue de la main gauche, et c'est même de ce côté qu'on saigne de préférence.

La saignée moyenne pour un cheval est de deux kilogrammes et demi à trois kilogrammes.

Dès que la quantité de sang jugée nécessaire est sortie, on cesse de comprimer la veine, alors l'écoulement s'arrête. On pince ensuite les deux lèvres de la plaie avec le pouce et l'index, en évitant de les tirer à soi, et on les traverse avec l'épingle, puis, au moyen des brins de crin ou de fil un peu fort, on dispose le *nœud* de la *saignée* ainsi que l'indique la figure ci-contre On serre ensuite ce nœud, toujours sans tirer la peau en avant, ce qui pourrait donner lieu à un épanchement de sang dans le tissu cellulaire, on coupe les deux extrémités du lien à 3 centimètres du nœud, on lotionne l'endroit de la saignée avec de l'eau froide, et l'opération est achevée.

Divers accidents peuvent suivre la saignée. Ces accidents, souvent très-graves, exigent les conseils d'un vétérinaire. Telle est la blessure de l'artère corotide, située au-dessous de la jugulaire. On reconnaît que l'artère est ouverte à la couleur écarlate du sang qui s'échappe, et surtout à ce qu'il sort par jets intermittents comme les battements du cœur. Cet accident est souvent mortel. Telle est encore l'introduction de l'air dans la veine ouverte, c'est pourquoi on doit éviter d'ouvrir la veine en face d'un courant d'air et la laisser ouverte le moins de temps possible lorsque la quantité de sang nécessaire a été tirée. Enfin, une tumeur appelée *trombus*, et procédant de l'épanchement du sang sous la peau a quelquefois lieu, mais cet accident est peu dangereux s'il ne se complique pas avec l'ulcération de la veine. Un tampon maintenu par un bandage, et comprimant la tumeur, la fait disparaître au bout de quelque temps.

Du séton.

Nous avons dit plus haut, page 43, que le séton consistait dans l'introduction d'un corps étranger qu'on engage sous la peau, afin de déterminer, dans cette partie, une irritation qui se termine par une suppuration plus ou moins abondante. Nous avons également distingué trois espèces de sétons : le séton simple ou à mèche, le séton à rouelle, employé pour les chevaux de luxe, et consistant en une rondelle de feutre ou de cuir de 6 à 8 centimètres de diamètre, percé d'un trou à son centre, et qu'on introduit sous la peau à l'aide d'une incision, et enfin le séton trochisque formé par une substance irritante également introduite sous la peau.

Le séton à mèche étant le plus usité, nous ne nous occuperons que de celui-ci. Il consiste dans un ruban de fil ou une tresse de chanvre qu'on introduit sous la peau, ainsi que nous venons de le dire. C'est ordinairement au milieu du poitrail qu'on le place; on en met aussi à la fesse, et, plus rarement, aux parties latérales de l'encolure et à la pointe de l'épaule.

Après avoir attaché le cheval, l'opérateur, pinçant la peau du poitrail entre le pouce et l'index, un peu au-dessous de la pointe du sternum, et dans la ligne médiane, forme un pli longitudinal, et fait au sommet de ce pli, avec un bistouri, une incision transversale. Cette incision doit avoir environ 1 pouce ou 27 millimètres de longueur. Prenant ensuite l'aiguille à séton, qui doit être longue de 36 ou 38 centimètres, il écarte les lèvres de l'incision, et engage la pointe de l'aiguille entre la peau et les muscles; il la pousse doucement en avant, en prenant garde d'offenser aucune de ces parties. A mesure qu'il l'enfonce dans une direction parallèle au poitrail, il pince la peau au-dessus de la pointe de l'instrument, afin de l'écarter des muscles. Lorsque l'instrument a pénétré à 33 centimètres sous la peau, et que l'on voit sa pointe correspondre au milieu de l'inter-ars, on pousse fortement cet instrument, et on voit la pointe sortir de la peau. On engage alors la mèche, longue de 75 centimètres, dans l'œil du talon de l'aiguille, puis, retirant celle-ci par en haut, on entraîne la mèche sous la peau.

La mèche passée, on réunit ces deux extrémités par un double nœud, ou bien on replie ces extrémités, afin de faire à chaque bout un gros nœud en forme de bourdonnet. La mèche doit avoir 5 ou 6 centimètres de jeu entre chaque ouverture de séton et le nœud

Quand cette mèche est trempée dans l'essence de térébenthine ou enduite de beurre ou de graisse, et légèrement recouverte de poudre d'euphorbe ou de cantharides, on dit que le séton est *animé*.

Quelquefois on met deux sétons au poitrail; on les place alors droite et à gauche de la ligne médiane, dans le milieu des deux nuscles appelés petits pectoraux.

Le séton à la fesse est une opération plus douloureuse pour l'animal, qui exige plus de précautions pour le maintenir, et plus de soins pour sa réussite. Nous n'en parlerons donc pas ici, vu qu'elle doit être exécutée par un praticien.

Ce n'est guère que le troisième jour que la suppuration du séton est bien établie. Le pansement est très-simple; on comprime chaque jour, matin et soir, la mèche pour exprimer le pus. — Lorsque l'humeur a coulé sur la peau, et s'est épaissie, il faut l'enlever avec de l'eau tiède.

Au bout de trois semaines ou d'un mois, on enlève la mèche pour en substituer une autre, si la maladie pour laquelle on a établi le séton n'est pas guérie, ou bien on place un nouveau séton dans un endroit voisin.

Il arrive quelquefois qu'un muscle et quelque artériole ayant été blessés dans le cours de l'opération, le sang coule goutte à goutte de la plaie inférieure, où il s'accumule et engorge le trou du séton. Quelques lotions d'eau froide suffisent souvent pour arrêter l'hémorragie ; sinon, il faut enlever la mèche et opérer, à l'aide d'un bandage, une compression continue sur la partie offensée.

Le cas est plus grave lorsqu'à la suite de cet accident on voit se former un engorgement, accompagné de signes inflammatoires. Cet engorgement, auquel succède quelquefois la gangrène, est causé, soit par la plaie elle-même, soit par des caillots de sang putréfié qui séjournent sous la peau. Ici l'expérience d'un homme pratique est indispensable pour le traitement de ce mal, qui demande un prompt remède.

On voit quelquefois se former de petits abcès sur le trajet du séton ; il est bon de les ouvrir à mesure qu'ils sont en maturité et d'en faire sortir l'humeur.

Les sétons employés avec prudence et discernement sont fort utiles, mais souvent on en abuse en les pratiquant à tort ou à travers, dans toutes les maladies, comme si c'était un remède universel. Nous engagerons donc les propriétaires de chevaux de consulter un vétérinaire toutes les fois qu'ils n'auront pas la certitude absolue de l'opportunité d'un séton.

De la castration.

Le temps le plus favorable pour la castration du cheval est de deux ans et demi à trois ans. Plus tard cette opération devient dangereuse, en ce qu'elle peut entraîner des accidents graves après elle. La saison la plus convenable pour la castration est le printemps.

La castration a pour effet de rendre un cheval plus docile, quand il est méchant. On châtre également les chevaux employés à certains services où ils peuvent se trouver avec des juments. On châtre par exemple, tous les chevaux destinés à la cavalerie, mais on opère moins souvent ceux qu'on emploie à des services fatigants, ou demandant une grande force.

On prépare plusieurs jours d'avance par la diète, les chevaux qui doivent être soumis à cette opération. Elle peut se faire de sept manières différentes : 1° par l'excision; 2° par le martelage ou écrasement des cordons; 3° par la ligature du cordon; 4° par le raclement; 5° par la cautérisation; 6° par la torsion; et 7° par les casseaux ou billots.

De tous ces procédés, le dernier et le premier, sont le plus généralement suivis (Voyez page 44). La torsion est également une méthode fort employée.

Nous ne dirons rien ici sur la partie manuelle de ces opérations, que les propriétaires de chevaux ne peuvent pratiquer eux-mêmes, et qui appartiennent aux personnes qui exercent la médecine vétérinaire.

Amputation de la queue.

Il est regrettable que certaines exigences dans l'emploi des chevaux, nécessitent l'amputation d'une partie de la queue, car la nature leur a donné cet organe comme moyen de défense contre la piqûre des insectes ; aussi voit-on les chevaux, et surtout les juments poulinières, dans les pâturages, se tourmenter pour chasser avec leur tête et leurs membres, les mouches que leur queue raccourcie ne leur permet plus d'atteindre. Cette incommodité va si loin, qu'on les voit quelquefois dépérir dans la saison où pullulent les insectes, et que leur lait en devient moins abondant.

On retranche l'extrémité de la queue aux chevaux de selle par mode, et aux chevaux de trait et d'attelage par nécessité, car leur queue trop longue s'engagerait dans les traits.

On se sert à cet effet d'un instrument nommé *coupe-queue*.

L'animal doit être autant que possible à jeun. Après avoir peigné les crins, on relève vers le haut ceux qui appartiennent à la portion de queue conservée, et on les maintient en place à l'aide d'un lien, puis écartant les branches du coupe-queue, à l'endroit où l'on veut opérer la section, et en rapprochant avec force les deux branches, on l'opère d'un seul coup.

Quand on n'a pas de coupe-queue, on fait poser la queue du cheval, disposée comme nous venons de le dire, sur un billot.

On place sur l'endroit de la section, le tranchant d'un couperet, et avec un fort coup de maillet, sur le dos de ce couperet, on termine l'opération.

Une autre méthode consiste à placer la queue à l'endroit de la section à faire, sur le tranchant d'un instrument tel que le boutoir tenu dans la main gauche, et de la main droite, armée d'un maillet, on frappe sur la queue elle-même avec assez de force pour opérer l'amputation. Cette méthode nous paraît mauvaise et même dangereuse, en ce qu'elle contuse, par l'action du maillet, la portion conservée de la queue, ce qui peut donner lieu à des accidents consécutifs.

Dès que la section de la queue est faite, il s'élance du tronçon trois ou quatre petits jets de sang par des artérioles.

L'opérateur laisse quelquefois couler le sang durant quelque temps, s'il juge qu'une saignée est utile au cheval, puis il appuie fortement pendant huit ou dix secondes l'extrémité annulaire du *brûle-queue* (voyez ci-devant la forme du brûle-queue), chauffé à blanc, sur la plaie, en observant de le placer de manière que le vide de l'anneau corresponde à la saillie des os coccigiens, placés au centre de la queue. Quelquefois une seconde application du feu est nécessaire, c'est lorsque l'escare étant trop mince, on voit poindre au travers quelques gouttelettes de sang.

Il peut arriver aussi que le cheval se frottant, l'escare est arrachée avant le temps. Alors il se forme quelquefois de petites végétations fongueuses à l'endroit amputé. Il faut exciser avec le bistouri ces bourgeons, que l'on appelle *cerises*, et cautériser la place, afin d'éviter que la plaie ne prenne un caractère ulcéreux.

Il est inutile d'ajouter que le cheval doit être maintenu et entravé pendant ces diverses opérations.

On appelle *cheval écourté* celui auquel on n'a laissé que 33 centimètres de long au tronçon de la queue, et dont les crins ont été coupés à la même longueur.

On dit que la queue est en *cadogan*, lorsque les crins sont coupés comme ci-dessus, à l'exception de deux petites mèches, qui dépassent les autres de 10 ou 11 centimètres.

La *queue en balai* est celle dont les crins, appartenant à la partie conservée de la queue, sont restés dans toute leur longueur. C'est le mode le plus usité.

Opération de la queue à l'anglaise.

Le but de cette opération est de donner à la queue du cheval une disposition plus agréable, disposition naturelle aux chevaux de noble race, et qui annonce la vigueur et l'énergie. Cette méthode, importée d'Angleterre, est pratiquée depuis longtemps en France, mais elle a été considérablement perfectionnée depuis l'époque où Lafosse en faisait la description.

Il s'agit d'exciser, à l'aide d'incisions transversales, les muscles saccro-coccigiens inférieurs ou muscles abaisseurs de la queue. La prémière incision s'opère à droite et à gauche, à deux travers de doigt de l'anus; deux ou trois autres incisions semblables ont lieu en les éloignant de deux travers de doigt au moins l'une de l'autre.

Cette opération se pratique aussi au moyen de l'ablation de ces mêmes muscles [1].

Il n'entre pas dans notre plan de donner la description détaillée de ces opérations, qui, en raison des accidents dont elles peuvent être suivies, si elles étaient exécutées par une main peu exercée, ne doivent être confiées qu'à un vétérinaire.

Nous ajouterons seulement qu'on opère ordinairement sur le cheval debout; après l'opération, on tient la queue relevée, au moyen de deux poulies attachées au plancher, et sur lesquelles passe une corde; un bout de cette corde est fixé à l'extrémité de la queue, dont on tresse les crins, et l'autre à un petit sac rempli de sable et servant de contre-poids.

On place la queue à la poulie immédiatement après l'opération, et on l'y laisse une quinzaine de jours.

De la cautérisation par le feu.

Nous nous bornerons à des observations générales sur l'emploi du cautère actuel, que l'on désigne en médecine vétérinaire sous le nom de *feu.* C'est une opération difficile à bien exécuter, car il s'agit d'agir d'une manière efficace en laissant le moins de traces possibles, vu que ces traces sont autant de tares qui diminuent la valeur d'un cheval. L'application du feu ne doit donc être confiée qu'à un vétérinaire.

Toutes les fois que l'application du feu peut être différée sans danger, il faut choisir un temps doux et sec.

Quelque docile que soit le cheval, il est préférable qu'il soit abattu, car il fatigue moins, et le vétérinaire opère d'une manière plus commode.

[1] Voir, pour le manuel de ces opérations, l'ouvrage de M. Vatel, intitulé : *Éléments de pathologie vétérinaire.*

On applique le feu en *raies* ou en *pointes*. Le feu en raies consiste à promener légèrement, et pendant un temps qui varie selon les circonstances, le cautère actuel à la surface de la peau, sans toutefois détruire son tissu. Ce cautère, en forme de hache et en fer poli, a une épaisseur qui varie entre un et demi et deux millimètres, à l'endroit où il doit toucher la peau. Ce mode d'application du feu est le plus généralement suivi.

La manière de rendre les traces du feu le moins apparentes possible, consiste à suivre la direction des poils, et à faire les raies moins profondes mais plus rapprochées et par conséquent plus multipliées.

Outre le parallélisme des raies qu'on obtient en suivant le sens des poils, on a l'avantage, encore plus grand, de suivre le sens de l'extension des muscles sous-jacents, et par conséquent de ne pas gêner les mouvements de l'animal, tandis que si les raies coupaient transversalement le sens de l'extension, les bords des sillons seraient douloureusement tirés à droite et à gauche, et il pourrait s'opérer des déchirements qui produiraient une cicatrice très-apparente. Quelques personnes croient que les graisses ou onguents adoucissants, qu'on a généralement l'habitude d'appliquer sur les parties cautérisées, nuisent aux effets utiles du feu, en contrariant une inflammation nécessaire, et en favorisant l'élargissement des raies du feu.

Les précautions à prendre, après l'application du feu, consistent à attacher le cheval de manière qu'excité par le prurit, il ne puisse frotter les parties cautérisées contre les corps environnants, ou y porter les dents. On soustraira l'animal à l'importunité des mouches en passant sur les croûtes la barbe d'une plume trempée dans l'huile de lin.

Lorsque les croûtes ont été arrachées, soit parce que le feu a été appliqué trop fort, soit parce que l'animal s'est frotté ou mordu, il en résulte des plaies suppurantes qu'on peut sécher et cicatriser, au moyen de lotions répétées deux fois par jour, faites avec de la teinture d'aloès ou de l'extrait de saturne pur.

Les effets de l'application du feu sur la partie malade, pour laquelle on a recours à ce mode curatif, ne se manifestent guère avant trois semaines ou un mois ; mais, lorsqu'une première cautérisation ne produit qu'un résultat incomplet ou nul, on peut procéder à une seconde et même plus tard à une troisième cautérisation.

On peut appliquer le feu sur toutes les régions du corps, mais les parties sur lesquelles on l'applique le plus fréquemment sont les suivantes : la couronne, le paturon, le canon et le jarret, le genou, l'épaule, la face extérieure de la cuisse, le grasset, les reins et le garrot.

Lorsque les chevaux sont d'une nature sanguine et irritable, et que le feu doit être appliqué en plusieurs endroits, il est prudent de ne procéder que sur un membre à la fois, et de mettre trois semaines d'intervalle entre chaque opération. Mais, dans le cas contraire, le feu peut être mis en même temps sur deux membres, surtout si les membres à cautériser sont opposés en diagonale, parce que l'animal pourra se reposer sur ses membres, ce qui ne pourrait avoir lieu si on cautérisait les deux jambes de devant ou les deux jambes de derrière, ou encore du même côté. En opérant autrement, surtout sur des chevaux à constitution nerveuse, on pourrait craindre une fièvre intense, ou même la fourbure.

L'habitude d'appliquer le feu aux membres sains des jeunes chevaux, avant de les mettre au travail, est inutile et vicieuse.

Cette opération, que l'on qualifie de mesure de précaution, n'a d'autre résultat que de les faire souffrir et de les tarer inutilement.

En traitant des diverses maladies du cheval, nous indiquerons les cas où l'application du feu est nécessaire.

Description et traitement des maladies du cheval.

Les maladies du cheval se divisent en internes et externes.

La connaissance des maladies internes est une science pleine de difficultés, car il semble qu'on n'y doit procéder que par conjecture, puisque le cheval ne peut ni expliquer sa maladie ni désigner le siége de sa douleur. Mais ces conjectures, appuyées sur l'hippotomie [1], la physiologie [2] et la pathologie [3], sur l'observation et sur l'expérience, deviennent des certitudes pour un vétérinaire habile.

Dans une grande obscurité on ne doit pas rejeter une petite lumière, dit Lafosse, car si on réunit une petite lumière à plusieurs autres semblables, elles formeront, par leur réunion, un flambeau qui répandra une lumière éclatante. « De même dans la maréchalerie, quoiqu'un signe seul de maladie ne fasse pas une certitude, il y répand cependant un peu de lumière, et nous marchons, à la faveur de cet indice, avec plus de sûreté dans le

[1] Anatomie du cheval.
[2] Science de la fonction et de la nature des organes.
[3] La partie de la médecine qui traite des maladies.

traitement que s'il n'existait pas. Ce signe forme une probabilité, qui elle-même, jointe à une autre, en forme une plus grande, et la réunion de plusieurs signes ou de plusieurs probabilités forme une certitude plus ou moins grande, selon la quantité ou l'évidence des signes ou des probabilités qui la forment.

» Ainsi, quand un cheval bat des flancs, on a un soupçon que la circulation n'est pas libre dans les poumons ; s'il y a fièvre, la conjecture devient plus forte ; enfin, s'il y a des sueurs, abattement, tristesse et difficulté de respirer, on est assuré que c'est une maladie inflammatoire de la poitrine, la réunion des symptômes fait une certitude sur l'existence et la nature de cette maladie.

» Il y a des cas où l'on connaît la maladie, sans craindre de se tromper ; c'est lorsqu'elle est accompagnée de symptômes qui lui sont propres, qui caractérisent spécialement telles ou telles maladies, qui ont été constamment observés et vérifiés par l'ouverture des cadavres ; telle est la pousse caractérisée par les grandes aspirations habituelles, et l'expiration en deux temps.

» Il y a d'autres cas où, sans avoir de la maladie une certitude physique, on est cependant assuré moralement du siége de sa nature, par la réunion des vraisemblances et des probabilités tirées des accidents et des circonstances qui se produisent. Ainsi, lorsqu'un cheval a en même temps la fièvre, une toux, une difficulté de respirer ; qu'il est en sueur, dans l'abattement et la tristesse, on est moralement certain que c'est une pleurésie.

» Il y a d'autres cas où, sans être assuré positivement de la nature de la maladie, on a cependant de fortes raisons de la supposer : c'est lorsqu'il n'y a que des signes communs, mais que ces signes sont toujours les mêmes, et en même nombre dans cette maladie. Ainsi, lorsque le cheval se lève et se couche, qu'il se tourmente, qu'il bat la terre avec son pied de devant, on n'est pas assuré que le cheval est attaqué de tranchées, mais on a de fortes raisons de le croire.

» Il y a d'autres cas, enfin, où il n'est pas possible de connaître l'espèce de la maladie ; par exemple, lorsque le cheval est simplement triste, avec dégoût, sans fièvre, sans sueurs et sans aucun symptôme distinctif ; dans ce cas, on est fort embarrassé, et c'est l'écueil de la maréchalerie. Cependant, dans ce même cas, la médecine fournit des moyens pour donner du soulagement ; pour cela, il faut se comporter suivant les règles du bon sens : et puisqu'il n'est pas possible de reconnaître l'espèce de la maladie, il faut tâcher de connaître le genre, et mettre en usage les remèdes généraux, tels que les lavements, les saignées et les décoctions adoucissantes, si l'on prévoit que ces remèdes ne peuvent produire aucnn mal, et qu'ils peuvent, au contraire, produire du bien, en remplissant les indications qu'on croit apercevoir.

» Il faut toujours suivre les règles du bon sens, c'est-à-dire que s'il y a à la fois plusieurs indications à remplir, il faut commencer par les plus pressantes, et par celles qu'on peut observer sans aller contre les autres. Je suppose, par exemple, qu'on ait à traiter une pleurésie, où il y a toux, inflammation, fièvre, difficulté de respirer ; il faut examiner chaque indication : la toux demande les adoucissants ; l'inflammation indique les rafraîchissants et les purgatifs ; la difficulté de respirer indique la saignée ; les purgatifs sont irritants et capables d'augmenter la toux, l'inflammation et la difficulté de respirer ; les rafraîchissants, les saignées et les adoucissants n'augmentent pas les fièvres, il faut donc commencer par ceux-ci, après quoi on pourra venir sans crainte aux purgatifs. C'est ainsi qu'on doit se comporter dans le traitement de chaque maladie, considérer chaque indication à part, et commencer par les plus pressées.

» Quand la maladie est de peu de conséquence, et qu'elle ne se déclare par aucun symptôme évident, il vaut mieux s'abstenir des remèdes forts et dangereux, que d'en donner. Il faut attendre qu'elle se manifeste, et ne donner, en attendant, que des remèdes innocents, qui ne puissent faire aucun mal, tels que des lavements. » (Lafosse, *Guide du maréchal.*)

Symptômes généraux indiquant qu'un cheval est malade, d'après Lafosse.

Le cheval est dégoûté et perd l'appétit.
Il est triste et porte la tête basse.
La langue sèche.
Le poil hérissé.
Le cheval ne fléchit pas les reins lorsqu'on le pince sur cet endroit.
La fiente sèche et par marrons, plus détachée qu'à l'habitude, couverte quelquefois de glaires, qu'on prend souvent pour graisse, et qu'on appelle *gras fondu.*
L'urine de couleur rouge.
L'urine crue et claire comme de l'eau pure.
Le cœur battant plus qu'à l'ordinaire.

Le battement trop faible du cœur et des artères.

Le cheval se couche, se lève, et ne peut trouver une position agréable.

Il regarde souvent son flanc, et plus souvent un côté que 'autre.

Quelquefois il jette une humeur jaunâtre par les narines.

Sa marche est chancelante.

La vue triste et abattue, et les yeux larmoyants.

Difficulté d'uriner, dont on s'aperçoit dès que le cheval se présente pour uriner.

Le cheval est enflé, se tourmente, et lâche des vents.

Battement des flancs, et difficulté de respirer.

Symptômes dangereux.

Lorsque le cheval se tient faiblement sur ses jambes, hésite à se coucher, tombe comme une masse, et se relève de temps en temps.

La mousse sort de la bouche et des narines.

L'œil est tourné de façon que l'on voit beaucoup de blanc.

L'urine s'écoule goutte à goutte, sans que le cheval se présente pour uriner.

Le cheval jette par le nez une matière sanguinolente, et quelquefois brune comme une espèce de pus.

Un dévoiement qui ne fait rendre que des matières glaireuses et sanguinolentes.

Le cheval se lève et se relève en regardant ses reins.

Le cheval regarde fixement son flanc et sa poitrine, et a une grande difficulté de respirer.

Remarquez que ces symptômes　se rencontrent pas tous à la fois dans une seule maladie : ce sont les symptômes de différentes maladies rassemblées ici pour faire connaître l'état des maladies du cheval.

Abcès.

L'abcès est une collection de matières purulentes qui se forme, à la suite d'une inflammation, dans le tissus de la chair ou dans d'autres parties du corps. Nous renverrons le lecteur, quant au traitement, à ce que nous avons dit page 49.

Atteinte.

L'atteinte est une plaie, une tumeur ou une contusion sur le talon ou le boulet du cheval, produite avec le fer d'un autre pied ou qu'il reçoit d'un autre cheval, marchant près de lui. Les atteintes sont *simples* quand la contusion est légère, *sourdes* orsqu'elles sont accompagnées d'une douleur vive, profonde et persistante. *Encornées* lorsque la contusion a offensé le sabot.

Les atteintes sont *compliquées* lorsqu'elles attaquent plusieurs parties.

Le traitement des atteintes doit être modifié en raison de la gravité du mal. Lorsque le mal est récent, on a recours à un cataplasme astringent (n° 14), afin de faire avorter l'inflammation. On peut aussi appliquer des cataplasmes faits avec de l'argile délayée dans du vinaigre, et donner un bain de pieds d'eau dans laquelle on a fait dissoudre du sulfate de fer (couperose verte).

Si le mal date de plusieurs jours, on emploie des calmants. On fait d'abord saigner le cheval, et on applique un cataplasme de graine de lin sur l'atteinte. Au cataplasme, on fait succéder des onctions d'onguent populéum. Le plus grand repos est nécessaire. Lorsque le sabot est offensé, on taille la corne et principalement en talon. Quelquefois l'atteinte résiste à ces moyens et donne naissance à un *javart* (voyez ce mot).

Avant-cœur.

C'est une tumeur qui affecte particulièrement les chevaux de trait et dont le siége est au poitrail. Quand le mal est récent, des frictions d'eau-de-vie et de savon le font souvent disparaître, mais lorsque la maladie est ancienne, elle résiste à ce moyen ré- solutif, et se termine par un abcès qu'on panse avec l'onguent basilicum, et qu'il est bon de faire ouvrir lorsqu'il est mûr (voyez *abcès*, page 49).

Avives.

On donne ce nom au gonflement des glandes parotides, situées à la jonction de la tête et du cou. Cette maladie, qui est quelque- fois la suite d'un coup ou d'une gourme mal guérie, se traite comme un abcès ordinaire.

Suivant un ancien préjugé, on croyait que la cause première des tranchées ou avives, qu'éprouvent quelquefois les chevaux qui ont bu de l'eau très-froide, étant en sueur, avait son siége dans les glandes parotides, et Solleisel conseille : « de pincer les glandes avec des triquoises et de battre tout doucement la tumeur, avec le brochoir, afin de corrompre les glandes, et de faire sortir les esprits flatueux par l'insensible transpiration. Le ridicule d'une semblable prescription égale sa barbarie. Dans un cas semblable, il est bien plus rationnel de mettre le cheval à l'eau blanche et à la diète (voyez *tranchées*.)

Barres blessées.

Si les barres ne sont qu'irritées et contusées par l'action d'un mors défectueux ou d'une mauvaise main, il faut laisser reposer le cheval, ou ne l'employer qu'à un travail sans brides, le mal se dissipera probablement de lui-même ; mais si, à l'inflammation, succède une plaie d'un mauvais caractère, et surtout si l'os des barres se dénude, il faut avoir recours au vétérinaire.

Bleime.

La bleime est un épanchement de sang qui se forme sous la sole, et qui provient de la meurtrissure des talons.

A son premier degré, elle ne se manifeste que par une tache rouge à la sole. Il suffit de laisser reposer le cheval et de parer cette partie profondément chaque fois qu'on le ferrera. Mais s'il y a une infiltration de matière, il faut découvrir le foyer purulent en faisant, avec la rénette ou le boutoir, une ouverture à la sole pour évacuer le pus ; on y introduit ensuite des plumeaux imbibés d'eau-de-vie qu'on a soin de comprimer, pour que la chair ne surmonte pas.

Lorsque le mal est très-grave, on est obligé de dessoler l'animal, opération qui doit être faite par un médecin vétérinaire.

Capelet.

C'est une tumeur qui se forme à la pointe du jarret, à la suite d'un coup ou d'un frottement rude et prolongé. Des frictions d'eau-de-vie camphrée suffisent souvent pour dissiper le mal, mais s'il est invétéré, il faut recouvrir la tumeur d'une couche d'onguent vésicatoire. Quand le mal résiste à ce dernier moyen, on est obligé d'avoir recours au feu.

Charbon.

Voyez la description et le traitement de cette maladie à l'article du bœuf, page 49, les indications thérapeutiques étant à peu près les mêmes pour le cheval.

Clou de rue.

. C'est le nom qu'on donne à l'accident qui a lieu lorsque le cheval s'enfonce dans le pied en marchant sur un corps pointu ou tranchant, soit clou, tesson de bouteille, éclat de bois ou caillou coupant.

La suite ordinaire du clou de rue est la boiterie. On doit faire promptement déferrer le pied offensé, et le faire parer avec précaution, afin de s'assurer du désordre produit par le corps étranger ; s'il a borné son action à la corne, l'accident n'a aucune suite fâcheuse. Il est même possible que le cheval ne boite pas. Cependant, il est bon de le laisser reposer quelques jours par précaution.

Si le corps étranger a offensé quelque partie profonde, il se forme ordinairement un abcès ; il est prudent de s'adresser à un vétérinaire, qui pratiquera les opérations nécessaires.

Colique rouge.

Cette maladie, très-commune chez les chevaux est extrêmement grave. C'est une inflammation sur-aiguë des intestins ordinairement causée par de mauvais aliments, des purgatifs administrés à trop forte dose, ou de l'eau froide et crue donnée au cheval lorsqu'il est en sueur.

L'animal attaqué de tranchées rouges, s'agite continuellement, il frappe du pied, gratte le sol, s'agenouille comme pour se coucher, se relève et regarde souvent son ventre, siége de la douleur. Quelquefois il se place sur le côté, puis sur le dos, les quatre membres en l'air, et se relève. Le pouls est plein et dur, la respiration courte et fréquente, l'urine rouge et épaisse. Le mal augmentant, il survient des tremblements convulsifs, des sueurs gluantes ; le corps se refroidit, le pouls devient petit et intermittent, l'agitation augmente, les battements du flanc deviennent de plus en plus précipités ; enfin, l'animal périt dans de violentes convulsions au bout de 12, 15 ou 24 heures après l'invasion du mal.

On comprend qu'avec une maladie dont la marche est si rapide et si effrayante, il n'y a pas un moment à perdre pour appliquer les remèdes nécessaires. Le premier remède consiste dans des saignées larges et copieuses. La première saignée doit être de quatre à cinq kilogrammes, si l'animal est jeune et vigoureux. On le répète tant que le pouls est plein et dur. Puis on fait avaler un breuvage adoucissant (n° 5), à la dose d'une bouteille, toutes les demi-heures. Il est bon de faire des frictions réitérées sur les quatre membres. A ces frictions sèches, on en fera succéder avec de l'essence de térébenthine. Enfin, on n'épargnera pas les lavements émollients (n° 2).

Contusions, plaies (*voyez page* 51).

Cornage, sifflage.

On appelle ainsi le bruit que font certains chevaux en respirant, surtout lorsqu'on les fait marcher avec rapidité ou gravir une montée. Lorsque ce bruit imite celui qu'on ferait en soufflant dans une corne, c'est le *cornage*. Si le *sifflage* est plus aigu, c'est un défaut d'une intensité moindre.

Quoique le cheval corneur ou siffleur puisse avoir toutes les apparences de la santé, cette incommodité n'en est pas moins l'indice d'un dérangement, d'une modification dans les fonctions des organes respiratoires, et cette lésion aurait pour conséquence l'asphyxie et la suffocation du cheval, si on ne le laissait pas reprendre haleine de temps en temps.

Cette maladie est incurable, à moins qu'elle n'ait pour cause une inflammation aiguë des muqueuses respiratoires ou l'usage de la *gesse chiche*. M. Delafond a constaté que ce genre de nourriture pouvait donner lieu à cette affection. Dans ce cas, la première médication serait de supprimer ce genre d'aliment; on recommande ensuite des saignées et vésicatoires au cou, et des gargarismes émollients.

Coup de sang ou apoplexie.

Ce grave accident frappe principalement les jeunes chevaux sanguins et vigoureux, il peut être causé par une température trop élevée, une indigestion, des aliments excitants, pris en trop grande quantité, la suppression subite de la transpiration, un harnais qui comprime le bas de l'encolure et empêche la libre circulation du sang. Une autre cause assez ordinaire est un travail actif et fatigant à la suite d'un long repos, accompagné d'une nourriture trop substantielle.

Les animaux, atteints d'un coup de sang, tombent comme s'ils étaient frappés de la foudre; leurs yeux sont fixes et dilatés, et comme insensibles; les naseaux sont ouverts, la respiration courte et difficile; leur immobilité n'est interrompue que par des mouvements convulsifs; le battement des flancs est prononcé; la salivation est abondante et les membranes muqueuses, rouges et injectées.

Les signes précurseurs du coup de sang consistent en vertiges. défaut d'appétit, pesanteur, bâillements répétés, engourdissement, diminution de l'ouïe et de la vue.

En attendant un vétérinaire dont le secours est indispensable, il faut débarrasser le cheval de tous ses harnais, et lui faire sur la tête des lotions répétées d'eau froide, dans laquelle on verse un peu de vinaigre. On lui frictionnera ensuite les membres avec de l'essence de térébenthine. La saignée, qui est indispensable, sera pratiquée à la jugulaire. Si on parvient à sauver le cheval, il faut lui accorder un long repos avant de l'employer au travail, et éviter surtout, dans le régime qu'on lui fera suivre, les causes auxquelles on attribuera l'accident dont il a été frappé.

Courbe.

C'est une tumeur oblongue qui se manifeste, après un effort, à la partie inférieure de la jambe, à la face interne du jarret. Le premier soin doit être de combattre l'inflammation par un cataplasme émollient (n° 15). L'inflammation ayant disparu, on frictionnera la tumeur avec de l'eau-de-vie camphrée, dans laquelle on aura fait dissoudre du savon.

Lorsqu'elle est ancienne, il faut en amener la résolution par des vésicatoires ou par le feu. Ce dernier moyen laisse une tare au cheval.

Crapaud ou fic.

Le fic est une maladie de la partie inférieure du pied, à la région de la fourchette. Il affecte d'abord la forme d'une tumeur fibreuse et spongieuse, indolente. Il est accompagné de l'écoulement d'une humeur noirâtre et fétide. La boiterie ne se manifeste ordinairement que lorsque la fourchette, devenue très-volumineuse, vient à porter à terre. La tumeur qui constitue le crapaud, se divise, à sa partie inférieure, en plusieurs filaments.

Lafosse, à qui nous empruntons la plus grande partie de cet article, distingue le fic bénin et le fic grave. Le fic bénin n'attaque que la fourchette.

Le fic grave attaque, outre cela, la sole charnue ou la chair cannelée des talons, ou celle des quartiers, ou la partie postérieure du cartilage.

Il se manifeste principalement chez les chevaux élevés dans des pays humides et marécageux, et surtout chez ceux qui habitent des écuries mal tenues, et dont les pieds séjournent dans le fumier et l'ordure. Il se montre aussi quelquefois à la suite des *eaux* du paturon.

Les fics arrivent plus souvent aux chevaux qui ont les talons hauts et la fourchette petite.

Lorsqu'il n'y a que la fourchette et la sole charnue qui soient attaquées, le cheval ne boite pas; mais il boite lorsque les quartiers commencent à se dessouder; cela arrive lorsque le fic gagne la chair cannelée des talons.

Curation du fic bénin. Lafosse blâme la pratique de couper le fic ou de le brûler par des caustiques, car, il arrive souvent, dit-il, que ces moyens ne réussissent pas, parce que l'humeur du fic, se portant sur les côtés, au-dessus de la sole de corne, y produit de nouveaux fics; il faut toujours en venir à la dessolure, et c'est le remède qu'on doit employer d'abord, lorsqu'on reconnaît que les racines sont profondes, parce qu'il est inutile de détruire l'extrémité du fic; il reviendra toujours si on ne détruit pas les racines.

Lorsqu'on a dessolé, il faut appliquer sur la plaie, pour premier appareil, des plumasseaux imbibés d'essence de térébenthine, qu'on aura soin de comprimer d'une manière unie, surtout à la fourchette; on lèvera l'appareil au bout de cinq jours, on pansera ensuite avec de l'onguent égyptiac, l'endroit du fic, et le reste de la sole avec de la térébenthine, jusqu'à guérison.

Curation du fic grave. Ce mal attaque la sole charnue, jusqu'à l'os du pied, gagne quelquefois la chair cannelée des talons et celle des quartiers; de façon que les arc-boutants se détruisent et obligent la muraille à s'écarter.

On met le cheval au son et à la paille, et on lui met deux sétons aux fesses et un troisième au poitrail, pour détourner une partie de l'humeur qui se porte au pied.

Il faut le dessoler deux ou trois jours après, et couper le fic jusqu'à la racine.

Nous ne nous étendrons pas davantage sur le traitement du fic grave, qui ne peut être traité que par un vétérinaire; nous ajouterons seulement, avec Lafosse, qu'on peut prévenir souvent les fics, en abattant les talons lorsqu'ils sont trop hauts, et en faisant porter par ce moyen la fourchette à terre.

Crapaudine.

C'est une engorgement ulcéreux qui vient sur le devant de la couronne, dont les poils sont hérissés et d'où suinte une humeur fétide. Cette maladie demande le même traitement que les *eaux* aux jambes, dont elle n'est pour ainsi dire qu'une variété.

Crevasses ou mules traversines.

On appelle ainsi des fentes transversales qui se forment sur le paturon ou sur le boulet des chevaux tenus dans des écuries remplies d'un fumier épais et putréfié, qu'on enlève rarement. Les boues âcres des villes peuvent également produire le même effet, lorsqu'on n'a pas le soin de nettoyer souvent les jambes des chevaux. Les animaux d'un tempérament mou et lymphatique sont les plus exposés aux crevasses.

La première indication, outre le repos, est de soustraire l'animal aux causes qui ont produit cette maladie. On le placera donc dans une écurie sèche et bien nettoyée, on renouvellera convenablement sa litière, et enfin on apportera le plus grand soin à lui tenir les jambes propres.

On emploiera d'abord des adoucissants tels qu'un cataplasme émollient (n° 15 ou 16) et des onctions d'onguent populéum. Si le mal persiste, on lotionnera la partie malade avec de la teinture d'aloès et avec des liquides astringents, tels que le n° 37. On pourra également y appliquer des cataplasmes émollients arrosés avec l'extrait de saturne. M. Beugnot recommande aussi « des lotions avec une solution faible de sulfate de cuivre (vitriol bleu) dans du vinaigre, et il ajoute que, si les crevasses sont anciennes, calleuses, et accompagnées d'un suintement abondant, il faut, de toute nécessité, appliquer des sétons à la partie supérieure du membre malade, administrer des purgatifs, et soumettre l'animal à des boissons nitrées. »

Le traitement local ci-dessous doit marcher en même temps.

Lorsque du fond des crevasses naissent des végétations verruqueuses, il faut les couper et les cautériser avant de commencer le traitement.

Eaux aux jambes.

Maladie qui attaque principalement les chevaux communs, d'un tempérament lymphatique, et nourris dans des lieux marécageux et humides, surtout lorsqu'ils marchent fréquemment dans la boue, et qu'ils sont mal soignés.

Cette affection, caractérisée par le suintement continuel d'une humeur séreuse et fétide, commence d'abord par le paturon, et gagne peu à peu le haut de la jambe. Elle est accompagnée de douleur. Cette douleur augmente de jour en jour, l'humeur s'épaissit, et, si la maladie résiste aux remèdes, elle peut passer à l'état chronique. Alors, la douleur disparaît; mais le suintement continue, et il survient quelquefois des excroissances charnues plus étroites à leur base qu'à leur sommet, que l'on appelle *grappes, poireaux, arétes*, et qui deviennent le siége d'autant d'ulcères.

Voici le traitement que recommande M. Barthélemy aîné, ancien professeur à l'école d'Alfort : « Aliments sains, ration ordinaire, travail fatigant tous les jours, ne pouvant être remplacé que par cinq ou six heures au moins d'un exercice actif; après le travail, on lave la partie malade avec de l'eau tiède; on l'essuie de manière à absterger l'eau dont elle est humectée, puis on lotionne légèrement toute la surface avec une dissolution de deux onces de vert de gris dans un litre d'eau de rivière. On répète cette opération tous les jours jusqu'à ce qu'il n'y ait plus d'écoulement, et que la partie malade soit parfaitement sèche. Il est même prudent de continuer les lotions plusieurs jours après que la dessication paraît complète. »

Lorsque le mal est rebelle par son ancienneté, le tempérament lymphatique ou la vieillesse du sujet, on a ordinairement recours à l'application du feu, qu'on ne doit employer que dans cette circonstance, à cause des tares auxquelles elle donne lieu.

Efforts, entorse, mémarchure.

C'est la distension violente des muscles, tendons ou ligaments; d'où il résulte un gonflement douloureux.

On distingue les efforts, entorses, etc., suivant leur siége, savoir : l'effort d'épaule ou écart, l'effort de cuisse, l'effort de grasset, le tour de reins, l'effort de jarret, et l'effort de boulet ou mémarchure.

L'effort d'épaule passait pour une affection grave et fort difficile à guérir; tandis que M. Beugnot, par une méthode révulsive et énergique, a compté à peu près autant de succès que de traitements. Il s'est servi avec beaucoup de bonheur, ainsi que son père, dans une pratique de trente années, de frictions, de teinture de cantharides, sur l'épaule (20).

Voici le mode d'application de ce traitement tout-à-fait rationnel dans un écart aigu. On fait sur toute l'étendue de l'épaule malade depuis le garrot jusqu'à la distance de trois ou quatre pouces (8 à 11 centimètres) de l'articulation du bras avec l'avant-bras, une friction avec 6 onces (185 grammes) du médicament indiqué. Cette friction faite avec soin doit se concentrer particulièrement à la partie supérieure et à la partie de l'épaule. On réitère cette friction deux fois, à douze heures d'intervalle chaque fois. Le cheval doit être attaché au râtelier, de manière à ce qu'il ne puisse ni se frotter ni se coucher. Bientôt il se forme un engorgement considérable dans la partie frictionnée. Elle se couvre d'ampoules qui ne tardent pas à crever. Dix ou douze jours après les frictions, les poils tombent et sont bientôt remplacés par d'autres. Quinze ou dix-huit jours après le traitement, le cheval est ordinairement guéri. Si la boiterie n'était que diminuée au lieu d'avoir disparu, on recommence le traitement, et il est bien rare que le mal ne cède pas.

Les autres efforts, quand ils sont légers et récents, cèdent facilement au repos, à des bains froids et à des frictions d'eau-de-vie camphrée ; mais s'ils sont graves, il faut les soumettre au traitement indiqué plus haut.

Encastelure (*voyez page* 79).

Enchevêtrure.

Blessure transversale et dont le siége est ordinairement le paturon, et qui peut avoir lieu lorsque le cheval s'enchevêtre avec sa longe. Cet accident, qui ne consiste souvent qu'en une simple écorchure, ne demande que du repos, des cataplasmes émollients, et une petite saignée, si le mal a été assez grand pour occasionnner de la fièvre.

Entérite chronique ou gras-fondure.

Affection inflammatoire de la membrane musqueuse des intestins passée à l'état chronique, et se manifestant principalement par une maigreur croissante, par la diminution de l'appétit, l'adhérence et la sécheresse de la peau, et surtout les glaires ou mucosités, parsemées de stries de sang, qui recouvrent les excréments. Le pouls est petit et fréquent, le flanc retroussé, les yeux infiltrés et jaunâtres. L'animal fiente avec peine, son fondement est rétracté et enfoncé.

Comme toutes les maladies inflammatoires, la gras-fondure demande un traitement délayant et rafraîchissant. On fera donc prendre à l'animal en breuvage, une décoction de graine de lin, à laquelle on aura joint trois ou quatre têtes de pavôt, on lui donnera des lavements émollients, et on le tiendra à une demi-diète.

Si l'inflammation est considérable, il faudra faire de petites saignées répétées, et supprimer toute nourriture solide.

Lorsque les symptômes inflammatoires seront dissipés, on fera prendre à l'animal des breuvages amers et toniques, consistant en décoctions de petite centaurée ou de chicorée sauvage, auxquelles on associe une infusion de camomille romaine.

Lafosse recommande, lorsque l'inflammation sera sensiblement diminuée, de mettre dans les lavements 16 décigrammes (30 grains) d'ipécacuanha, pour fondre les glaires qui engorgent les glandes.

Eparvin.

C'est une tumeur à peu près de la même nature que la courbe (voyez page 131), et produites par des causes analogues. Elle se forme à la partie inférieure et interne du jarret, et fait souvent boiter le cheval, surtout lorsqu'en vieillissant elle a dégénéré en exostose.

La cause de cette maladie et des exostoses en général, est peu connue; mais on regarde l'influence héréditaire comme y ayant une grande part. Le seul traitement qu'il y ait à employer, non pour obtenir la guérison, mais pour arrêter les progrès des exostoses, est le feu appliqué en pointes.

Etonnement du sabot.

Ebranlement causé dans le sabot par une commotion, un choc violent contre un corps dur, des coups de brochoir appliqués avec trop de violence en rivant les clous ou en rabattant les pinçons. Il en résulte une accumulation ou congestion de sang dans le sabot, qu'on reconnaît à la difficulté que le cheval éprouve à s'appuyer sur le pied malade, à la chaleur de ce pied et à la douleur que l'animal ressent lorsqu'on l'explore en frappant légèrement autour de la muraille.

Lorsque le mal est peu grave, le repos suffit ordinairement pour amener la guérison; mais, si la boiterie est considérable; il faut déferrer le cheval, parer le pied, saigner en pince, et entourer le sabot d'un cataplasme astringent (n° 14). Le manuel vétérinaire recommande aussi des bains d'eau froide, tenant en dissolution du sulfate de fer (vitriol vert), ou de l'extrait de saturne.

Exostoses.

Voyez *épervin, courbe, suros, forme.*

Farcin.

Maladie grave et d'une guérison difficile, provenant d'une altération de la lymphe ou des vaisseaux qui la charrient. On la considérait autrefois comme le cousin germain de la morve; aujourd'hui on pense qu'elle est de la même nature et qu'elle n'en diffère que par son siége. Elle se montre sous des formes diverses, savoir : 1° le *farcin volant*, consistant en petites tumeurs dures et arrondies, dont le volume varie de la grosseur d'un pois à celui d'une noisette, et semées superficiellement sur le cou, les épaules, les fesses, les côtés, et faisant place, lorsqu'elles disparaissent, à un durillon ou à une petite ulcération très-superficielle. Cette variété du farcin est la moins dangereuse.

2° *Abcès sous-cutanés*. Ces tumeurs molles, indolentes et sans inflammation apparente, se font surtout remarquer aux membres. Lorsqu'on les ouvre, il en sort un liquide jaunâtre d'une apparence huileuse, et contenant des flocons blanchâtres. La plaie se guérit facilement; mais quelquefois elle se convertit en ulcère.

3° *Farcin cordé* ou *engorgement farcineux*. Ce sont des tumeurs sous-cutanées se développant dans les interstices des muscles, et affectant la forme allongée d'une corde garnie de nodosités, ou ronflement, et formant une sorte de chapelet qui suit la direction des veines ou des vaisseaux lymphatiques. Quelquefois elles sont aplaties. Les parties renflées de ces humeurs finissent par s'ulcérer, et il en sort un pus épais et grumeleux. L'engorgement s'étend et les ulcères farcineux se multiplient.

4° *Ulcères farcineux*. Ils sont d'une couleur livide, à bords renversés en dehors, et fongueux. Lorsque les uns se cicatrisent, d'autres se forment.

Le farcin étant une maladie grave et dont la guérison exige toute la science d'un vétérinaire, nous ne parlerons ici que des moyens préservatifs. Ils résident principalement dans la bonne qualité des aliments, la salubrité de l'écurie, dans des pansements à la main souvent réitérés, faits avec soin, et dans un exercice modéré. Le passage d'une vie de travail à un repos absolu et longtemps prolongé, une nourriture abondante sans exercice, l'humidité et le défaut d'air peuvent occasionner le farcin, qui peut aussi se développer sous l'influence des mêmes causes que la morve.

La nourriture des chevaux farcineux doit consister principalement en avoine, bonne paille et bon foin. Il faut leur ménager le son et l'herbe.

Il est à remarquer que quelque grave que soit l'affection farcineuse, les chevaux qui en sont atteints conservent en général l'apparence d'une santé parfaite.

Le farcin est contagieux. Il importe donc de séparer le cheval qui en est atteint, et de prendre toutes les précautions nécessaires pour qu'il ne se communique pas aux personnes qui le pansent.

Fève ou lampas.

Gonflement inflammatoire du tissu qui recouvre la membrane revêtant la voûte du palais. Lorsqu'il se développe chez les jeunes chevaux à l'époque de la dentition, il est ordinairement essentiel, c'est-à-dire il dépend de l'irritation de la membrane du palais. Une légère diète, de l'eau blanche, des boissons adoucissantes, et même une saignée au palais, si le gonflement est considérable, le font disparaître.

Mais, si le cheval est âgé, la fève est presque toujours lymphatique et elle indique alors une irritation des membranes muqueuses de l'estomac et des intestins. C'est donc cette affection inflammatoire qu'il faut combattre par la diète, les boissons rafraîchissantes et des lavements émollients, et non traiter le lampas ainsi que le font certains maréchaux, par l'excision de cette tumeur, opération barbare, inutile et nuisible en ce qu'elle laisse subsister la cause du mal.

Forme.

Tumeur inflammatoire dont le siége est la couronne, et qui peut être le résultat d'une contusion comme aussi d'une disposition héréditaire aux exostoses. Dans le premier cas, elle cède facilement à l'emploi des cataplasmes émollients, puis à des lotions astringentes. Dans le second cas, elle dégénère en callosités, d'une guérison difficile (voyez *éparvin*).

Fourbure.

Maladie fréquente chez les solipèdes [1], et qui consiste d'abord dans l'accumulation du sang dans le tissu réticulaire du pied, puis dans l'inflammation de ce même tissu.

[1] On donne ce nom aux animaux pourvus de sabot.

La fourbure peut être causée par un travail continu et excessif; par une course trop longue sur le pavé ou sur un terrain dur et rocailleux, surtout lorsque ces excès de travail ont été précédés d'un long repos. Des aliments nutritifs et excitants, tels que l'avoine, les féverolles, ou le blé donné en trop grande quantité, ou enfin une mauvaise ferrure qui comprime le pied, peuvent également ment déterminer la fourbure.

On reconnaît qu'un cheval est fourbu à la chaleur du sabot, à l'extrême sensibilité du pied, à la raideur des jambes, à la difficulté avec laquelle il marche en cherchant son point d'appui sur les membres qui ne sont point malades. Quelquefois, les quatre membres sont attaqués ensemble, alors l'animal craint de changer de place et reste couché. Ces signes caractéristiques sont ordinairement accompagnés de fièvre et de la perte de l'appétit.

La marche de cette maladie étant rapide, il n'y a pas un moment à perdre pour la prendre à son origine, et elle cède alors facilement à un traitement convenable, tel que la saignée à la jugulaire, des fomentations dérivatives d'essence de térébenthine aux genoux et aux jarrets, et enfin des bains de pieds dans une rivière, une mare ou un étang, prolongés durant une heure et même deux heures.

Si le mal présente de l'intensité à son début, il faut déferrer l'animal, réitérer les saignées, et même en pratiquer sur le pied malade, en pince, ou sur la couronne.

On entoure ensuite le pied du cataplasme n° 14.

La fourbure, lorsqu'elle ne cède pas aux premiers remèdes, peut avoir des suites fâcheuses. L'épanchement du sang, entre le sabot et le pied, donne lieu à des accidents très-graves tels que la *chute du sabot*, la *fourmillière*, production cornée de mauvaise nature, qui s'interpose entre l'os du pied et la muraille, le *croissant*, éminence semi-circulaire de la sole. La maladie, devenue chronique, dans ces deux derniers cas, exige des opérations chirurgicales dont la description ne peut trouver place dans cet ouvrage.

Fourchette échauffée, fourchette pourrie.

Cette maladie, qui attaque surtout les chevaux qui ont le pied très-creux, se manifeste par le suintement d'une humeur noirâtre provenant de la fourchette. Elle est presque toujours le résultat du séjour de ces animaux dans des écuries humides et mal tenues, dans lesquelles leur sabot est constamment en contact avec le fumier ou les urines.

Le traitement consiste à placer l'animal dans une écurie sèche et propre, à enlever quelques parties extérieures de corne abreuvée de matière, et à lotionner la fourchette avec de l'eau mélangée d'extrait de saturne.

Il est bon, dans cette affection, de remplacer le fer ordinaire par des fers à branches raccourcies.

La fourchette pourrie présente la même maladie à un degré plus avancé. La corne de la fourchette, devenue molle et filandreuse, laisse suinter une sanie fétide, et l'animal éprouve des démangeaisons qui l'obligent à frapper la terre de son pied.

Le traitement est le même que pour la fourchette échauffée, mais il faut attaquer avec l'outil tranchant la corne de la fourchette d'une manière plus profonde, afin d'enlever toute la partie gâtée. On la panse avec des plumasseaux imbibés d'onguent égyptiac ou d'extrait de saturne.

Frayement aux ars.

Lésion peu grave, survenant aux ars [1] à la suite du travail dans un terrain boueux, lorsqu'on n'a pas soin de laver cette partie du corps à la rentrée des chevaux à l'écurie. La boue, qui s'est logée dans les replis de la peau, se durcit et y occasionne une irritation, et même des excoriations, suivies d'un suintement de sérosité et de la chute des poils.

Des soins de propreté et des lotions, avec une décoction d'écorces de chêne dans du vin, suffisent pour remédier à cet accident.

Gale, roux-vieux.

L'encolure des chevaux de trait entiers, est particulièrement le siége de la gale, qui prend alors le nom de *roux-vieux*. Cette partie, très-développée chez eux, est pourvue, à l'endroit de la crinière, de plis nombreux dans lesquels se développent les vésicules de la gale.

Cette variété de la gale est très-difficile à guérir. Les remèdes spéciaux que l'on peut employer ont la plupart pour base le soufre et le mercure. Le plus simple consiste dans le mélange d'une partie de soufre et quatre de saindoux. On frictionne tous les

[1] On nomme ainsi la portion de la région antérieure de la poitrine située entre les deux avant-bras et en arrière du poitrail.

jours avec cette pommade les endroits affectés de gale. On y substituera avec avantage la pommade d'Helmerick (n° 21).

Pour le traitement, au moyen du mercure, on prend quatre parties de pommade mercurielle, dite *onguent gris*, dans laquelle on incorpore une partie de fleur de soufre.

M. J. Beugnot donne une formule de pommade anti-psorique dont l'efficacité lui a été prouvée un grand nombre de fois, et a même triomphé de *roux-vieux* très-anciens et très-invétérés. Nous donnons cette formule sous le n° 22.

Cette maladie est due à la présence d'un insecte microscopique appartenant au genre *acarus*, qui se loge sous l'épiderme, et produit, par l'irritation qu'il cause, des vésicules à demi transparentes, contenant une humeur séreuse. La gale se développe spontanément chez les animaux mal nourris, peu soignés, et qui travaillent beaucoup. Elle se transmet ensuite par le contact immédiat et de la même manière que se communique la gale humaine.

Gastro-entérite.

Cette maladie, qui dépend de l'inflammation de la membrane muqueuse de l'estomac et des intestins, affecte des formes variées que l'on peut comparer aux fièvres inflammatoires, bilieuses, muqueuses, putrides ou adynamiques, malignes ou ataxiques, qui se développent chez l'homme.

Comme cette affection est très-grave et que ses symptômes multipliés ne peuvent être appréciés que par un homme de l'art, il sera prudent de se borner à des mesures de précautions telles que la diète et la saignée, et de recourir aux lumières d'un vétérinaire.

Gourme.

Affection inflammatoire des membranes muqueuses du nez et des glandes de la ganache, qui attaque tous les jeunes chevaux à l'âge de trois, quatre ou cinq ans. Sa cause n'est pas bien déterminée.

On divise la gourme en bénigne ou maligne.

La gourme s'annonce par l'engorgement des glandes de la ganache, par la tristesse, le défaut d'appétit de l'animal, par une fièvre plus ou moins forte : ses yeux sont chassieux : il a quelque difficulté d'avaler et même de respirer. Il jette par les naseaux une matière plus ou moins épaisse, blanche ou jaunâtre.

Lorsque la maladie est simple ou bénigne, il faut laisser agir la nature en se bornant à préserver l'auge du contact de l'air froid, à donner quelques lavements à l'animal, à le mettre à l'eau blanche chaude et à la paille pour toute nourriture. La tuméfaction de l'auge augmentant, on peut appliquer un cataplasme émollient sur l'abcès qui se forme et qu'on perce lorsqu'il est mûr. On la panse comme un abcès ordinaire ; mais la gourme ne suit pas toujours une marche aussi régulière. Quelquefois l'inflammation se développe d'une manière si intense que les secours de l'art ne peuvent la maîtriser. Elle s'étend alors aux organes circonvoisins, elle gagne l'arrière-bouche, le gosier, et se propage jusque dans les poumons. La fièvre et la toux augmentent, des dépôts se forment, et la difficulté de respirer s'accroît au point que le cheval pourrait mourir suffoqué.

De promptes saignées, des fumigations émollientes, un séton au poitrail sont les remèdes auxquels on a ordinairement recours dans ce cas. Il faut y ajouter la diète et des boissons adoucissantes.

Cette maladie a quelques points de ressemblance avec la morve ; le cheval morveux ne tousse pas, et il conserve souvent l'appétit et la gaîté, mais pour la distinguer d'une manière certaine, nous conseillons d'avoir recours à un vétérinaire.

Immobilité.

Le cheval atteint de cette affection nerveuse resterait immobile à la place où il se trouve, si on ne l'obligeait à marcher ; il éprouve une grande difficulté à reculer, souvent même il lui est impossible d'exécuter cette action. Ses sens paraissent émoussés, il porte la tête basse, ses yeux sont fixes, ses oreilles immobiles, et il semble comme absorbé en lui-même.

Cette maladie, qui est placée au nombre des cas rédhibitoires, étant réputée incurable, nous ne nous en occuperons pas davantage.

Javart.

Le javart est une tumeur phlegmoneuse qui attaque le pied ou les environs du pied, et que l'on distingue en javart cutané, tendineux, encorné, et cartilagineux suivant la partie qu'elle occupe.

Le javart cutané vient plus fréquemment aux pieds de derrière qu'aux pieds de devant, il affecte particulièrement le paturon.

8.

« Un cheval boite, on ne voit aucune cause apparente, on porte la main sur le paturon, on sent le poil mouillé d'une sérosité puante; on presse le cheval à cet endroit, et il sent de la douleur. On frotte cette partie de quelque graisse, la peau se coupe en rond dans cet endroit, et il se détache un morceau qu'on appelle *bourbillon*. Le bourbillon tombé, il reste un creux dans la peau, le creux se remplit graduellement et la plaie se cicatrise peu à peu, c'est ce qu'on appelle *javart simple* (ou javart cutané). Quelquefois il n'y a qu'une partie du bourbillon qui se détache, il en reste une partie au fond; la peau se referme; et cette portion du bourbillon qui est restée corrode et creuse en dedans. Si le javart se trouve sur le tendon, il pénètre jusque dans la gaîne, et il prend le nom de *javart nerveux* (ou *javart tendineux*). S'il est à la couronne, c'est-à-dire sur la partie supérieure du sabot, il prend le nom de *javart encorné*. »

» Lorsque ce dernier vient sur la couronne à l'endroit des quartiers, c'est-à-dire sur le cartilage, il le carie, et cela fait une maladie propre au cartilage (*javart cartilagineux*). « Dans le javart simple, il n'y a que la peau qui soit endommagée; dans le javart tendineux, la gaîne du tendon est affectée; dans le javart encorné, il n'y a que la peau de la couronne qui soit attaquée; dans le javart cartilagineux, le cartilage est gâté. » (Lafosse, *Guide du maréchal*).

La seconde et la quatrième espèce de javart exigeant des opérations difficiles et l'expérience d'un vétérinaire, nous ne parlerons ici que du javart cutané et du javart encorné.

Le javart est ordinairement causé par la malpropreté des écuries, l'âcreté des boues des grandes villes, et surtout le peu de soin qu'on aura eu de laver les pieds des chevaux, et de rétablir la transpiration dans cette partie en enlevant la crasse qui la recouvre.

Le javart cutané, que l'on peut comparer au furoncle, ne demande pour sa guérison que des soins de propreté, il est cependant bon de hâter la maturation de la tumeur avec le cataplasme n° 23. On peut aussi employer un emplâtre suppuratif, tel que celui de diachylum.

Les causes du javart encorné sont, outre celles du javart cutané, une atteinte dégénérée, un coup que le cheval se sera donné lui-même, ou qu'il aura reçu d'un autre.

« Lorsque la tumeur, ou la contusion à la couronne, est récente, il faut y appliquer quelques légers résolutifs, comme la térébenthine. Si la suppuration se forme, il faut la favoriser par les suppuratifs, tels que le basilicum et les onguents onctueux;

s'il y a un bourbillon, il faut tâcher de le faire suppurer, pour le détacher et le faire sortir avec les mêmes suppuratifs. »

Mais si la contusion est au talon, sur la pointe, et que le bourbillon ne se détache pas au bout de quatre ou cinq jours, il faut faire marcher le cheval afin de faire sortir par le mouvement que fait le cheval, la matière qui, par son séjour, pourrait gâter les parties voisines. »

« Lorsque le bourbillon est sorti, le mal est ordinairement sans danger, et la guérison prochaine. On en est sûr lorsque, après la sortie du bourbillon, il n'en suinte aucune matière. On peut cependant panser la plaie comme un ulcère simple avec un peu d'onguent égyptiac, pour le déterger et procurer une bonne cicatrice. » (Lafosse, *Guide du maréchal.*)

Mais lorsqu'après la sortie du bourbillon, il suinte de la plaie une matière liquide, et que la sonde indique une cavité, c'est que la maladie a revêtu le caractère du javart cartilagineux.

Mal de cerf ou tétanos.

Nous ne parlerons que des symptômes et des causes auxquelles on attribue cette cruelle maladie; car son traitement, le plus souvent infructueux, ne peut être confié qu'à un praticien exercé.

On a donné le nom de mal de cerf à cette maladie parce que le cheval qui en est atteint a les membres raides en tout ou en partie comme ceux du cerf, lorsque, poursuivi par les chiens, il tombe exténué de fatigue.

Le tétanos se manifeste d'abord par la raideur du cou; les mâchoires de l'animal se serrent tellement l'une contre l'autre qu'il est impossible de les séparer; son œil est fixe, et ses pupilles dilatées, les oreilles sont raides et deviennent immobiles; la raideur s'étend ensuite aux membres, et le cheval peut à peine marcher. La respiration devient de plus en plus difficile, l'animal ne peut se coucher, il se remue tout d'une pièce; il s'affaiblit, finit par tomber, et ne tarde pas à mourir.

On attribue le tétanos aux suites de la castration, surtout lorsqu'elle est faite à testicules découverts; à l'immersion dans une eau très-froide lorsque l'animal est en sueur, à l'effet d'une pluie froide ou du vent du nord, dans les mêmes circonstances, aux blessures et aux plaies qui intéressent les nerfs, aux fractures compliquées, etc.

On ne peut guère entreprendre le traitement du tétanos que lorsque le *trismus,* c'est-à-dire le resserrement des mâchoires, n'est pas complet; parce que, dans ce cas seulement, on peu administrer des remèdes internes.

Mal de garrot.

La cause la plus ordinaire de cette lésion réside dans la mauvaise conformation de selle. Le mal de garrot peut être aussi produit par les coups de dents que les chevaux se donnent en se battant. Les chevaux gros et lourds, dont le garrot est bas et charnu, sont plus exposés que d'autres à être blessés sur le garrot.

Ce mal consiste d'abord en une tumeur phlegmoneuse, molle et accompagnée de fluctuation; lorsqu'elle finit par s'abcéder, il en sort une sérosité roussâtre; quelquefois cette tumeur prend un caractère chronique.

Nous nous bornerons à parler du cas où le mal est récent et sans plaie. Des frictions avec de l'eau-de-vie et du savon ont produit d'excellents effets; on peut aussi employer des répercussifs, tels que des compresses imbibées d'extrait de saturne. Si l'accident date de plusieurs jours, il faut au lieu de répercussifs et d'astringents, appliquer des cataplasmes émollients.

Lorsque le mal est à l'état de plaie, il peut déterminer un ulcère et la carie des vertèbres; il est donc indispensable d'avoir alors recours à un vétérinaire.

Malandre, solandre.

La malandre est une crevasse qui vient au pli du genou, et d'où découle une humeur âcre qui corrode la peau.

La solandre est une crevasse de même nature, mais qui se forme au pli du jarret.

L'un et l'autre de ces maux n'attaquent ordinairement que la peau, et se traitent comme les crevasses et les gerçures. On déterge la plaie avec des lotions de teinture d'aloès, et on la panse avec l'onguent dessicatif n° 24.

Morfondure ou bronchite.

C'est une affection des bronches, qui peut être comparée au rhume de l'homme, et qui est produite par les mêmes causes, c'est-à-dire par une suppression de transpiration. Il faut donc éviter d'exposer subitement à l'action d'un air froid et vif un cheval en sueur, comme aussi de lui faire boire une eau froide lorsqu'il est échauffé.

Le principal symptôme de cette affection est une toux plus ou moins forte, et l'écoulement, par les naseaux, d'une humeur qui s'épaissit à mesure que la maladie avance vers son terme ; elle devient visqueuse, opaque, et finit par prendre une teinte jaune. Si la maladie est forte, la fièvre se développe avec plus ou moins d'intensité. Les conduits aériens des poumons étant tapissés de mucosités qui gênent le passage de l'air, l'action respiratoire est accompagnée d'un bruit particulier, qu'on désigne sous le nom de râle muqueux.

Cette maladie, quoique peu grave en elle-même, ne doit pas être négligée, on doit la traiter avec le même soin qu'on traite le rhume chez l'homme, car elle pourrait dégénérer en quelque maladie chronique. Il faut donc tenir l'animal à une demi-diète, lui donner de l'eau chaude blanchie avec de la farine d'orge et édulcorée de miel : si les symptômes inflammatoires ont de l'intensité, pratiquer une petite saignée, et réitérer cette saignée si l'inflammation persiste. On pratique également deux sétons au poitrail, qu'on panse tous les matins avec l'onguent basilicum. Si la toux est opiniâtre, on fait prendre au cheval tous les matins l'électuaire adoucissant n° 25.

Lorsque la maladie tire à sa fin, on remplace l'électuaire n° 25 par un électuaire tonique, et on terminera la cure par le purgatif n° 8.

Lorsqu'on voit la toux continuer et la poitrine rester embarrassée après la disparition de l'inflammation, M. J. Beugnot indique l'administration des antimoniaux, dont nous donnons une formule sous le n° 27.

Morve.

Maladie grave, dont le siége est la membrane muqueuse des narines, et qui se manifeste par l'engorgement des glandes de la ganache, et l'écoulement par les deux narines, et souvent par une seule ; et, dans ce cas, le plus ordinairement par la narine gauche, d'une matière tantôt blanche et transparente, tantôt d'un jaune plus ou moins verdâtre, et mêlé de stries de sang. L'écoulement toujours assez abondant, devient purulent, puis verdâtre et fétide. Quelquefois il s'arrête momentanément et recommence peu de temps après. Le mal fait des progrès effrayants, s'il n'est pas arrêté dans sa marche, l'intérieur des narines se couvre d'ulcères profonds, et la carie envahit les os voisins.

Souvent les poumons deviennent tuberculeux, l'animal languit quelquefois fort longtemps et finit par mourir.

Nous compléterons ce que nous avons à dire sur la morve, en empruntant à M. J. Beugnot une description des caractères de cette maladie, dont la précision ne laisse rien à désirer.

« Ordinairement le *jetage* ou la glande paraissent les premiers; d'abord en petite quantité, presque séreuse, la matière qui s'écoule d'une ou des deux narines est plus abondante que de coutume; elle est d'une couleur jaunâtre, inodore, et tient en suspension de petites masses comme caséeuses, qui couvrent et salissent la peau, et se dessèchent sur les orifices des narines. Si la maladie débute par la glande, un petit engorgement, ordinairement arrondi, situé plus ou moins profondément, paraît à la face interne de l'une ou des deux branches de l'os de la mâchoire inférieure; cet engorgement est peu volumineux; il commence par avoir le volume d'une noisette ou d'une noix; il paraît formé d'une seule masse, ou constitué par la réunion d'un grand nombre de petits corps mobiles les uns sur les autres, mais réunis en une masse assez circonscrite, adhérent ou non à la peau, qui elle-même est plus ou moins mobile; il est quelquefois indolent, d'autres fois il est légèrement douloureux, et le cheval cherche à éviter la pression. Que l'un de ces symptômes ou tous les deux apparaissent en même temps et successivement, ils peuvent rester stationnaires pendant fort longtemps, quelquefois des mois, des années, pendant lesquels la membrane nasale est dans l'état naturel, ou colorée, ou plus ou moins épaisse et blafarde; en même temps l'animal paraît jouir d'une bonne santé. Enfin, l'œil, du côté où le jetage a lieu, devient chassieux, larmoyant; de petits tubercules, développés dans le tissu sous-muqueux, apparaissent sur la pituitaire; bientôt ils se ramollissent, font place à de petits ulcères moins colorés que les parties environnantes, blafards, jaunâtres, et quelquefois exubérants; ils augmentent successivement tant en profondeur qu'en étendue; le jetage devient plus considérable; bientôt il est mêlé de stries de sang; la table externe des sinus frontaux se gonfle, fait saillie sous la peau; la percussion que l'on exerce sur elle est douloureuse et rend un son mat; le cheval est définitivement déclaré *morveux* et doit être abattu, non que la mort suive de près la maladie arrivée à ce degré, et que le cheval puisse encore rendre des services; mais parce que l'affection est alors regardée comme définitivement incurable, et que les ordonnances de police prescrivent le sacrifice de l'animal. »

Les causes de la morve sont peu connues; cependant il paraît que tout ce qui peut contribuer à vicier les humeurs et à appauvrir le sang prédispose à cette fâcheuse maladie. Telles sont, par exemple, un régime vicieux, des aliments et des fourrages de mauvaise qualité, des écuries malsaines, des travaux excessifs, etc. La morve est la plus grave des maladies du cheval, elle est contagieuse et peut même se communiquer à l'homme. Il convient donc d'isoler le cheval soupçonné d'en être affecté, et de prendre les précautions nécessaires pour s'opposer à sa propagation.

Musaraigne ou musette.

Tumeur charbonneuse qui se forme subitement à la partie supérieure et interne de la cuisse, et qui fait boiter le cheval.

Cette tumeur, dit Lafosse, est accompagnée de tristesse, d'abattement, souvent de frissons, de la fièvre et d'une difficulté de respirer ; enfin, la mort s'en suit de près, si on n'y apporte un prompt remède, car la gangrène y survient en moins de 24 heures.

Cette maladie peut être considérée comme une variété du charbon, et réclame les même soins. Voyez CHARBON.

On attribuait autrefois cette grave affection à la morsure d'un petit animal, nommé *musaraigne*, appartenant à un genre voisin de la souris ; mais cette opinion est d'autant moins fondée que cet animal n'est nullement venimeux, et qu'il ne peut ni mordre ni piquer.

Ophthalmie périodique ou fluxion périodique.

Maladie incurable et constituant un cas rédhibitoire. Ses symptômes peuvent être divisés en plusieurs périodes, mais pour les distinguer, il faut toute l'attention d'un vétérinaire exercé.

Dans la première période, les symptômes ne diffèrent pas de ceux d'une ophthalmie ordinaire ; il y a tuméfaction des paupières, rougeur de la conjonctive, larmoiement, fièvre, etc. Cet état, qui dure plus ou moins longtemps, peut se prolonger jusqu'à douze jours.

Dans la seconde période, les symptômes précédents persistent, les glandes lacrymales secrètent une humeur plus épaisse, la cornée transparente s'obscurcit et semble enflammée.

Dans la troisième, l'inflammation diminue. l'œil redevient peu à peu transparent. La matière opaque qui troublait la vue devient floconneuse et se précipite en bas de la chambre antérieure de l'œil.

Dans la quatrième période, le travail inflammatoire s'établit de nouveau, quoique avec moins d'intensité que les premières fois ; la vue est de nouveau troublée.

Dans la cinquième, tous ces symptômes disparaissent, et l'animal paraît complétement guéri ; mais cet état ne dure que quelques semaines. Au bout de ce temps, les symptômes ci-dessus reparaissent dans le même ordre.

Ces alternatives de maladie et de guérison apparente, se succèdent jusqu'à ce que l'animal ait perdu la vue.

Péritonite.

Maladie presque toujours mortelle, qui a pour siége la péritoine ou membrane qui tapisse l'abdomen. On la reconnaît à la grande sensibilité du ventre, au pouls fréquent et serré, à une respiration courte, à la sécheresse de la peau. La langue est pâteuse sans être rouge. L'animal regarde souvent son flanc ; mais, au bout de vingt-quatre heures, il devient agité, inquiet, se couche, se relève, et finit par mourir dans des convulsions.

Les causes de cette maladie sont variées. Les plaies du ventre, une suppression de sueur, la parturition laborieuse, la castration, peuvent y donner lieu.

Le seul moyen curatif qu'on puisse tenter consiste dans des saignées générales ; elles peuvent avoir du succès lorsque le mal n'est pas trop intense.

Pousse.

Affection chronique des organes de la respiration, qu'on peut comparer à l'asthme humain. Elle se manifeste par la gêne de la respiration et par une toux sèche, sans fièvre. Les battements du flanc sont irréguliers, et suffisent seuls pour faire reconnaître la maladie.

La pousse est un mal incurable ; mais il ne tue pas. On peut retarder ses progrès en nourrissant le cheval d'avoine, de paille, d'eau blanche, en lui retranchant absolument le foin, et en ne lui imposant qu'un travail modéré.

La pousse frappe rarement les jeunes chevaux. On l'attribue à l'usage continuel d'aliments secs et trop nutritifs, à des travaux excessifs, ou au manque d'exercice. La pousse est un des vices rédhibitoires.

Seime.

Voici, d'après Lafosse la description de cette maladie.

« La seime est une fente qui se fait à la muraille du sabot depuis la couronne jusqu'au bas. »

« Il y en a de deux espèces, l'une qui vient au quartier et l'autre en pince.

. » Celle des quartiers vient plus communément aux pieds de devant; celle de la pince vient plus souvent aux pieds de derrière : on appelle celle-ci seime en pied de bœuf.

» Lorsqu'elle est bien ouverte, elle est plus difficile à guérir que celle qui vient aux quartiers, parce que la muraille est plus épaisse en pince qu'aux quartiers. »

La cause évidente des seimes réside dans la sècheresse de la muraille. Cette sécheresse provient, suivant Lafosse, de ce qu'on a trop paré le pied ou râpé le sabot; il explique cet effet par l'action de l'air sur les pores ou vaisseaux qui portent l'humidité et la nourriture dans la corne du pied.

Lorsque la seime est récente et peu considérable, on réussit quelquefois à la faire disparaître en graissant habituellement le sabot avec du saindoux, ou un autre corps gras. Mais lorsqu'elle est considérable, elle exige des opérations qui sont du ressort du vétérinaire.

Suros.

Eminence dure qui se forme sur la partie supérieure latérale interne de l'os du canon, et ordinairement à la jambe de devant. Elle est de la grandeur d'une pièce de 2 francs et affecte une forme ronde.

Lorsque le suros est oblong, on lui donne le nom de *fusée*. Quelquefois il se manifeste des deux côtés de l'os.

Le suros ne donne pas toujours lieu à la boiterie; il en est de même de la fusée.

Le suros vient le plus souvent aux jeunes chevaux, quelquefois il disparaît de lui-même. Souvent il persiste. (Voyez exostose, page 136).

Tétanos. *Voyez* mal de cerf.

Tranchées inflammatoires. *Voyez* Coliques rouges.

Tumeurs molles ou synoviales.

On donne ce nom aux tumeurs produites par l'accumulation de la synovie sur certains points.

La synovie est une humeur transparente et liquide, de consistance huileuse, et qui a pour objet de faciliter le glissement des os dans leurs articulations.

Ces tumeurs ont reçu différents noms suivant l'endroit qu'elles occupent. On appelle VESSIGONS celles qui occupent le vide du jarret. Les CAPELETS OU PASSE-CAMPANES viennent sur la pointe du jarret ; celles qui surviennent le long de la partie tendineuse du canon ont reçu le nom de MOLETTES.

Les molettes et les vessigons sont *simples* lorsqu'ils ne se manifestent que d'un seul côté, et *chevillés* lorsqu'ils viennent en dedans et en dehors.

Ces tumeurs sont le plus souvent causées par des coups, des chutes, la distension forcée des membres, un froid humide, etc.

Des frictions d'eau-de-vie camphrée, mêlée d'essence de lavande, suffisent souvent pour faire disparaître ces tumeurs chez les jeunes chevaux ; mais pour les chevaux vieux et fatigués, l'application du feu est ordinairement nécessaire.

Vertige abdominal.

Le vertige abdominal, très-différent du *vertige essentiel*, dont nous parlerons plus bas, a pour cause la réaction de l'estomac sur le cerveau, dans les cas d'indigestion.

Ainsi, les excès d'aliments, surtout après un long jeûne, les fourrages malsains, l'avoine de mauvaise qualité, et tout ce qui est de nature à occasionner une indigestion peut donner lieu au vertige abdominal, en supposant, toutefois, une prédisposition à cette fâcheuse maladie.

La maladie est annoncée par la tristesse de l'animal, la perte de l'appétit ; il frappe du pied et regarde fréquemment son ventre. Bientôt les sens s'oblitèrent, le pouls est petit et serré, puis les yeux deviennent saillants et hagards. Mais le caractère le plus significatif de cette affection consiste dans la tendance invincible de l'animal à se porter en avant ; il se place au bout de sa longe, et porte quelquefois sa tête avec tant de violence contre le mur qu'il se blesse le front, et peut même se contusionner les os du crâne. En liberté, il marche droit devant lui, et il ne s'arrête que contre un obstacle invincible. Il faut ajouter à ce symptôme si marqué, une grande agitation, l'anxiété, la fureur et les convulsions. L'animal succombe du troisième au cinquième jour.

Cette grave maladie exige tous les soins et toute l'expérience d'un habile vétérinaire. Nous nous bornerons donc à indiquer le traitement préconisé par Gilbert, et indiqué par M. J. Beugnot, comme ayant été suivi du plus heureux succès.

« Voici en quelques mots la manière de procéder à ce traitement : Au début du vertige *abdominal*, faire avaler au cheval, avec toutes les précautions possibles, une once d'émétique dissous dans une bouteille d'eau tiède ; si l'animal est difficile et qu'il pousse violemment au mur, il faut préalablement l'entraver et le jeter sur un bon lit de paille, puis lui relever la tête pour lui faire avaler son breuvage ; en même temps, il faut passer deux sétons à la partie supérieure et sur les côtés de l'encolure. Le cheval relevé, reconduit à sa place et attaché de telle façon qu'il ne puisse se blesser, on lui administre immédiatement un lavement rendu purgatif au moyen d'une once d'aloès en poudre ; on renouvelle ce lavement au bout d'une heure, et on attend les effets de ce traitement *sans plus rien faire*... Ordinairement, au bout de quelques heures, les symptômes du vertige ont disparu, et il ne reste plus que ceux de l'indigestion et de l'irritation gostro-intestinale, qui ne tardent pas eux-mêmes à diminuer. Il faut ensuite beaucoup de précautions pour remettre l'animal à son régime.

Le VERTIGE ESSENTIEL diffère du précédent en ce que son siége immédiat est dans le cerveau. Cette maladie consiste dans l'inflammation de l'une de ses enveloppes et souvent de toutes les deux. L'animal est quelquefois plus tranquille que dans le vertige abdominal ; mais il cherche de même à se porter en avant. Cette affection étant très-rare, nous ne nous en occuperons pas.

DE L'ANE.

L'âne est rangé par les zoologistes dans l'ordre des mammifères solipèdes, et appartient au genre cheval. Il présente un grand nombre de variétés distinguées par la taille, la couleur et la longueur du poil. Les unes ont le poil ras; chez d'autres il est long, tantôt plat, tantôt frisé et recoquillé. Ce poil est noir, brun-gris-souris, gris-blanc ou gris-rougeâtre. Les individus dont le poil est de couleur claire, présentent constamment une espèce de croix noire dont la principale branche s'étend des épaules à la queue, et la branche transversale, partant du garrot, descend à droite et à gauche sur les omoplates.

On a singulièrement négligé, dans la plus grande partie de l'Europe, le perfectionnement de l'âne, et l'on juge généralement cet animal d'après les races dégénérées et abâtardies que l'on a sous les yeux. Le peu de soin qu'on en prend, les mauvais traitements dont on l'accable, ont dénaturé son caractère, appauvri ses formes, et l'ont rendu en quelque sorte le symbole de l'entêtement et de la stupidité; mais dans l'Orient, et dans plusieurs parties de l'Asie, il se fait remarquer par l'élégance de son port, par sa vivacité, sa légèreté, et même par un naturel qui peut devenir docile et se plier facilement à la domesticité.

Cependant il faut convenir aussi que l'âne, originaire des pays chauds, a dû dégénérer dans nos climats tempérés et même froids, et ce n'est que par des croisements intelligents qu'on pourra relever sa race.

L'âne vit ordinairement quinze à dix-huit ans; cependant, lorsqu'il est bien soigné, sa vie peut se prolonger jusqu'à trente ans. La femelle vit plus longtemps que le mâle.

L'âge de l'âne, de même que celui du cheval, se juge par les dents. Nous renverrons donc le lecteur aux principes que nous avons exposés à la page 81.

Races de l'âne [1].

On distingue trois races principales dans l'espèce de l'âne : 1° la race italienne à taille variée, à poils gris et ras, et à bandes cruciales ; 2° la race poitevine ou gros baudets de Poitou ; 3° la race des grands baudets de Gascogne.

La race italienne paraît être originaire de l'Asie ; elle se répandit en Italie, et de là dans nos provinces où elle constitue l'espèce la plus commune de l'âne.

La race poitevine, bien qu'elle soit venue d'Afrique à l'époque où la domination des Arabes s'étendait sur une partie de l'Espagne, tire sans doute son origine de l'Asie, patrie commune de l'âne.

Les individus de cette race sont reconnaissables à leur taille, qui varie de 1 mètre 40 à 1 mètre 55 centimètres (4 pieds 4 pou-

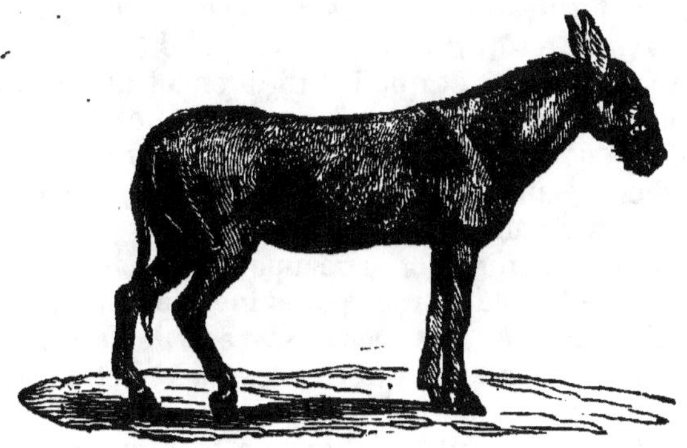

Baudet du Poitou.

ces à 4 pieds 9 pouces), à leur poil noir, long et quelquefois frisé ; à leur nez blanc, à leurs yeux blanchâtres ou gris argen-

[1] Le zèbre, le daw et l'hémione sont les animaux du genre cheval qui se rapprochent le plus de l'âne. L'hémione, charmant animal dont on peut voir des individus au Jardin-des-Plantes de Paris, croisé avec l'âne produit des métis bien supérieurs à l'âne ordinaire. Le daw est également un fort bel animal, mais de même que le zèbre, il a besoin d'être dompté par la domesticité. Les croisements de ces animaux avec l'âne pourraient offrir des ressources d'autant plus grandes que l'espèce de l'âne, sujette à infiniment moins de maladies que le cheval, est remarquable par sa sobriété ; et d'ailleurs elle supporte plus facilement la transition du froid à la chaleur.

tés, à leur queue presque entièrement dénudée, à leur taille plus lourde et plus forte que celle des baudets d'Italie, et à l'absence de la bande cruciale que l'on remarque sur ceux-ci. Quelques individus conservent jusqu'à l'âge de trois à six ans leur poil de lait qui leur constitue une épaisse et longue fourrure.

Cette race, par suite de la prohibition de sortie, resta longtemps confinée en Espagne, et ce ne fut qu'à l'avénement de Philippe V que la France obtint la levée de cette prohibition pour un certain nombre de ces animaux, destinés à propager cette belle race dans notre pays.

C'est dans le Poitou que fut concentrée cette reproduction de l'espèce arabe, et l'on apporte encore aujourd'hui dans cette province, le plus grand soin à conserver cette race pure de tout croisement étranger.

La race des baudets de Gascogne est plus grande que la précédente; sa taille s'élève jusqu'à 1 mètre 57 centimètres (4 pieds 10 pouces), ses formes sont sveltes, sa robe bai-noir, ou bai-brun, et son poil ras. On croit qu'elle est venue d'Espagne ainsi que les baudets du Poitou, et que les différences que l'on remarque entre ces deux races, proviennent de l'influence du climat et de la différence de nourriture. C'est au moins ce que pense M. Pressat, cultivateur à Saint-Barban (Haute-Vienne), auteur d'une excellente notice sur l'âne et le mulet.

La contrée dans laquelle on s'occupe spécialement de la propagation et de l'élève de la race poitevine, appartient aux départements de la Vendée, des Deux-Sèvres, de la Vienne, de la Charente et de la Charente-Inférieure. Dans cette partie de la France, il existe une centaine de haras dont les animaux sont moins destinés à la multiplication de leur propre espèce qu'à celle des mules et des mulets. On ne s'occupe même de la reproduction de l'espèce, qu'autant que cela est nécessaire pour maintenir la population du haras.

Reproduction des races d'élite.

Les étalons, de même que les ânesses reproductrices, sont choisis avec le plus grand soin. On rejette les ânes qui manquent de vigueur et de vivacité, ceux dont les membres et le corps ne sont pas suffisamment étoffés. Il faut qu'ils aient au moins une taille de 1 mètre 46 centimètres (4 pieds 6 pouces). On exige une encolure relevée, des membres solides, un coffre ample, un flanc petit, le talon large et des soies longues aux jambes, à la tête et aux oreilles. Les ânes qui ne réunissent pas ces qualités sont vendus au dehors ou employés à divers travaux dans le pays.

Les baudets étalons, dispensés de tout travail, sont tenus à l'écurie. On les panse avec soin, et leur nourriture se compose de fourrages choisis, de son, d'avoine. A l'époque de la monte, on augmente la quantité d'avoine et on y ajoute du pain.

Les ânesses choisies, que l'on destine à la reproduction de l'espèce, sont traitées avec les mêmes soins, surtout à l'époque de la gestation et de l'allaitement.

La durée de la gestation est de onze à douze mois. Le sevrage, qui s'opère naturellement, a lieu vers le sixième ou le septième mois.

A trois ans, les ânes et les ânesses sont aptes à la reproduction. Cette aptitude se continue jusqu'à quinze ou seize ans.

La monte a lieu dans le mois de mai et de juin. On commence par faire saillir les juments, auxquelles succèdent les ânesses.

Un bon étalon peut suffire à trois juments par jour, lorsqu'il est convenablement nourri et bien avoiné.

On comprend facilement que les ânes et les ânesses qu'on ne destine point à la reproduction de leur espèce ou de celle du mulet, ne sont pas nourris avec les mêmes soins que les étalons. On ne les envoie au pâturage que dans des landes ou des herbages médiocres.

Soins nécessaires durant la gestation.

Il est bon de ne point faire travailler les ânesses pleines de six mois, ni les ânesses nourrices, ou du moins on ne doit exiger d'elles qu'un travail modéré. On évitera surtout de leur laisser boire, le matin, à jeun, des eaux froides et crues qui pourraient provoquer l'avortement, et on ne doit les conduire au pâturage que lorsque la rosée ou la gelée blanche a été dissipée par le soleil.

Lorsque le moment de la parturition est arrivé, ce qu'on reconnaît au gonflement de la vulve qui laisse échapper des matières glaireuses et sanguinolentes, et à la présence du lait dans les pis, il faut préparer une bonne et épaisse litière, car, dans le moment du part, les ânesses se tenant debout de même que les juments, le petit pourrait se blesser en tombant. Il est également nécessaire qu'il y ait quelqu'un de présent, soit pour aider à la délivrance de la mère, soit pour faciliter la sortie de l'arrière-faix.

Dès que la mère est délivrée, on lui administre un breuvage composé de farine d'orge ou de froment et d'eau tiède. On a le plus grand soin de la préserver du froid et de l'humidité; enfin on lui donne, pendant tout le temps de l'allaitement, une nourriture substantielle.

De l'âne commun.

Nous nous sommes occupés plus haut de l'âne de premier choix, c'est-à-dire des races de Poitou et de Gascogne; mais l'âne ordinaire ne mérite pas moins d'attention. Plus sobre et plus facile à nourrir que ces belles espèces, il se contente des plus mauvais pâturages et des herbes rebutées par les autres animaux. Ordinairement même, il n'a d'autre pacage que les bords des chemins et les berges des fossés où croissent divers chardons, la bardane, l'arrête-bœuf et d'autres plantes inutiles et même nuisibles, et dont nul autre animal que l'âne ne voudrait faire sa nourriture. Des feuilles vertes ou sèches, du chaume, des brins de sarment lui conviennent également. Enfin il peut rester sans boire un temps considérable, que l'on porte jusqu'à deux jours. Il est patient, robuste et dur à la peine, et sous le rapport du travail, il produit beaucoup plus qu'il ne consomme.

On se sert principalement de l'âne comme bête de somme et de trait, mais dans les localités où le sol est léger, on l'emploie quelquefois au labourage. Deux ânes suffisent pour la culture d'une petite propriété et consommeront ensemble beaucoup moins de nourriture qu'un seul cheval.

L'âne est non-seulement recommandable par les services qu'il rend, mais son fumier est un engrais précieux pour les terres froides. D'ailleurs, le lait de l'ânesse, renommé pour les maladies de poitrine, fait l'objet d'un commerce lucratif.

L'âne est la ressource du pauvre qui ne pourrait nourrir un cheval, et sous ce rapport seul, il mériterait toute notre estime.

Il est véritablement fâcheux, ainsi que nous l'avons dit plus haut, que les mauvais traitements dont on l'accable ordinairement, et le peu de soin qu'on en prend, aient abruti son intelligence et étiolé son physique.

Amélioration de la race commune de l'âne.

Il serait à désirer que cette race si répandue en France, et si précieuse par sa sobriété et le peu de soin qu'elle exige, fût améliorée par le croisement avec les baudets du Poitou et du

Languedoc. On obtiendrait probablement une race plus grande, plus étoffée et plus forte que celle de l'âne vulgaire, avec les qualités qui rendent celui-ci tellement utile à l'agriculteur pauvre, qu'il ne peut être remplacé par le cheval.

Maladies de l'âne.

Les maladies de l'âne sont les mêmes que celles du cheval, mais le nombre en est infiniment plus restreint.

Le traitement du petit nombre de maladies dont l'âne peut être atteint, sera donc le même que celui indiqué pour le cheval, sauf les doses médicamenteuses qui doivent être proportionnées à la force de l'animal.

Du mulet.

Le mulet, produit de l'âne et de la cavale, tient de celui-ci sa tête grosse et lourde et ses longues oreilles ; de sa mère, ses formes plus élégantes et une taille plus élevée. Plus vif et plus vigoureux que l'âne, dont il a le pied sûr et la sobriété, il est sujet à moins de maladies que le cheval, et ne craint pas les transitions brusques du froid au chaud. Sa longévité est plus grande.

On prétend qu'il peut vivre jusqu'à quarante et même cinquante ans.

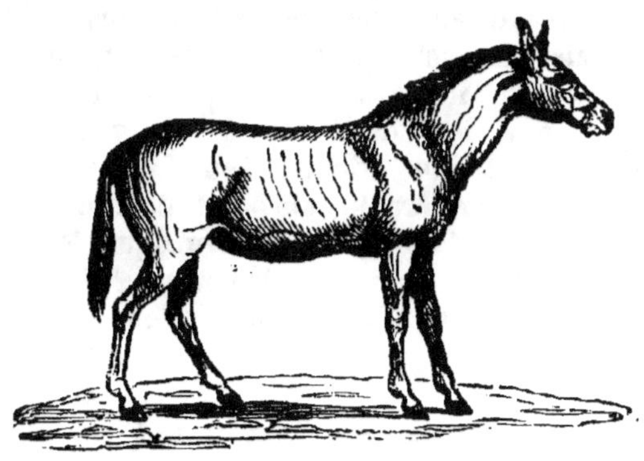

Mulet.

L'âge du mulet se connaît, de même que celui de l'âne et du cheval, par les dents (Voyez les principes indiqués à la page 81).

On distingue deux espèces de mulets : les mulets de Poitou

et ceux de Gascogne. Les premiers, plus robustes et de formes plus massives, conviennent comme animaux de trait et de charge ; les seconds, plus sveltes et plus légers, sont préférés pour la selle. Au reste, la conformation plus ou moins matérielle des mulets dépend beaucoup du choix des cavales que l'on fait saillir.

Le pelage le plus ordinaire des mulets est le bai-brun et le noir mal teint, cependant on en rencontre sous toutes les robes.

Les mulets à robe de couleur claire, ont quelquefois la bande cruciale dont nous avons parlé plus haut.

Propagation du mulet.

Ainsi que nous l'avons dit plus haut, ce n'est que dans quelques parties du Poitou et de la Gascogne qu'on se livre à l'élève du mulet. Dans les haras consacrés à cette propagation, on a de belles et fortes juments bretonnes. On préfère surtout les juments dites *maraîchères*, élevées dans les marais de Saint-Germain, parce qu'elles sont mieux membrées et plus corsées que les autres. On les nourrit bien et on les panse avec un soin tout particulier. Les jeunes mulets sont sevrés au bout de sept à huit mois, et à cette époque, on doit faire succéder au lait de la mère une nourriture abondante et substantielle.

Ces bons soins, cette nourriture substantielle, sont d'autant plus nécessaires au mulet, que, dans d'autres cantons des mêmes provinces, et dans plusieurs départements voisins, on élève aussi des mulets ; mais peu soignés, et ne recevant, ainsi que leur mère une nourriture insuffisante et quelquefois avariée, ou n'étant conduits que dans des landes ou de mauvais patis, on n'obtient que des individus chétifs. Toutefois, cette espèce de produits est encore préférable, au point de vue du rapport, à l'élève des chevaux, parce qu'il réussit presque toujours, et se vend un prix assez élevé, tandis que le poulain, d'ailleurs décimé par de nombreuses maladies, n'a aucune valeur lorsqu'il est défectueux ou malingre.

Choix des mulets.

Lorsqu'on destine le mulet à la charrette, au labourage ou au bât, on doit choisir un animal à formes puissantes et carrées. L'encolure doit être forte et courte, les reins larges et droits, et plutôt bombés que concaves, les membres forts, parallèles et bien dans leur aplomb, le jarret bien développé, le canon ou mécarpe gros, égal, sain et net, le fanon saillant et recouvert d'une forte houppe de poils, ou bien moustaché, le paturon moyen, plutôt un peu court que trop long, le sabot gros, arrondi en pince, large et ouvert du talon.

« Ceux, au contraire, qui sont destinés à être montés, doivent avoir une conformation moins matérielle, plus élégante, la tête plus haute, plus fine, l'encolure plus dégagée, le corps plus allongé, le garrot plus relevé, les reins droits (jamais voussés), afin qu'ils aient plus de souplesse dans leurs mouvements, que leur structure rend naturellement un peu durs. On exige du reste que, comme les premiers, ils soient bien établis, qu'ils aient des aplombs réguliers, mais les membres plus fins, l'épaule plate, l'avant-bras long, le jarret large, le canon court, uni, sec et bien musclé, la fanon peu garni : l'ergot petit, le sabot rond et bien proportionné, le talon haut ; enfin que le paturon soit plutôt un peu long que trop court jointé, ce qui donne toujours à l'animal un trot dur. » (M. Pressart.)

Le mulet, en général plus agile et plus fort que la mule, vit plus longtemps ; mais celle-ci est plus douce et montre plus de docilité.

Castration du mulet.

Quoique chez les mulets mâles et femelles, les organes de la génération soient parfaitement conformés à l'extérieur, il est cependant reconnu qu'ils sont impropres à la reproduction. Cependant les mulets montrent beaucoup d'ardeur pour le coït, et on châtre ordinairement les mâles entre un ou deux ans, afin de les rendre plus dociles et d'amortir une ardeur qui les rendrait dangereux. Les procédés employés pour leur castration sont les mêmes que pour le cheval.

Soins nécessaires aux mulets, nourriture.

On ne doit point faire travailler un mulet avant l'âge de trois ans, car en le fatiguant de bonne heure, on s'expose à l'user prématurément. Le même inconvénient a lieu lorsqu'on le surcharge de travail, et de plus on le rend têtu et capricieux.

La nourriture des mulets, dans les pays où on en fait usage pour le transport à dos des marchandises, ne consiste guère que dans celle que leur fournissent les landes et les bruyères où ils ne trouvent que quelques graminées coriaces, des sommités d'ajonc et de genêt ; les muletiers y joignent quelquefois du foin, lorsqu'ils peuvent s'en procurer, et de l'avoine pour les bêtes faibles ou malades. Il est reconnu que des chevaux se-raient promptement ruinés par un travail incessant comme celui qu'on impose aux mulets, en leur faisant transporter par des chemins affreux, coupés de ravins et de montagnes, des poids de 75 à 80 kilogrammes, et cela quand même la nourriture qu'on leur donnerait serait meilleure et plus substantielle que celle du mulet.

Ferrure de l'âne et du mulet.

Les principes de la ferrure de l'âne et du mulet sont les mêmes que ceux de la ferrure du cheval, mais la forme du fer est modifiée en raison de celle du sabot de ces animaux.

Voici ce que dit à ce sujet M. H. Bouley, que nous avons déjà cité plusieurs fois : « Le sabot de l'âne et du mulet est plus rétréci latéralement que celui du cheval, et plus allongé dans le sens antéro-postérieur ; la sole en est plus creuse, la fourchette plus petite, les talons surtout plus élevés : la paroi a moins d'épaisseur que dans le cheval et plus de dureté à sa surface ; elle est surtout très-amincie en quartiers. La circonférence de la surface plantaire se rapproche plutôt de la figure d'un quadri-latère que de celle d'un cercle.

» Pour ferrer un pied de mulet ou d'âne, il faut le parer à plat, diminuer la hauteur des talons, laisser à la fourchette son volume, et adapter au pied un fer dont la forme soit moulée sur la sienne. Le fer de devant et celui de derrière, forgés et ajustés convenablement, doivent avoir une forme un peu quadrilatère comme celle du pied, une égale épaisseur partout, plus de cou-verture en pince que dans les branches, où elle diminue gra-duellement jusqu'aux éponges ; les étampures doivent être placées un peu gras pour permettre de donner au fer une légère garni-ture sur toute la circonférence du sabot ; l'ajusture doit être peu sensible. Pour placer ce fer sous le pied, il faut se servir de clous à lames larges et délicates, et dont l'affilure très-oblique puisse vaincre facilement la résistance qu'oppose à leur pénétration la grande dureté des couches corticales de la paroi. »

M. Bouley blâme avec beaucoup de raison l'usage des fers usuellement employés pour l'âne et le mulet. Ces fers appliqués au pied, le débordent sur toute la circonférence par une large garni-ture, ils débordent également les talons par les éponges. On prétend par là augmenter la base d'appui du pied du mulet, et diminuer ainsi sa fatigue. Mais on s'apercevra facilement que ce mode produit un effet tout contraire, si on remarque que lorsqu'il s'agit de gravir des pentes plus ou moins rapides, l'animal est forcé de prendre son point d'appui avec l'extrémité de la pince du fer, et ce fer débordant le pied, il en résulte nécessairement le tiraillement des tendons, et une perte de force. Cet inconvénient détériore promptement le pied du mulet par la rétraction des tendons. En outre, lorsqu'il parcourt des routes fangeuses, des terres argileuses et détrempées par la pluie, sa marche devient extrêmement pénible par la difficulté qu'il éprouve à retirer ses pieds, qui s'enfoncent à chaque pas dans un sol boueux.

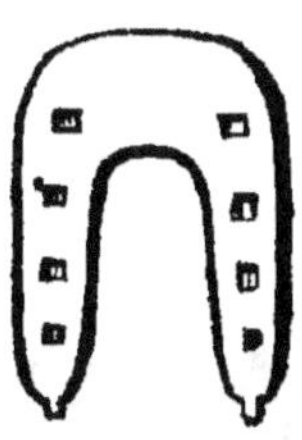

Fer de derrière.

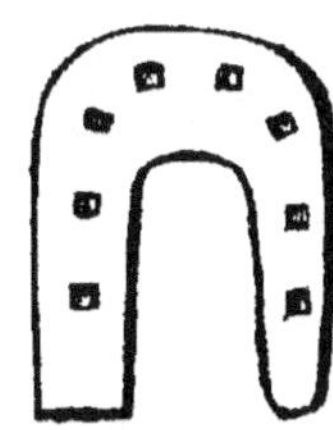

Fer de devant.

Du bardeau.

Le bardeau provient de l'union du cheval et de l'ânesse ; il diffère peu du mulet ; mais comme les métis tiennent toujours plus de la mère que du père, il ressemble davantage à l'âne que le mulet. On le regarde comme plus robuste et plus sobre que celui-ci, mais cette variété de métis est beaucoup plus rare, ce qui provient sans doute des difficultés de l'accouplement du cheval et de l'ânesse, et qui résulte soit du peu d'ardeur que le cheval montre pour l'ânesse, soit du danger qu'offre l'accouplement entre deux animaux de taille si différente.

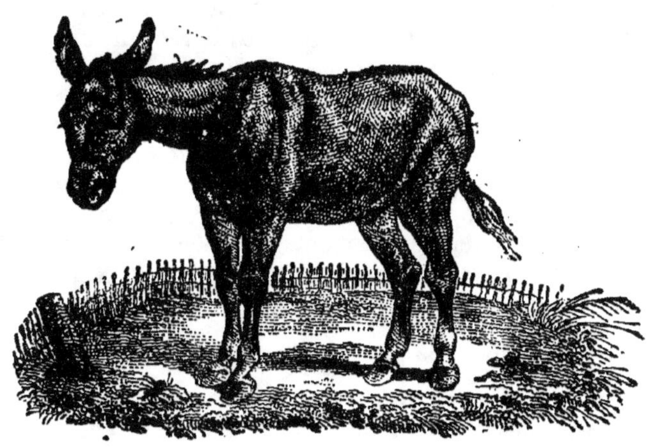

DU MOUTON.

Cet animal domestique, de la famille des ruminants, tire son origine du mouflon, qui existe encore à l'état sauvage dans plusieurs parties de notre continent ; mais il a subi des modifications si nombreuses, qu'il en est résulté d'innombrables variétés de moutons répandues dans toutes les parties du monde.

L'organisation du mouflon est exactement la même que celle du mouton ; mais de grands changements ont eu lieu dans leur apparence extérieure. Le mouflon est couvert de longs poils qui recouvrent des petits flocons de laine frisée. Dans le mouton, ces poils ont disparu ; la laine s'est développée et a couvert le corps d'une épaisse toison. En Barbarie, la queue a pris un accroissement monstrueux. Dans l'Inde, les cornes se sont doublées, tandis qu'elles ont disparu dans certaines variétés européennes ; ici, sa tête est grosse et longue, là elle est courte et petite ; enfin dans certaines variétés, la laine est courte et grossière, dans d'autres, chez les mérinos, par exemple, elle est longue, fine et soyeuse.

En passant de l'état sauvage à l'état domestique, le caractère du mouton n'a pas éprouvé un changement moins grand. Asservi à l'homme, il a perdu la faculté de se suffire à lui-même. Livrée à elle-même et privée de notre protection, la race du mouton ne tarderait pas à disparaître.

Les soins de l'homme étant tellement indispensables au mouton, et ayant une si grande influence sur les modifications extérieures de son être, il est de toute nécessité qu'ils soient dirigés par les principes généraux de l'hygiène ; il faut encore, au point de vue des changements extérieurs produits par le genre de nourriture ou par les croisements de race, que la direction donnée par l'homme soit en rapport avec le sol, le climat et les productions du pays.

Des races du mouton.

Le nombre de races différentes est extrêmement considérable, mais elles peuvent se réduire à deux variétés principales : les moutons à laine frisé et les moutons à laine lisse.

La toison des premiers, épaisse et tassée, présente des mèches très-ondulées et à brins très-fins. Ils prospèrent dans les pâturages secs, sur les côteaux herbus, les pentes des montagnes, tandis qu'ils dépériraient promptement dans les terrains humides et dans les gras pâturages.

La toison des seconds, à mèches longues, pendantes et pointues, n'est point tassée; le brin de leur laine est grossier ; cependant, il peut, au moyen de croisements bien entendus, acquérir de la finesse. Ces moutons, d'une taille élevée, supportent facilement l'humidité et prospèrent dans les pâturages succulents. Ils sont bien fournis en chair, et conviennent particulièrement à la boucherie. Le type de ces deux races existe encore en France; les premiers dans le département des Pyrénées-Orientales, et les seconds dans les départements du nord de la France. Le reste du pays présente le résultat du mélange de ces deux races, c'est-à-dire du mouton de plaine et du mouton de montagne.

Les principales variétés provenues de ce mélange, sont les suivantes (1) :

Race de Roussillon. La longueur de l'animal est de 81 centimètres ; sa toison en suint pèse de 1 1/2 à 2 kilogrammes ; le poids de sa chaire est d'environ 15 kilogrammes. C'est la plus fine des anciennes races de France sous le rapport de la laine.

Race du Languedoc et *du Gévaudan*. Longueur, 98 centimètres. Poids de la chair, 20 à 25 kilogrammes. Les brebis de cette race sont habituellement soumises à la traite, et leur lait est employé à faire des fromages.

Race de Provence, de *la Croix* et de *la Camargue*. Longueur, 81 à 90 centimètres. Poids net, 15 à 18 kilogrammes. Sa chair est excellente.

Race d'Auvergne. Longueur, 81 centimètres ; laine grossière, peu frisée, jarreuse, souvent brune ou noire. Poids de la chair, 15 kilogrammes. Cette espèce, privée de soins suffisants, offre une dégénérescence marquée:

Race de Poitou et Saintonge, race de plaine. Longueur, 70 à 81 centimètres. Laine assez fine, courte et frisée. Poids de la chair, 12 à 13 kilogrammes. Cette race nourrie, dans les terres arables et les friches, porte rarement des cornes.

La *race de marais*, des mêmes provinces, a 1 mètre de

1 Voyez le tableau comparatif des principales variétés de moutons français avant 1770, par M. Élisée Lefèvre. (*Maison rustique du* xixe *siècle*, t. II, p. 150).

longueur. Sa laine est grossière. Ces moutons, nourris dans des pâturages riches et humides, acquièrent jusqu'à 25 kilogrammes de chair, et conviennent particulièrement à la boucherie.

Race de Berri. Taille de 89 à 98 centimètres. Cette race, très-nombreuse en France, est reconnaissable à son cou allongé, à sa tête sans cornes et lainée à son sommet, jusqu'aux yeux. Les pieds et le museau sont bruns. La toison s'approche beaucoup plus que les précédentes des laines du Roussillon. Les moutons du Berri s'engraissent facilement, et donnent de 14 à 15 kilogrammes de chair. Comme ils habitent un pays remplis de plaines pierreuses, stériles, et que recouvre une herbe rare, leur nourriture est naturellement très-frugale.

Race de Sologne. Longueur, 81 à 89 centimètres. La toison, plus fine et plus courte que la précédente, est moins tassée, et ses mèches sont tortillées au sommet. Cette race, qui parcourt des plaines sablonneuses et presque stériles, vit avec une grande sobriété. Sa chair, qui pèse seulement 11 à 12 kilogrammes, est très-fine.

Race des Ardennes. Elle se rapproche beaucoup des deux races précédentes. Les moutons sont de petite taille, et leur chair est fort estimée.

Race de Picardie. Longueur, 1 mètre 60 centimètres. Tête grosse, oreilles larges et courtes, taille peu élevée. Toison grossière et peu frisée. Cette espèce, qui exige une nourriture abondante, donne jusqu'à 40 kilogrammes de chair; elle parviendrait facilement à la taille et au poids de la race suivante, si elle était soumise au même régime en hiver.

Race de Flandre. Cette espèce de mouton, la plus grande de toutes les variétés françaises, acquiert jusqu'à 1 mètre 66 centimètres de longueur (5 pieds). Sa toison à mèches pointues, longues et pendantes, est d'une nature grossière, sa chair pèse souvent 50 kilogrammes, et son poids s'élève quelquefois jusqu'à 65 kilogrammes. Ces moutons, nourris dans les riches plaines de la Flandre, durant l'été, reçoivent en hiver une nourriture moins substantielle.

Nous avons vu qu'il y avait en France deux races naturelles au pays : l'une, à laine fine et frisée, et l'autre, à laine pendante et grossière. La première de ces races, parvenue à son état de perfection, existait depuis un temps immémorial en Espagne : ce sont les mérinos.

La seconde, remarquable par ses fortes proportions, et qui doit seulement être considérée comme bête de boucherie, existe en Angleterre dans tout son développement, sous le nom de mouton *Dishley*. Il était de l'intérêt de la France de s'enrichir de ces belles races. Déjà elle s'est appropriée les mérinos ; il reste à conquérir la belle espèce à laine lisse, si perfectionnée par les éleveurs anglais, et notamment par Backwell.

Du mérinos.

Ce ne fut guère qu'en 1705 que la France put obtenir de l'Espagne un troupeau de la belle race, à toison serrée et épaisse, à laine si fine, que l'on désigne sous le nom de mérinos. Pendant bien des années, divers systèmes furent suivis pour l'éducation du mérinos ; des éleveurs, qui ne considéraient sans doute ceux-ci qne comme bêtes de boucherie, cherchèrent à en élever la taille par leur alliance avec la grande race de Flandre, et ils ne parvinrent qu'à l'abâtardir. D'autres, ayant plus d'égard au poids de la laine qu'à sa finesse, s'appliquèrent uniquement à obtenir des toisons plus pesantes que celles des moutons indigènes. Heureusement, le gouvernement, qui avait formé le précieux établissement de Rambouillet, conserva le type espagnol dans toute sa pureté, et même il le dépassa, car on put souvent remarquer que les laines des toisons de Rambouillet étaient supérieures aux belles laines d'Espagne.

Les autres agriculteurs français, mieux éclairés sur leurs intérêts et sur les principes à suivre dans l'éducation des mérinos, trouvèrent dans la bergerie de Rambouillet les ressources nécessaires pour régénérer leurs troupeaux, et, au bout d'un certain nombre d'années, le goût de cette amélioration était parvenu à un tel point, que le prix moyen des béliers qui s'étaient vendus 66 francs, en 1779, fut porté jusqu'à 765 francs, en 1825. Plus tard, un bélier, âgé de 5 ans, fut même adjugé à 3,870, et une brebis à 650 francs.

Par suite d'un préjugé longtemps répandu en France, dans les premiers temps de l'introduction des mérinos, on prétendait que cette race s'engraissait mal, et que sa chair était moins délicate que celle des moutons du pays : mais l'expérience a prouvé qu'elle était absolument identique, et que les différences que l'on pouvait remarquer dans sa qualité, provenaient du sol et des pâturages sur lesquels elle était élevée, et non de sa nature.

Caractère du mérinos.

La taille du mérinos varie suivant le régime auquel il est soumis ; mais sa taille la plus ordinaire est d'un mètre, et sa hauteur de 62 centimètres. Son poids total est d'environ 35 kilogrammes.

Son corps, assez trapu, est peu élevé sur jambes; sa face est large et busquée, son dos est plat, sa peau, souvent plissée autour de son cou, lui forme une sorte de collier; sa toison serrée, au point de paraître d'une seule pièce, est d'une couleur sale et brune à l'extérieur; mais si on en sépare les mèches, on aperçoit à l'intérieur une laine fine, blanche et ondulée, sans jarres, et enduite d'un suint abondant.

Reproduction des mérinos, âge et choix des animaux [1].

Le choix des animaux reproducteurs est de la plus haute importance. On doit les soumettre à l'examen le plus sévère sous les rapports de l'âge, de la conformation, du lainage et de la santé, si on ne veut pas s'exposer à voir dégénérer promptement un troupeau, et les animaux qui le composent retomber au nombre des bêtes communes.

De trois à quatre ans, est l'âge le plus convenable du bélier pour la monte. Ses facultés reproductives se conservent parfaitement bien jusqu'à six ans, et même on peut l'employer au delà de cet âge, lorsqu'il s'agit d'un animal de prix.

A dix huit mois, la brebis est parfaitement apte à concevoir un agneau vigoureux, surtout lorsqu'elle a été bien nourrie. Il est essentiel que son bassin soit large, sa poitrine vaste, ses reins solides.

Quant à la santé, il faut que le bélier marche la tête haute à la tête du troupeau, que son œil soit vif, et qu'il montre de l'ardeur pour la monte. Il est nécessaire de se défier du bélier qui manque d'appétit, qui reste couché à l'approche du berger, qui ne se débat pas avec force lorsqu'on le saisit par la cuisse. Le berger doit alors soulever la paupière de l'animal pour examiner le globe de l'œil. Si la bête est malade, les veines de l'œil, la surface intérieure des paupières, et les glandes lacrymales sont d'un rouge pâle; enfin, l'œil, au lieu d'être vif et brillant, est terne et languissant. Outre ces indices, en voici d'autres qui indiquent également un état maladif. L'haleine est mauvaise, les

---

[1] Tout ce que nous dirons de la reproduction, de la monte, gestation, parturition, allaitement, etc., etc., du mérinos, pourra s'appliquer au mouton en général. Nous aurons, toutefois, le soin d'indiquer les exceptions lorsqu'elles se présenteront.

lèvres sont pâles, les naseaux sont remplis de mucosité, et la laine se détache facilement de la peau [1].

Quelques éleveurs attachent de l'importance à ce que la tête du bélier soit ornée de cornes, ils prétendent que c'est un indice certain de leur vertu prolifique ; mais cette assertion paraît hasardée, et, jusqu'à présent, on n'a point remarqué de différence dans la vigueur et dans les produits de béliers à cornes ou sans cornes.

On croit que le bélier influe davantage que la brebis sur la toison de l'agneau, tandis que la brebis a plus d'influence sur sa taille et sa disposition à l'engraissement.

De la monte.

Il est reconnu avantageux, pour l'élève de mérinos, de faire saillir toutes les brebis dans le même mois, car les brebis de cette race ne sont point jalouses de leur lait comme les brebis de race commune, et, pourvu que leur agneau tête d'un côté, elles abandonnent l'autre mamelle au premier agneau qui veut s'emparer de la place, en sorte que si tous les agneaux n'étaient pas à peu près du même âge (ce qui arriverait si le temps de la monte a été prolongé), les plus forts affameraient les plus faibles, dans cette espèce d'allaitement en commun. Cette observation est due à Pictet de Genève.

C'est dans le mois de juillet que commence à se manifester la chaleur des brebis mérinos, et c'est la saison la plus favorable pour la monte. Quelques éleveurs du nord de la France la retardent jusqu'en novembre, afin que le part n'ait point lieu durant l'hiver. M. Elisée Lefèvre, dans sa notice sur les mérinos, combat cette pratique avec des raisons qui nous paraissent concluantes, mais dont le développement excéderait les bornes de cet ouvrage. Nous citerons seulement l'opinion de Pictet de Genève. « Il arrive assez souvent, dit-il, que si on laisse passer » les premières chaleurs, pour ne donner le bélier qu'à la se- » conde ou troisième fois que la brebis le demande, elle ne re- » tient pas ou ne porte qu'un agneau faible. J'ai éprouvé sou- » vent d'une manière marquée, l'avantage que conservent les » animaux provenant des accouplements précoces, non-seulement » parmi des agneaux purs, la différence a été très-marquée, mais » les métis, nés au commencement de décembre, ont conservé

[1] Voyez plus loin les autres caractères indiquant un état maladif chez les bêtes à laine.

» un avantage étonnant sur les purs qui sont nés un ou deux
» mois plus tard. »

Il est nécessaire de préparer les béliers à la lutte par une
nourriture fortifiante et substantielle ; le grain, l'avoine, l'orge,
les pois sont très-propres à remplir ce but.

Afin de ne pas épuiser les forces du bélier en combats inutiles,
et quelquefois dangereux, on ne les livrera point simultanément
à la lutte ; mais ayant divisé un parc en autant de compartiments
qu'on a de couples de béliers, on y distribuera ses brebis, puis
on y introduira un bélier, qui y restera un jour seulement et qui
sera remplacé par un autre le lendemain. Ainsi, point de rivalités
et de combats, ni de forces perdues.

Il est sage de ne point donner à un bélier plus de quarante
ou cinquante brebis dans l'année, si on ne veut pas que les
agneaux qui en proviendront manquent de qualités ou de force.
Quand la lutte est finie, il faut continuer aux béliers les soins
dont ils étaient l'objet avant de les faire reproduire. — Il faut les
séparer complétement des brebis et leur donner de bonnes provendes.

Lorsqu'on veut améliorer un troupeau par un étalon de prix,
il est quelques soins à prendre afin de ne pas le fatiguer et l'é-
puiser inutilement. On se sert d'un étalon d'essai ; c'est un bélier
commun dont le ventre est garni d'un tablier. A l'époque des
chaleurs on le lâche dans le troupeau des brebis et on remarque
celles qui le supportent sans difficulté ; on les met alors à part et
on les livre à l'étalon qui doit les féconder.

De la gestation.

La brebis, naturellement timide, le devient encore davantage
après la conception. La moindre chose devient pour elle une
cause d'épouvante, et les efforts qu'elle fait pour fuir peuvent
amener l'avortement. Un berger soigneux doit donc alors re-
doubler de douceur envers son troupeau, modérer l'ardeur des
chiens, les empêcher de mordre les brebis et même de les poursuivre avec acharnement. Il ne mettra pas celles-ci dans le cas de
sauter des fossés, des haies, des rochers. Il veillera à ce que les
moutons ne se pressent pas l'un contre l'autre quand il s'agira
de traverser un passage étroit, ou de passer une porte, afin que
le flanc des brebis pleines ne soit point froissé.

Nourriture de la brebis durant la gestation.

La nourriture des brebis, durant la gestation, exige les plus grands soins. Trop abondante, elle favorise la production de la graisse, augmente la quantité du sang et peut amener une hémorragie, qui détermine l'avortement. Trop restreinte, elle ne suffit plus à la réparation des forces de la brebis et à l'accroissement des forces du fœtus.

Dans le premier cas, la mère est menacée d'une pléthore sanguine, dont les indices existent dans les pulsations trop fréquentes des artères et dans la rougeur des yeux. Des aliments échauffants ou excitants produiront le même effet. Une saignée est alors indispensable pour rétablir l'équilibre dans la circulation.

Les pâturages humides, contraires à toutes les races mérinos, sont particulièrement nuisibles aux brebis pleines; par suite de l'accumulation d'eau dans les viscères, et du relâchement qui en est la suite, le décollement du placenta peut avoir lieu et l'avortement s'en suivre.

La durée de la gestation est de 150 jours. L'approche du part est annoncée trois ou quatre semaines d'avance par un écoulement qui augmente graduellement, et que les bergers appellent des *mouillures*. Lorsque le lait afflue dans les mamelles, le moment de mettre bas approche, et il sera prudent de faire rester la brebis à l'étable.

De la parturition.

Nous avons déjà développé, page 24, quelques principes, qui s'appliquent aussi bien à la brebis qu'à la jument et à la vache. Il en résulte que si la parturition est contrariée par un excès de force, reconnaissable à la chaleur des oreilles et de la bouche, à la vitesse du pouls, à la sécheresse de la bouche et des lèvres, à la rougeur des yeux, à l'agitation générale, il faudra diminuer cette force ou plutôt cette surexcitation, par une saignée ; et si, au contraire la brebis épuisée manque de forces pour expulser le fœtus, il faudra les ranimer par un breuvage tonique et par une provende échauffante. (Voyez le mot Provende à l'article *Pharmacie*.)

Dans la position normale, l'agneau se présente les pieds de devant allongés et placés au devant du museau, les deux jambes de derrière repliées sous son ventre, et s'étendant en arrière à mesure qu'il sort de la matrice. Le berger laissera alors agir la nature; mais si l'agneau reste trop longtemps au passage, on l'aidera à sortir en le tirant peu à peu et doucement. Il faut avoir soin de ne tirer l'agneau que pendant que la brebis fait elle-même des efforts pour l'expulser.

Parturition difficile.

Lorsque l'agneau se présente mal il faut tâcher de changer sa mauvaise position, et le retourner pour faciliter sa sortie. « Les mauvaises positions les plus fréquentes sont les suivantes : 1° La mauvaise situation de la tête lorsque l'agneau, au lieu de présenter le bout du museau à l'ouverture de la matrice, présente quelques parties du sommet ou des côtés .de la tête, tandis que le bout du museau est tourné de côté ou en arrière ; 2° la mauvaise situation des jambes de devant, qui, au lieu d'être étendues en avant, de façon que les pieds se trouvent à l'ouverture de la matrice avec le museau, sont pliées sur le cou ou étendues en arrière.

» 3° La mauvaise situation du cordon ombilical lorsqu'il passe devant l'une des jambes.

» Voici ce que doit faire le berger pour changer ces mauvaises positions de l'agneau :

» Lorsqu'il sent à l'ouverture de la matrice la tête de l'agneau au lieu du museau, il doit tâcher de repousser la tête en arrière, et d'attirer le museau à l'ouverture de la matrice. Il est nécessaire que le berger frotte ses doigts avec de l'huile, pour faire cette opération, sans blesser la brebis ni l'agneau. S'il ne voit pas les pieds de devant il faut qu'il tâche de les trouver et de les attirer à l ouverture de la matrice. Si les jambes de devant sont étendues en arrière, il faut que le berger tâche de faire sortir la tête, ensuite qu'il essaie d'attirer les deux jambes de devant, ou seulement l'une, pour empêcher que les épaules ne forment un trop grand obstacle à la sortie du corps de l'agneau. Si les jambes de devant restaient étendues en arrière, on serait obligé de tirer l'agneau avec tant de force, pour faire passer les épaules, que l'on courrait le risque de le faire mourir. Lorsque le berger reconnaît que le cordon ombilical passe devant l'une des jambes, il doit tâcher de le rompre sans attirer le délivre. Le cordon se rompt de lui-même, dès que l'agneau est sorti. » (Daubenton, *Catéchisme des bergers.*)

De la délivrance.

L'agneau étant sorti de la matrice, le berger s'occupera de la délivrance de la mère. Si le délivre ne sort pas de lui-même, il tâchera, au moyen du cordon ombilical, de le tirer doucement ; s'il le tirait avec force, il risquerait de casser le cordon, de rompre le délivre, de déchirer la matrice, ou d'attirer celle-ci au dehors avec le délivre. Lorsqu'il est sorti, on l'écarte de la mère pour empêcher qu'elle ne le mange.

Quelques heures après que la brebis a mis bas, on lui donne de l'eau blanche tiède, de l'orge, de l'avoine, ou du son qui a conservé un peu de farine.

Soins à prendre après la parturition, allaitement.

Si on s'aperçoit que la mère ne lèche point son agneau pour le sécher, ce qui a souvent lieu chez les brebis qui agnèlent pour la première fois, on répand un peu de sel en poudre sur l'agneau et on l'approche de la mère pour l'engager à le lécher par l'appât du sel.

Le berger comprimera les mamelons de la mère, c'est-à-dire le bout des pis, afin de les déboucher en faisant sortir un peu de lait. S'il y a de la laine dessus, il a soin de l'ôter, car elle pourrait être arrachée et avalée par les agneaux. (Voyez page 169.)

Lorsqu'un agneau ne cherche pas de lui-même la mamelle, il faut l'en approcher, et faire couler du lait du pis sur sa bouche.

Quand une brebis rebute son agneau, l'empêche de téter et le fuit, il faut la tenir en place, et lever une jambe de derrière de la mère pour mettre ses mamelles à la portée de l'agneau.

Les brebis ne donnent ordinairement qu'un seul agneau par portée, cependant, il arrive quelquefois qu'une brebis en produit deux. Dans ce cas, on ne lui laisse le second agneau qu'autant qu'elle sera grasse, ses mamelles grosses et bien remplies, et la saison favorable pour le pâturage.

Si une mère brebis manquait de lait, on lui donnerait de l'avoine et de l'orge mêlées avec du son, des raves, des navets, des carottes, des panais, des salsifis, des pois et des fèves cuites, des choux, des betteraves, etc. ; enfin, on la mènerait dans les meilleurs pâturages. On a remarqué que le changement de pâturage est très-favorable aux brebis, et leur donne de l'appétit [1], pourvu qu'on ne les fasse point passer d'un bon pâturage à un mauvais.

Lorsqu'un agneau qu'allaitait une brebis, ne peut pas la téter, on tire le lait de la mamelle pour le lui faire boire.

[1] C'est un principe général aussi applicable à l'homme qu'aux animaux, que l'usage constant d'une même espèce d'aliments est peu favorable au développement de l'appétit ; et que les digestions seront d'autant meilleures et plus faciles que l'alimentation sera de temps en temps variée.

Il peut arriver que la mère soit trop faible pour allaiter son agneau, ou que son lait soit de mauvaise nature, et qu'alors le petit se refuse à accepter cette nourriture. On remplacera la mère par une autre brebis, qui aura perdu son petit; ou par une chèvre, qui, en général, accueillera favorablement ce nourrisson.

Les brebis montrent moins de facilité pour adopter un nourrisson étranger : mais pour faire croire à une brebis que l'animal qu'on lui présente est le sien, on frotte l'agneau délaissé avec la peau de l'autre, ou bien encore, on place pendant la nuit cet agneau entre les pattes de la mère, qui, le lendemain, croira que ce petit lui appartient. Enfin, lorsqu'on n'a ni chèvre, ni brebis dont on puisse disposer pour cet allaitement artificiel, on fait boire à l'agneau du lait tiède de chèvre ou de vache, mêlé d'une certaine quantité d'eau, ensuite, on se servira d'un biberon dont le bec sera garni d'un linge, afin que l'agneau puisse sucer ce linge à peu près comme le mamelon d'une brebis.

En employant le biberon, il faut veiller à ce que le museau de l'agneau ne soit pas trop élevé, parce que, dans cette posture, le lait pourrait suffoquer l'agneau en entrant dans le cornet.

Quelquefois, cet allaitement artificiel cause au jeune agneau des diarrhées que l'on fera passer en joignant au brevage une décoction légèrement astringente, telle que celle de racines de tormentille ou de fraisier, à la dose de 60 grammes de racines par litre de lait. L'agneau doit, en outre, être tenu chaudement, afin de tenir lieu de la chaleur de la mère. Si on n'avait pas de lait, on pourrait le remplacer à la rigueur par une décoction d'orge ou de blé, dans laquelle on délaiera un peu de farine ou de fécule de pommes de terre.

La nourriture des brebis doit être subtantielle tant que durera l'allaitement, et la température de leur étable plus élevée qu'à l'ordinaire.

Le berger doit examiner si la mère est en bonne santé, si son lait est bon, si l'agneau la tète, ou si quelque autre agneau ne vient pas lui dérober son lait. Il y a des agneaux gourmands qui tètent plusieurs mères les unes après les autres, tandis que les petits de ces brebis manquent de nourriture. Il faut veiller soigneusement à ce que tous les agneaux, principalement les plus faibles, tètent leurs mères, et à ce qu'ils aient de bon lait et en suffisante quantité. La plupart des agneaux qui périssent, meurent de faim, ou n'ont eu que de mauvais lait.

Il arrive souvent, lorsque les agneaux mangent au râtelier, qu'il tombe, sur leur corps ou sur celui de leurs mères, des brins de foin. Les agneaux veulent manger ce foin, et arrachent en même temps les filaments de laine, qu'ils avalent et qui forment, dans la caillette, des pelotes appelées *gobes*. Ces pelotes produisent des obstructions dans les intestins. Il faut donc que les râteliers soient bas, afin qu'il ne tombe point de fourrage sur les bêtes, et le berger aura soin d'ôter les brins de foin qu'il verra mêlés dans la laine.

Engraissement des agneaux.

On les garde à la bergerie, où ils tètent leurs mères soir et matin, et pendant la nuit. Dans le jour, tandis que leurs mères sont aux champs, on leur fait téter des marâtres, c'est-à-dire les brebis qui ont perdu leurs agneaux. On donne de la litière sèche, une ou deux fois en vingt-quatre heures, aux agneaux que l'on engraisse.

On met auprès d'eux une pierre de craie pour qu'ils la lèchent. La craie les préserve du dévoiement auquel ils sont sujets, et qui les empêcherait d'engraisser.

Lorsque les agneaux mâles ont quinze jours, il faut les châtrer, ainsi que nous l'expliquerons plus tard, en parlant des moutons. Leur chair devient plus délicate que celle des agneaux qui n'ont pas été châtrés; mais ceux-ci deviennent plus gros.

La plupart des agneaux commencent à manger dans l'auge et au râtelier, et à brouter l'herbe, à trois semaines. On peut alors leur donner de la farine d'avoine seule ou mêlée avec du son, pourvu que ce son renferme encore de la farine; sans cela, ce serait un mauvais aliment. On y joint des pois qu'on fait crever dans l'eau bouillante, et qu'on mêle avec du lait.

On leur donne aussi de l'avoine ou de l'orge en grain, quand ils sont forts; c'est une des meilleures nourritures qu'on puisse leur offrir.

Le foin le plus fin, la paille battue deux fois pour la rendre plus douce, du trèfle sec, des gerbées d'avoine, du sainfoin : enfin, les herbes des prés bas, et toutes celles qui sont bonnes pour l'engrais des moutons, conviennent à l'engrais des agneaux; mais ce qui est encore supérieur à tout, c'est la betterave champêtre.

Sevrage des agneaux.

On sèvre les agneaux lorsque le lait de la mère commence à tarir; alors l'agneau a environ quatre mois. C'est vers la mi-juin, pour les agneaux qui viennent à la fin de février ou au commencement de mars. Lorsque les agneaux naissent plus tôt, on est obligé de les laisser téter plus de quatre mois, afin qu'ils puissent avoir de bonne herbe lorsqu'on les sèvre.

Pour les sevrer, on les sépare des mères, et, s'il est possible, on les éloigne assez pour qu'ils ne puissent entendre la voix de leurs mères, ni leur faire entendre la leur. Pour qu'ils s'oublient de part et d'autre plus promptement, on réunit les agneaux, jusqu'au nombre de quarante, avec une vieille brebis pour les conduire. On les fait paître dans des prairies de mélilot ou de rai-grass, etc. On peut aussi les mettre dans des prairies ordinaires, pourvu qu'elles ne soient pas humides.

On pourra sevrer les agneaux sans les séparer de leurs mères, en leur mettant une sorte de caveçon ou muselière, assez lâche pour leur laisser la liberté de manger. Cette muselière est garnie, à l'endroit du nez, de piquants formés avec du crin, en sorte que, lorsque l'agneau veut téter, ces crins piquent les mamelles de la mère sans toutefois pouvoir la blesser, et elle ne manque pas de repousser l'agneau.

Lorsqu'on veut pousser les agneaux, comme par exemple ceux qu'on destine à la reproduction, il est bon de leur donner du grain en commençant par une ration de 50 à 60 grammes; dès que cette quantité est mangée entièrement on l'augmente progressivement jusqu'à 300, 350 grammes, que l'on continue jusqu'à sept ou huit mois.

Les grains doivent d'abord être donnés cuits, puis ramollis dans l'eau, et concassés enfin entiers, lorsque les agneaux sont assez forts.

Nourriture, régime des moutons.

Le régime le plus convenable à la santé des bêtes à laine est le pâturage. Il serait extrêmement avantageux de leur ménager, pendant toutes les saisons, un parcours abondant, mais pour cela il faut créer des prairies qui puissent, en se succédant toute l'année, nonobstant les froids de l'hiver et les chaleurs de l'été, offrir aux moutons une nourriture suffisante et continue. Cette entreprise est difficile, mais non impossible à réaliser.

On parviendra à établir des pâturages permanents en semant, dans les terrains chauds et légers, les fourrages les plus précoces, tels que la flouve odorante, l'ivraie vivace ou rai-grass, le poa des prés, l'avoine des prés, l'avoine élevée au fromental, etc. On obtiendra donc de très-bonne heure des plantes fourragères.

A celles-ci succéderont le trèfle des prés, le trèfle rampant, la fétuque des prés, les paturins et une foule d'autres plantes qui fourniront une bonne nourriture pendant l'été.

Enfin durant l'automne et une partie de l'hiver, on aura le mille-feuille, le chiendent, la fétuque élevée, l'agrostis stolonifère, la pimprenelle, le pastel et d'autres plantes fourragères qui viennent bien dans les terres fortes et dans les terres froides.

La vaine pâture, c'est-à-dire le parcours des terres vagues, des landes et bruyères, des chemins et des routes, est une ressource précieuse dans les pays pauvres, et où l'agriculture est peu avancée. Il est vrai que ce mode de nourriture ne convient qu'à des races communes, mais elles y prospèrent et sont recherchées par la boucherie. Tels sont les moutons du Berry et de la Sologne.

Les races plus précieuses, celles à laine fine, dont le tempérament est plus délicat, demandent une nourriture plus régulière. Il en est de même des moutons flandrins (mouton de Flandre), consacrés à la boucherie et qui dépériraient promptement dans la vaine pâture. Il faut donc consacrer aux uns et aux autres de riches prairies naturelles ou artificielles et leur préparer pour l'hiver des fourrages substantiels.

Dix hectares de prairie suffisent pour l'entretien de cent moutons, durant une année; les deux tiers étant mangés en vers et le dernier tiers fauché et affouragé pour l'hiver. Cependant il est bon de pouvoir joindre à la nourriture de cette saison, des racines, des graines et même de la paille [1].

Les meilleures herbes de pâturages sont celles qui ont déjà pris de l'accroissement, qui approchent de la floraison ou qui commencent à fleurir. Les herbes trop jeunes n'ont pas été assez nourries par l'air et par le soleil pour faire une bonne nourriture, elles sont trop aqueuses, et peu nutritives. Celles qui ont pris tout leur accroissement, qui portent graines ou qui sont trop vieilles, n'ont pas assez de sucs, elles sont trop dures, et quelquefois très-échauffantes.

Nourriture d'hiver [2].

Quand l'herbe des pâturages manque, on nourrira s moutons

---

[1] Un mouton de taille moyenne mange par jour environ quatre kilogrammes d'herbe fraîche de prairie naturelle ; cette herbe se réduit à un kilogramme de foin, dont se contente également le même mouton nourri au sec. (M. Élisée Lefèvre.)

[2] Cet article est en grande partie extrait de l'*Instruction pour les*

avec des fourrages secs. Toutefois il faut remarquer que les meilleurs fourrages secs donnés seuls et tout à coup font dépérir les moutons et surtout les brebis pleines, celles qui allaitent, et leurs agneaux. Ce mauvais effet de la nourriture sèche sur les bêtes à laines, vient de ce qu'elles sont accoutumées à vivre d'herbes fraîches pendant la bonne saison. Les fourrages secs ne sont pas aussi convenables à leur tempérament; ils les échauffent, les nourrissent moins, et nuisent à l'accroissement et aux bonnes qualités de la laine.

On empêchera le mauvais effet des fourrages secs, en leur donnant, une fois dans la journée, quelque nourriture fraîche, telle que du colza, des choux cavaliers, des choux frisés, qui résistent bien à la gelée et dont on peut cueillir les feuilles que la neige laisse à découvert, dans les temps où elle couvre la pimprenelle et le pastel. Ces plantes aqueuses conviendraient peu aux moutons dons la belle saison, où ils ne mangent que de l'herbe fraîche, mais, dans l'hiver, où ils n'ont que des fourrages secs, elles ne leur sont aucunement nuisibles. Des racines, telles que carottes, panais, salsifis, raves, navets et topinambours, suppléeront avantageusement aux feuilles de choux et colza. Elles sont d'ailleurs plus nourrissantes.

L'orge, l'avoine, le son, lorsqu'il n'est pas dépourvu de farine, préserveront également les moutons du mauvais effet des fourrages secs, et renferment encore plus de parties nutritives que les racines.

La bourre de foin, qui contient les graines de plusieurs sortes de plantes, est nourrissante et fortifie l'estomac.

Le chènevis, également nutritif, est un peu excitant et anime les bêtes à laine pour l'accouplement.

La graine de genêt est encore une nourriture d'hiver. Voici comment on la prépare : lorsqu'elle est bien mûre, on secoue les branches pour la faire tomber sur des draps. On donne en hiver quelques poignées de cette graine avec d'autre nourriture. On peut aussi couper, en juin et juillet, de petites branches de genêt avec leurs cosses et leurs graines ; on les fait sécher au soleil, et on les garde pour les donner en hiver aux bêtes à laine ; elles s'accoutument bientôt au goût amer de cette graine. On pourrait la mettre tremper dans l'eau, ou même l'y faire bouillir un moment pour lui ôter son amertume.

bergers et propriétaires de troupeaux, ou *Catéchisme des bergers*, par Daubenton. Cet ouvrage, dont quelques parties seulement ont vieilli, n'en restera pas moins l'un des livres les plus utiles sur l'élève des bêtes ovines. Nous l'avons mis fréquemment à contribution.

Les glands sont nourrissants, mais on ne doit en donner aux moutons qu'une seule fois par jour et en petite quantité; lorsque les bêtes à laine en mangent beaucoup, les glands les altèrent et leur donnent le dévoiement.

Les tourteaux ou résidus de grains de chènevis, de colza, de navette et de lin, lorsqu'on en a tiré l'huile, sont également employés pour la nourriture d'hiver des moutons. Les tourteaux de chènevis, donnés en trop grande quantité, les échauffent, les altèrent et leur causent le dévoiement. Ceux de navette et de colza les échauffent et les altèrent moins. Les tourteaux de lin, de même que ceux de noix, les nourrissent et les engraissent plus que les autres, et sont par conséquent préférables.

Les légumes secs que l'on donne aux moutons sont les féverolles, les vesces, les lentilles. Ils mangent également les lupins après qu'on les a fait tremper dans l'eau pour en ôter l'amertume.

Les gerbées que l'on donne aux moutons dans la mauvaise saison sont des bottes de paille battue, dans laquelle on a laissé des grains, ce qui fait que les gerbées sont une très-bonne nourriture. On doit préférer celles d'avoine, parce que le grain et la paille en sont plus tendres, et par conséquent meilleurs que dans les gerbées de seigle, d'orge et de grains mêlées, que l'on appelle *brelée* dans quelques endroits.

Les gerbées de froment, celles de méteil, mélange de froment et de seigle, que l'on nomme *conseau* ou *conseigle*, dans les campagnes, seraient les meilleures de toutes, mais ces grains, trop chers pour être employés ainsi, sont réservés pour la nourriture de l'homme.

On fait également des gerbées avec les plantes légumineuses telles que vesces, lentilles, pois, haricots. On recueille la plante avant que le fruit soit mûr, ou après sa maturité, mais ces fourrages sont plus tendres recueillis avant leur maturité.

On donne encore plusieurs autres mélanges de fourrages aux bêtes à laine, tels que les pois et la vesce qu'on nomme *maucorne* dans les campagnes. Le mélange de l'avoine avec les pois, la vesce, les lentilles, les lupins ou le fenu-grec est également employé. On l'appelle *dragée*.

On nourrit aussi les bêtes à laine durant l'hiver avec *des feuillées*. Ce sont des branches d'arbres garnies de leurs feuilles, que l'on coupe après la pousse d'août, avant que les feuilles se dessèchent; on les laisse se faner un peu, et ensuite on en fait des fagots. Un grand nombre d'arbres et d'arbrisseaux peuvent servir à faire des feuillées. Ceux que l'on emploie le plus ordinairement sont l'orme, le bouleau, le charme, le frêne, le peuplier et le saule.

L'une des principales nourritures des moutons à l'étable, consiste dans le foin, mais ce foin doit être l'objet d'un choix sévère. Les foins des prés où l'eau de la mer monte, et que l'on appelle prés salés, sont les meilleurs pour les bêtes à laine parce que l'eau de la mer y laisse du sel. Les foins des prés secs où l'eau ne croupit jamais, sont aussi très-bons, parce qu'ils sont fins, délicats et agréables au bétail. Les foins qui ont été fauchés avant d'être trop mûrs, et qui ont été peu fanés, sont les plus friands pour les bêtes à laine.

Les prés bas et marécageux donnent des foins grossiers, rudes et désagréables aux moutons. Les herbes qui croissent au bord des étangs et des rivières, les joncs de marais, les roseaux, etc., sont encore plus mauvais pour faire du foin. Celui qui a été fauché lorsqu'il était trop mûr ou qui a été trop fané a perdu son suc; il est peu nourrissant. Le foin qui a été mouillé pendant la fenaison, perd sa couleur et ses bonnes qualités, il ne se garde pas, il est sujet à s'échauffer et à se pourrir dans le fenil. Le foin qui a pris une mauvaise odeur dans l'étable ou qui a été mouillé, le foin moisi, dégoûte les bêtes à laine. Celui qui est attaqué de la rouille est très-mauvais, parce qu'il donne des maladies aux animaux qui en font usage. Ils ne le mangent que lorsqu'ils y sont forcés par la faim.

Les prairies artificielles fournissent également de bons fourrages secs pour la nourriture d'hiver. L'avoine élevée (fromental), la fétuque ovine (coquiole), l'ivraie vivace (rai-grass), la luzerne, le trèfle, le sainfoin, la pimprenelle, sont ceux que l'on emploie le plus avantageusement.

L'avoine élevée s'élève à une plus grande hauteur que toute autre herbe des pâturages; elle vient dans toutes sortes de terrains, mais elle produit plus d'herbe dans les bonnes terres que dans les mauvaises. On la fauche de bonne heure; son herbe et son foin sont très-bons pour les moutons.

La fétuque ovine, qui se plaît dans les terrains légers, convient fort bien aux moutons, tant en vert qu'en sec.

La luzerne verte ou sèche est très-nourrissante. Verte et prise en trop grande quantité, ou lorsqu'elle est mouillée, elle fait enfler les moutons; sèche, elle peut les faire périr de gras-fondu, ou d'autre maladie; il faut donc la mêler avec du foin ordinaire, du sainfoin ou de la paille.

Le trèfle est fort nourrissant, mais il présente les mêmes inconvénients que la luzerne tant en herbe qu'en foin.

Le sainfoin est très-sain, mais trop nourrissant si on ne le mêle avec de la paille pour le donner aux moutons. Ses tiges deviennent dures lorsqu'on les fauche tard.

La pimprenelle fortifie les moutons. Comme elle est toujours verte, on peut la faire pâturer en hiver, ainsi que nous l'avons dit plus haut, et la couper pour la donner aux agneaux dans des auges.

Les tiges, les feuilles et les gousses des pois, des haricots et des féverolles, après que ces plantes ont été battues, peuvent être données aux bêtes à laine, qui les préfèrent à la paille. Elles sont d'ailleurs plus nourrissantes. Cette espèce de fourrage a reçu dans les campagnes le nom de *chaillat*. Le chaillat de pois s'appelle également *pesat* et celui de fève *favat*.

La paille est une nourriture peu substantielle, qui ne suffit pas pour entretenir un troupeau en bon état. Aussi y ajoute-t-on quelques aliments plus nutritifs.

La paille d'avoine est la meilleure, parce qu'elle est la plus tendre. La paille de seigle vaut mieux que celle de froment, parce qu'elle n'est pas si dure, et qu'il reste des grains dans les épis. La paille d'orge barbue peut être nuisible, à cause des barbes qui s'attachent à la laine lorsqu'elles tombent dessus. Les moutons ne mangent que l'épi, le bout du tuyau et les feuilles de la paille.

Les moutons mangent les balles d'avoine, de froment et de seigle, mais ils ne mangent pas la balle d'orge.

La paille, ou plutôt ce qui reste de la tige du lin, après qu'elle a été teillée, peut être mangée par les moutons, mais c'est la plus mauvaise de toutes les pailles.

Les moutons mangent non-seulement les marrons d'Inde lorsqu'ils sont coupés en deux ou trois parties, mais aussi l'écorce extérieure, quoiqu'elle ait des pointes dures et piquantes.

Suite du régime des moutons, quantité de nourriture.

Dans les départements de la France où l'hiver est rude, et lorsqu'on nourrit les moutons partie au pâturage et partie à l'étable, on commence à leur donner du fourrage en septembre et octobre, surtout le matin lorsque la gelée blanche empêche pendant quelques heures le troupeau d'aller paître dans la campagne, et le soir lorsqu'il revient du pâturage sans être assez rempli.

Mais lorsque la neige empêche toute la journée le troupeau de sortir, on lui distribue, le matin et le soir, du fourrage sec mais il faut tâcher d'avoir à lui donner, dans le milieu du jour, une nourriture fraîche, telle que des feuilles de chou, des racines de carotte, de panais, de chervis, des raves, des navets, des betteraves, des pommes de terre ou des topinambours, etc.

Un mouton de taille médiocre consomme environ deux kilogrammes et demi de feuilles de chou en un jour; ainsi il faut en donner au moins sept hectogrammes et demi (une livre et demie), pour un repas. Lorsque les feuilles sont tendres, comme celles des choux cabus, il les mange en entier ; mais lorsqu'elles sont dures, comme celles du chou de bouture, il laisse des côtes qui font près d'un tiers du poids des feuilles; pour y suppléer, il faut donner au moins un kilogramme de ces feuilles pour un repas.

On comprendra facilement la nécessité de cette adjonction de nourriture fraîche à l'étable, en songeant que les herbes et racines forment l'aliment naturel des moutons; ils s'y sont accoutumés pendant toute la bonne saison. Lorsqu'on change entièrement cette nourriture, en ne leur donnant que de la paille, ils ne sont plus assez nourris, et maigrissent peu à peu. Les bergers disent alors qu'ils perdent leur graisse, leur suif, c'est-à-dire qu'ils dépérissent.

La nourriture sèche les altère; ils boivent beaucoup d'eau, qui peut leur donner plusieurs maladies, surtout celle de la pourriture. Un repas chaque jour de nourriture fraîche les empêche de dépérir et d'être trop altérés.

Lorsqu'on n'a pas de nourriture fraîche à donner aux moutons dans la mauvaise saison, des grains, des légumes, des gerbées, une poignée d'avoine ou d'autre grain rempliront à peu près le même but.

La première nourriture que l'on doit donner aux moutons, lorsqu'au mois de novembre et d'octobre ils commencent à manger au râtelier, doit être celle qui leur est le moins agréable, comme la paille de froment ou de seigle, parce que si l'on débutait par leur donner de la paille d'avoine, qu'ils aiment le mieux, ils répugneraient dans la suite à manger les autres.

La quantité de paille nécessaire pour la nourriture d'un mouton dépend de la taille de l'animal et de la qualité de la paille. Il faut donner chaque jour à un mouton de taille médiocre un kilogramme et deux cent cinquante grammes (deux livres et demie), de paille d'avoine, si l'on a soin de remettre au râtelier celle qui en est tombée. Le mouton mange chaque jour, suivant les épreuves qui ont été faites, un peu plus d'un kilogramme de cette paille, et il en reste près de deux cent cinquante grammes (une demi-livre), qu'il rebute et qui se mêle avec la litière.

La quantité de foin nécessaire à un mouton dépend, comme la quantité de la paille, de la taille de l'animal et de la qualité du foin. Il faut donner chaque jour, à un mouton de taille médiocre, un kilogramme de foin commun, tiré d'une bonne prairie, si l'on a soin de remettre au râtelier le foin qui en est tombé.

On cesse de donner du fourrage aux moutons dans le printemps, lorsqu'ils commencent à trouver dans la campagne une suffisante quantité d'herbes pour leur nourriture, et lorsqu'ils sont bien remplis, en revenant le soir à la bergerie; mais tant qu'on voit qu'ils n'ont pris dans les champs qu'une partie de la nourriture qui leur est nécessaire, il faut suppléer à ce qui manque, en leur donnant du fourrage au râtelier.

Des moutons de taille médiocre mangent à peu près quatre kilogrammes d'herbes en un jour.

Boisson des moutons.

L'eau des rivières et des ruisseaux qui coule continuellement, est la meilleure. L'eau des lacs et des étangs, qui coule en partie, est préférable à l'eau des marais, qui ne coule point du tout. La plus mauvaise est celle qui croupit dans les marécages, dans les mares, dans les fossés, les sillons, etc. Lorsqu'on est obligé de donner aux moutons de l'eau de pluie ou de citerne, il faut l'exposer à l'air quelque temps avant de la leur présenter. Les eaux croupies et corrompues sont très-nuisibles aux bêtes à laine et peuvent les faire mourir.

Les moutons boivent peu quand ils sont en bonne santé. Lorsqu'on voit un mouton courir à l'eau avec trop d'avidité, c'est signe qu'il est malade ou qu'il le deviendra bientôt. Les bêtes à laine ne boivent que très-peu dans les temps où les herbes sont le plus succulentes; ils boivent davantage dans les grandes sécheresses, les grandes chaleurs, les grands froids, et lorsqu'on ne leur donne que des nourritures sèches. Alors un mouton d'environ cinquante-cinq centimètres (vingt pouces) de hauteur, boit une, deux, trois ou quatre livres d'eau par jour; mais il y a des jours où il n'en boirait pas, quoiqu'on lui en présentât.

Il est essentiel de ne pas faire boire les moutons après qu'ils ont mangé des pois, des fèves ou d'autres légumes farineux.

Il existe différents usages relativement à l'abreuvement des moutons. Dans plusieurs pays on les fait boire deux fois le jour;

dans d'autres on ne les abreuve qu'une seule fois; dans d'autres enfin, une fois en deux jours, ou en quatre jours, ou en six, huit, dix ou même quinze jours, etc. Ces pratiques changent suivant les saisons et les différentes nourritures; mais il n'y a point de règle établie sur de bonnes raisons. Cependant on a reconnu par des expériences, qu'il ne fallait pas abreuver les moutons deux fois le jour, parce que, dans un temps donné, ils boivent davantage d'eau en plusieurs fois qu'en une seule. Lorsqu'il y a de l'eau dans le voisinage, et que le troupeau est sain, conduisez-le à l'eau une fois par jour; mais ne l'arrêtez pas, menez-le doucement. Les bêtes qui auront besoin de boire s'arrêteront, les autres passeront sans boire : moins une bête à laine boit, mieux elle se porte.

Lorsque l'eau est si loin qu'on ne puisse y conduire journellement le troupeau sans le fatiguer, il suffira de le mener s'abreuver une fois en deux ou trois jours, suivant la nourriture et la saison; mais il ne faut jamais trop tarder à abreuver les moutons, parcequ'ils boiraient trop à la fois. Une grande quantité d'eau prise tout-à-coup leur fait plus de mal que s'ils l'avaient prise en plusieurs fois et à différents jours.

M. Huzard fils conseille « de remédier au manque d'eau par l'établissement d'un puits de bonne eau près de la bergerie, et de déposer d'avance cette eau dans des auges et des baquets, » si l'eau contenait des sels de chaux (sulfate de chaux, sélénite), ce que l'on reconnaîtra par le moyen indiqué plus haut.

La neige, que mangent les moutons, ne peut leur nuire, parcequ'ils n'en trouvent que dans le temps où ils sont altérés et échauffés par des nourritures sèches; mais il n'en est pas de même de la rosée ou des gelées blanches qui sont sur l'herbe. A cette époque, les bêtes à laine, qui se nourrissent d'herbes fraîches, ne sont ni altérées ni échauffées. Alors ces herbes, chargées de rosée ou de gelée blanche, les refroidissent en leur causant des indigestions.

De l'emploi du sel dans la nourriture des moutons.

Les moutons qui sont dans un pays sec, et qui se portent bien, peuvent se passer de sel; mais dans les pays marécageux, où ils sont sujets à la pourriture et aux autres maladies causées par l'eau, et même dans tous les pays, lorsque les bêtes à laine sont attaquées de ces maladies, le sel pourrait peut-être les en préserver ou les guérir.

Le sel, en activant la digestion, donne de l'appétit, et par suite, de la vigueur aux moutons ; il empêche ainsi les obstructions et la pourriture, qui sont les maladies les plus communes dans les troupeaux qui souffrent d'un mauvais régime, ou d'une saison humide et malsaine. Il faut surtout donner du sel aux moutons, lorsqu'ils sont languissants et dégoûtés ; ce qui arrive le plus souvent dans les temps de brouillards, de pluies, de neiges ou de grands froids, et lorsqu'ils n'ont que des nourritures sèches.

Dans quelques pays, on leur donne du sel tous les quinze jours; dans d'autres, tous les huit jours, pendant l'hiver.

Un kilogramme, tous les huit jours, suffit pour quarante moutons ; on l'étend dans les auges après l'avoir un peu broyé. Dans quelques pays, on le met sur des pierres plates, dans la campagne où l'on mène paître le troupeau. Ordinairement, on répand le sel sur le fourrage, ou bien on l'arrose avec de l'eau salée.

De la conduite des troupeaux au pâturage.

On peut réduire à sept les principales règles que les bergers doivent suivre pour faire paître les moutons : 1° les mener au pâturage tous les jours, s'il est possible, parce que la manière la plus naturelle et la moins coûteuse de nourrir les moutons est de les faire pâturer, et qu'on n'y supplée qu'imparfaitement en leur donnant des fourrages au râtelier. En pâturant, ils choisissent leur nourriture à leur gré, et la prennent dans le meilleur état; l'herbe leur profite toujours mieux que le foin et la paille. Quand même ils ne trouveraient point de pâture dans les champs, l'exercice qu'ils prendraient en marchant leur donnerait de l'appétit pour les fourrages secs.

2° Ne pas les arrêter trop souvent en pâturant, excepté dans les pâturages clos, car on les gênerait en les arrêtant lorsqu'ils paissent ; leur allure naturelle est de vaguer de place en place pour paître : cet exercice entretient leur vigueur.

3° Empêcher qu'ils ne fassent du dommage dans les terres exposées au dégât, parce que les bêtes à laine gâtent plus d'herbe avec les pieds qu'elles n'en broutent, lorsqu'on les laisse parcourir en liberté un pâturage abondant. Pour conserver l'herbe, on ne livre chaque jour au troupeau que celle qu'il peut consommer. On le retient dans un parc où il se trouve assez d'herbe pour le nombre de moutons; le lendemain, on change le parc de place, et successivement le troupeau tient tout le pâturage.

4° Éviter les terrains humides et les herbes chargées de **rosée** ou de gelée blanche, parce que l'humidité est contraire aux moutons, surtout lorsqu'elle est froide comme celle des rosées. Elle peut causer la maladie appelée la pourriture, et des coliques très-dangereuses. L'instinct des moutons les porte même à attendre, avant de pâturer, que la rosée ou la gelée blanche soit dissipée.

Ordinairement la rosée est plus froide que la pluie ou le serein. Les bêtes à laine pâturent avec moins d'appétit lorsque l'herbe est mouillée, excepté dans le temps où la pluie, arrivant après une grande sécheresse, humecte l'herbe, et la rend plus douce et plus appétissante.

5° Mettre les moutons à l'ombre durant la plus grande ardeur du soleil, et les conduire le matin sur des coteaux exposés au couchant, et le soir sur des coteaux exposés au levant, autant qu'il est possible, parce que la grande chaleur est plus à craindre pour les moutons que le grand froid. Leur laine, qui empêche que l'air ne les refroidisse en hiver, empêche aussi qu'il ne les rafraîchisse en été, et augmente la chaleur de leur corps au point de les empêcher de pâturer. D'ailleurs, les rayons du soleil, tombant à plomb sur leur tête, peuvent leur causer des vertiges, qui les font tourner, et le mal appelé la chaleur, qui les fait périr promptement, si l'on n'y remédie par la saignée. Il faut donc les mettre à l'ombre d'un mur ou d'un arbre dans le milieu du jour. Le matin, on doit les conduire du côté du couchant, et le soir du côté du levant, pour que leur tête soit à l'ombre du corps, tandis qu'ils la tiennent baissée en pâturant.

Quelquefois les moutons se serrent les uns contre les autres, et chacun d'eux baisse le cou et place sa tête sous le ventre de son voisin ; mais cette situation est plus dangereuse que l'ardeur du soleil, parce que la tête penchée est environnée d'un air échauffé, chargé de poussière, et infecté par la vapeur du corps des moutons. Comme ces animaux ne cachent leur tête que pour mettre leurs naseaux à l'abri de la persécution des mouches, qui les cherchent pour y pondre leurs œufs, il faut conduire le troupeau dans un lieu frais.

Les moutons ne peuvent pâturer lorsque la terre est couverte d'une assez grande épaisseur de neige, pour empêcher qu'ils ne découvrent l'herbe avec les pieds. Alors on ne les conduit dans les campagnes que pour les faire boire et pour les promener. Lorsque les vents sont très-grands et les pluies très-abondantes, il ne faut pas faire sortir les troupeaux pendant le fort de l'orage. L'heure la plus convenable pour mener les moutons paître es au lever du soleil, lorsqu'il n'y a point de rosée ou de brouillard; lorsqu'il y en a, il faut attendre qu'ils soient dissipés.

Quand la chaleur commence à fatiguer les moutons dans la campagne, ils cessent de pâturer, ils s'agitent, les mouches les tourmentent, etc. C'est alors qu'il faut les mettre à l'ombre dans un lieu frais et bien exposé à l'air, où ils soient éloignés des mouches, et où ils puissent ruminer à leur aise. Il serait dangereux de les faire rentrer en trop grand nombre dans une étable fermée; ils pourraient y périr suffoqués par l'air, qu'ils auraient échauffé et infecté par la vapeur de leur corps.

On les remène au pâturage lorsque le soleil commence à baisser et que le fort de la chaleur est passé, et on les y laisse jusqu'à la fin du jour, et même pendant quelques heures de la nuit, dans les cantons où l'herbe est assez grande et assez abondante, pour être saisie facilement; mais lorsqu'elle est mouillée par le serein, il faut retirer le troupeau du pâturage.

Observations particulières relatives à la conduite du troupeau.

Dans les pays où les terres sont divisées en grandes soles, et où il y a toujours beaucoup de terrain en jachères, c'est-à-dire non emblavé, on peut y conduire un troupeau nombreux sans le secours des chiens. Les moutons vont naturellement tous ensemble; ils ne s'écartent du troupeau que lorsqu'ils aperçoivent une pâture qui leur paraît meilleure que celle où ils sont, et cet appât est ordinairement trop éloigné, dans les grandes jachères, pour les attirer. Si le troupeau se trouve à l'un des bouts de la jachère, près des terres sujettes au dégât, le berger se tient du côté de ces terres pour les défendre.

Le berger doit veiller attentivement sur son troupeau lorsqu'il le conduit près des bois ou dans les cantons fréquentés par des loups. Il doit avoir la même attention lorsqu'il se trouve près des champs où l'herbe est assez haute pour que les loups puissent y rester cachés. Ils sont partout à craindre dans les jours de brouillard, et à l'entrée de la nuit, et surtout près des haies et des buissons où ils se tiennent en embuscade.

Les bergers apprivoisent ordinairement quelques bêtes du troupeau; ils leur donnent des noms particuliers, et les accoutument à venir à eux lorsqu'ils les appellent. Pour leur faire prendre cette habitude, ils les font suivre en leur présentant un morceau de pain. Lorsque le berger veut faire passer le troupeau par un défilé, le faire changer de route ou le rassembler, il fait venir à lui les bêtes apprivoisées; celles qui se trouvent auprès d'elles les accompagnent; les autres viennent après, et bientôt tout le troupeau se trouve disposé à suivre les pas du berger.

On attache des sonnettes au cou d'un certain nombre de moutons; leur son fait retrouver ceux qui sont écartés dans les bois et dans quelques endroits où le berger ne peut pas les apercevoir. Lorsque le loup approche du parc ou de la bergerie, les bêtes à laine sont ordinairement les premières à le sentir, elles s'effraient et s'agitent de manière à faire entendre leurs sonnettes, qui avertissent du danger les chiens et le berger. Les sonnettes appellent aussi le berger, lorsqu'il arrive quelque chose d'extraordinaire qui met les bêtes à laine en mouvement le jour ou la nuit.

Des herbes nuisibles.

Les moutons ne mangent pas les herbes qui pourraient leur être nuisibles par elles-mêmes. Quand on met quelques-unes de ces herbes dans leurs râteliers, ils restent auprès toute la journée sans y toucher, quoiqu'ils n'aient aucune autre nourriture; mais il y a des herbes qui sont de bonne qualité par elles-mêmes, que les moutons recherchent et qui, cependant, peuvent faire beaucoup de mal dans certaines circonstances. Tels sont les trèfles, la luzerne, le froment, le seigle, l'orge, le coquelicot, plusieurs crucifères, et, en général, toutes les plantes que les moutons mangent avec le plus d'avidité, ou qui sont trop succulentes; les herbes trop tendres et trop aqueuses, telles que celles de regains; celles qui viennent dans les sillons humides ou à l'ombre des bois; les plantes qui sont dans leur plus grande vigueur, ou chargées de rosée, ou de l'eau des pluies froides.

Lorsque ces herbes sont en trop grande quantité dans la panse, elles la font enfler au point de rendre l'animal plus gros qu'il ne devrait l'être, et lui donnent le mal qu'on nomme vulgairement écouffure, enflure, gonflement de vent (voyez *Météorisation*), etc. On prévient ce mal en attendant qu'il n'y ait plus de rosée ou de gelée blanche sur les herbes avant de faire paître les moutons. Il ne faut pas les conduire le matin, lorsqu'ils sont affamés, dans les pâturages abondants et succulents. Au contraire, il faut laisser passer leur faim dans des pâturages maigres, les mener ensuite dans de plus gras, ou plutôt leur donner un peu de fourrage sec avant de les conduire à la pâture.

De la bergerie.

Les étables fermées sont le plus mauvais logement que l'on

puisse donner aux moutons. La vapeur qui sort de leur corps et du fumier, infecte l'air et met ces animaux en sueur. Ils s'affaiblissent dans ces étables malsaines et trop chaudes, et ils y prennent des maladies. La laine se détériore, et souvent le fumier s'y dessèche et s'y brûle. Lorsque les bêtes sortent de l'étable, l'air du dehors les saisit quand il est froid ; il arrête subitement leur sueur, et quelquefois il peut leur donner de graves maladies.

Une bergerie ou étable ouverte, spacieuse, sèche, aérée par des fenêtres, par des portes, et surtout par des ouvertures pratiquées au niveau du sol, est bien préférable à des étables fermées.

Daubenton est le premier qui se soit élevé contre le danger que présentent les étables fermées pour la santé des bêtes à laine. M. Morel de Vindé a donné le modèle d'une bergerie construite d'après les principes de ce célèbre naturaliste, et qui, depuis quatorze ans, n'a pas présenté un seul inconvénient ni ressenti le besoin de la moindre réparation.

Les éleveurs de moutons ne liront pas sans intérêt la description de cette bergerie. Laissons parler M. Morel de Vindé :

« L'objet que je me suis proposé, en la faisant construire, dit-il, a été qu'elle servît de modèle de la meilleure bergerie faite au plus bas prix possible.

» Une longue expérience m'avait fait reconnaître : 1° Que chaque brebis portière devait, pour être à son aise, occuper avec son agneau, 10 pieds de superficie ; 2° que chaque bête adulte devait occuper, seule et sans agneau, 6 pieds de superficie ; 3° que le développement des râteliers devait donner à chaque adulte femelle 12 pouces au râtelier, et 15 pouces à chaque adulte mâle ; 4° que les râteliers devaient être mobiles (nous en donnerons le détail); 5° que jamais une bergerie ne devait être couverte d'un grenier : la santé des bêtes tient essentiellement à la grande élévation du lieu qu'elles habitent ; on ne doit se permettre, au-dessus d'une bergerie, que quelques sinots mobiles, et, de place en place, pour la commodité de l'approvisionnement journalier.

» C'est d'après ces bases que j'ai fait construire une bergerie, qui réunit tous ces avantages à la plus extrême économie.

» Elle a 30 pieds de large, et est divisée par fermes, distantes de 10 pieds. L'espace de chaque ferme, étant ainsi de 30 pieds sur 10, donne 300 pieds de superficie, et est propre, soit à 30 portières avec agneau, soit à 50 adultes sans agneau : ainsi, il ne s'agit que d'augmenter le nombre des fermes pour augmenter la bergerie dans la proportion nécessaire.

» Celle figurée ici a sept fermes ou travées pareilles. La longueur totale du bâtiment étant de 70 pieds, et la largeur de 30, il en résulte 2,100 pieds de superficie, c'est-à-dire un espace suffisant pour 210 portières, ou 350 adultes non portières.

» Toutes les travées ne sont construites qu'en bois, et elles sont combinées de manière qu'il n'y a nulle part un morceau de plus de 10 pieds de long sur 6 pouces d'équarrissage; le bois, dans ces dimensions, ne coûte pas plus que le bois à brûler.

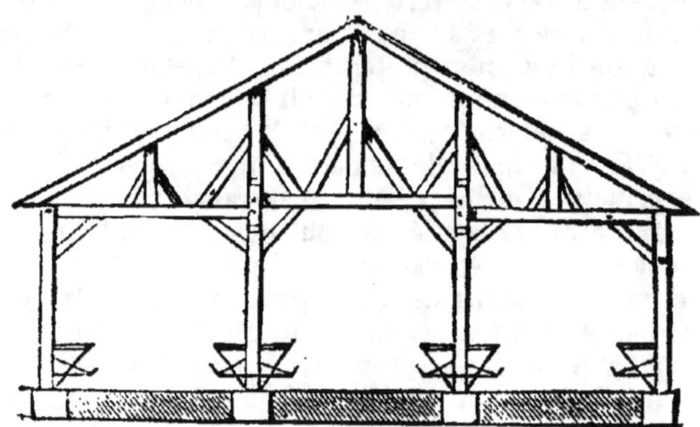

» Les parties closes des costières et pignons ne sont fermées qu'avec des bâtons fixés avec des rapointis, lattés à très-claire voie et baugés en torchis, enduits de plâtre ou de mortier de chaux. Deux œils-de-bœuf, ménagés dans le haut des pignons restent toujours ouverts.

» Des jours ménagés tout au pourtour se ferment à volonté, par des volets à coulisse en bois blancs. Les poteaux sont assis sur des dés de pierre à l'intérieur, et dans le pourtour sur un petit parpaing en maçonnerie, de 15 pouces d'élévation en tout, savoir : 9 pouces dans terre et 6 pouces hors de terre.

» Le toit, couvert en tuiles, est surbaissé de cinq pieds; malgré sa légèreté, il est très-solide, parce que dans tous les points, le faîtage et les pannes sont soutenus par des bois debout. » (*Maison rustique.*)

Les ouvertures, ménagées au bas de cette bergerie, donnent lieu à des courants d'air qui doivent entraîner tous les gaz méphitiques de la partie basse, et les ouvertures d'en haut procu--rent le renouvellement de l'air supérieur. La fermeture du pourtour de la bergerie procurera en même temps une température douce aux agneaux durant l'hiver.

Les râteliers, d'une construction ingénieuse, font corps avec la mangeoire. Ils sont suspendus au mur assez haut pour que les brebis puissent se coucher dessous, et leur disposition est telle que le fourrage ne peut tomber sur les toisons. Deux rangs de râteliers doubles, c'est-à-dire disposés dos à dos, ainsi qu'on peut le voir sur la figure ci-dessus, occupent le milieu de la bergerie. Deux autres rangs de râteliers simples sont fixés le long des murs latéraux.

Le devis de cette bergerie, calculé sur le prix des environs de Paris, s'est élevé à 4 713 fr. 08.

On ne saurait trop insister sur l'extrême néccssité d'entretenir la plus exacte propreté dans les bergeries. Elles doivent être constamment garnies d'une litière sèche et abondante; car il faut bien se garder d'y laisser séjourner de vieux fumiers, dont l'humidité et la corruption vicient l'air, détériorent les toisons, et peuvent causer, aux bêtes à laine, de dangereuses maladies du pied.

Si une bergerie se trouve dans des conditions d'insalubrité, c'est-à-dire si elle a été infectée par le séjour de fumiers putréfiés, ou si une maladie contagieuse a sévi sur le troupeau qu'elle renfermait, on l'assainira en blanchissant ses murs à la chaux, et en lavant tout le matériel qu'elle contient, et particulièrement les râteliers, auges et mangeoires, les portes, poteaux, et jusqu'au sol, avec l'eau d'un baquet dans laquelle on aura fait dissoudre un kilogramme de chlorure de chaux. A la place de l'eau de javelle ou du chlorure de chaux, on peut employer le réactif Molh ou la poudre désinfectante de MM. Corne et Demaux. Ces deux produits sont très-peu coûteux et ne laissent pas l'odeur désagréable de l'eau de javelle ou du chlorure de chaux.

Du parcage.

On appelle parcage des bêtes à laine, le temps qu'elles passent sur différentes pièces de terre, pour les fertiliser par l'urine et la fiente qu'elles y répandent.

On les renferme dans une enceinte formée par des claies, et que l'on nomme un *parc*. Cette enceinte retient les bêtes à laine dans l'espace de terrain qu'elles peuvent fertiliser, dans un temps donné, et les garantit des loups. Le berger, accompagné de ses chiens, est couché près du parc dans une cabane.

Les claies ont de 1 mètre 50 centimètres à 1 mètre 60 centimètres de hauteur, et depuis 2 mètres 30 centimètres jusqu'à 3 mètres et même 3 mètres 25 centimètres de longueur, si toutefois elles ne deviennent pas trop pesantes, car il faut que le berger puisse les transporter aisément d'un lieu à un autre. Elles sont composées de baguettes de coudrier, ou d'autre bois léger et flexible, entrelacées entre des montants un peu plus gros que les baguettes. On fait aussi des claies avec des voliges assemblées ou simplement clouées sur des montants. On laisse dans les claies, trois ouvertures de 16 centimètres en tous sens, placées toutes les trois à la hauteur de 1 mètre 16 centimètres. Il y en a une à chaque extrémité de la claie, et une au milieu. Celles des extrémités sont appelées *voies*.

On dresse ces claies les unes au bout des autres, de manière à former un carré, et on les soutient par le moyen des *crossés*, qui sont des bâtons courbés par l'un des bouts. Les claies anticipent un peu l'une sur l'autre, de façon que les deux voies se rencontrent, et on y passe le bout de la crosse. Ce bout est percé de deux trous dans lesquels on met deux chevilles, l'une derrière les montants des claies, et l'autre devant; on abaisse ensuite contre terre l'autre bout de la crosse, qui est courbe et percé d'une entaille, dans laquelle on met une clef, qu'on enfonce en terre à coups de maillet. Il ne faut point de crosse aux coins du parc, il suffit de lier ensemble les deux montants qui se touchent au moyen d'une corde passée dans les voies.

Étendue des parcs et durée du parcage.

L'étendue d'un parc doit être proportionnée au nombre de bêtes à laine que l'on veut y mettre, parce qu'il faut que le troupeau répande assez de fiente et d'urine pour fertiliser l'espace de terre renfermé dans le parc. Chaque bête peut fournir, en quatre heures, suffisamment d'engrais à une étendue d'environ 1 mètre carré (9 à 10 pieds carrés) [1]; par conséquent, si les claies ont 3 mètres 25 centimètres de longueur (10 pieds), il faut dix claies environ pour un parc de 90 bêtes, quinze pour 200, dix-huit pour 300. Si les claies n'ont que trois mètres, il en faut davan-

---

[1] Nous disons qu'une bête à laine peut fertiliser un mètre carré dans l'espace de quatre heures. Deux cent cinquante bêtes fertiliseront donc 250 mètres carrés, et lorsqu'on fait trois parcs chaque nuit, on aura obtenu la fertilisation d'un hectare en treize ou quatorze jours.

Le parcage est un meilleur engrais que le fumier de mouton; il produit un effet très-sensible pendant deux ans sur la production du froment que l'on recueille la première année, et sur celle de l'avoine dans la seconde année.

tage, et ainsi de suite en augmentant le nombre des claies en proportion de leur diminution de longueur.

Quant au temps durant lequel le troupeau reste dans le parc, cela dépend de la longueur des nuits, et de la qualité des herbes. Lorsque les nuits sont longues, et que les herbes que mangent les bêtes à laine, pendant la journée, ont beaucoup de suc, et produisent beaucoup de fiente et d'urine, c'est assez de la moitié ou du tiers de la nuit pour fertiliser le terrain du parc. Le berger doit alors établir un nouveau parc. L'un des côtés du premier parc sert pour le second; mais comme l'établissement

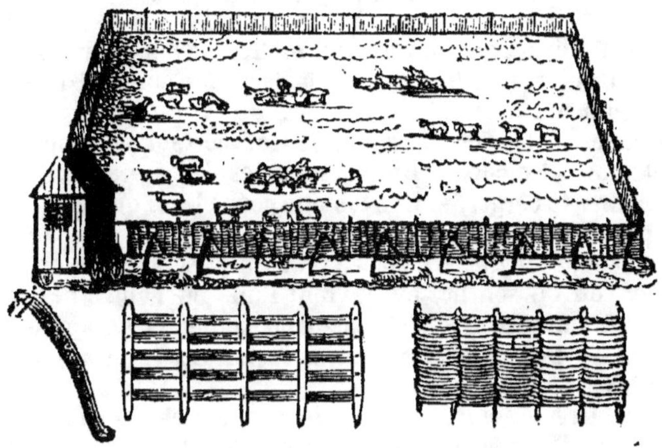

d'un second ou d'un troisième parc présente toujours quelques difficultés dans les nuits obscures, on peut les éviter en faisant de jour un parc qui ait le double de l'étendue nécessaire, et en le divisant en deux parties par une cloison de claies. Le berger n'a alors qu'à faire passer les moutons de l'une dans l'autre pour les changer de parc.

On fait entrer les bêtes à laine dans le parc à la fin du jour, ou à neuf heures du soir, lorsque les jours sont longs, et qu'il n'y a pas de serein. On les fait sortir du parc à neuf heures du matin, lorsque l'air et le soleil ont séché les herbes, ou à huit heures lorsqu'il n'y a pas de rosée.

Dans la saison où les bêtes à laine rendent beaucoup de fiente et d'urine, parce que les herbes qu'elles mangent sont très-succulentes, chaque parc ne doit durer qu'environ quatre heures. Ainsi, lorsque le premier parc commence à neuf heures du soir, il doit finir à une heure du matin, le second à cinq heures, et le troisième à neuf heures. Ce dernier parc se faisant de jour, es loups ne sont point tant à craindre; c'est pourquoi le berger peut se dispenser de l'enclore de claies, il suffit de placer les chiens de manière qu'ils retiennent les bêtes à laine dans l'espace destiné au troisième parc : c'est ce qui s'appelle *parquer en blanc*.

Si on parquait en hiver, on ne pourrait faire qu'un seul parc chaque jour, parce que, dans cette saison, les bêtes à laine rendent peu de fiente et d'urine, et que le froid ne permet pas au berger de changer son parc dans la nuit.

De la cabane du berger.

La cabane du berger doit avoir 2 mètres de longueur sur 1 mètre 50 centimètres de hauteur et de largeur; elle doit être couverte par un toit de paille ou de bardeau. On la pose sur quatre petites roues. Elle a de chaque côté une porte qui ferme à clef. On met dans cette cabane un matelas, des draps, des couvertures pour coucher le berger, et une tablette pour placer quelques hardes et des provisions de bouche.

Cette cabane devra être placée près du parc, afin que le berger puisse le voir de son lit, en ouvrant l'une ou l'autre des portes. Lorsqu'un nouveau parc s'éloigne trop, le berger en approche sa cabane en la faisant rouler seul, si le terrain le permet, ou en prenant l'aide d'un second.

Pour mettre le chien à l'abri de la pluie et du froid, il faut avoir une petite loge que le berger puisse transporter aisément. Le chien s'y couche dans du foin : elle doit toujours être placée près du parc, au côté opposé à celui où est la cabane du berger. La porte de la loge doit regarder le parc, elle sera toujours exposée au vent, puisque la porte de la cabane du berger, qui regarde le parc, doit être à l'abri du vent. Pour donner aussi un abri au chien, il faut mettre, au bas de la porte de sa loge, une planche qui soit au moins aussi haute que le corps du chien lorsqu'il est couché. En levant la tête, il verra par-dessus cette planche, et il sautera aussi par-dessus pour entrer dans la loge et en sortir. Si l'on a plusieurs chiens, la loge doit être à proportion plus grande.

Voyages des bêtes à laine.

Le meilleur âge pour faire voyager les bêtes à laine est celui où elles ont pris la plus grande partie de leur accroissement; c'est à deux ans. La meilleure saison est lorsqu'il ne fait pas trop chaud, lorsque la terre n'est ni gelée ni mouillée, lorsqu'il y a de l'herbe sur les chemins pour servir de pâture, et lorsque les brebis ne sont pas pleines et n'allaitent pas leurs agneaux. D'après ces considérations, il faut choisir le temps, en raison de la longueur de la route et du pays que les moutons doivent traverser.

On doit les mener doucement sans les échauffer ni les fatiguer, et les faire reposer à l'ombre dans le milieu du jour, lorsqu'il fait chaud; il faut les laisser paître chemin faisant. Quand ces animaux sont arrivés au gîte, on leur donne du fourrage, s'ils n'ont pas le ventre assez rempli, et de l'avoine pour les fortifier. Ils peuvent faire quatre, cinq ou six lieues moyennes par jour; mais lorsqu'ils paraissent fatigués, il est nécessaire de les faire séjourner pour les reposer.

« Lorsqu'on fait voyager les bêtes à laine pendant les chaleurs de l'été, dit M. Huzard fils, il faut préférer la nuit, ou au moins le grand matin et le soir. Il faut éviter, s'il est possible, les grandes routes, non-seulement à cause de la poussière; mais encore à cause des maladies contagieuses, telles que le claveau. »

Choix d'un berger.

Un bon berger doit réunir plusieurs qualités essentielles. Il faut d'abord qu'il soit actif, doux, patient et soigneux. Sa vigilance doit s'étendre à la fois sur tout le troupeau et sur chaque bête en particulier. Il voit celle qui ne mange pas d'un bon appétit ou qui paraît souffrante, il l'examine de plus près et recherche la cause de son malaise, pour y remédier. Il ne laisse échapper aucun des signes qui décèlent un état de maladie. Les symptômes de ces maladies doivent lui être familier, ainsi que les moyens employés pour les combattre. Il faut qu'il sache pratiquer des opérations simples, telles que la saignée, la castration et même la clavelisation. Il doit savoir aider la brebis à mettre bas lorsque le part est laborieux, donner aux agneaux les soins nécessaires, et être capable de diriger les accouplements selon les vues de son maître.

Un berger instruit et soigneux, qui gouverne un grand troupeau, est occupé presque continuellement à le bien conduire pendant le jour, et à le faire parquer durant la nuit, à le nourrir durant l'hiver et à le tenir proprement. Il connaîtra la meilleure manière de loger son troupeau, de le nourrir suivant la saison, de l'abreuver, de le faire pâturer, de l'améliorer, de faire le lavage et la tonte des laines. Il saura élever ses chiens, les gouverner et écarter les loups.

11.

Il doit être assez fort pour transporter les claies du parc et assez courageux pour coucher seul au milieu des champs, et défendre son troupeau contre les loups. Quand un animal est mort, c'est lui qui sera chargé d'enlever sa dépouille et de la conserver jusqu'au moment de la vente. C'est encore lui qui abat et dépèce les animaux du troupeau destinés à la consommation de la maison.

Un berger doit avoir une houlette, un fouet, un couteau dont le manche est en outre garni d'une lancette et d'un grattoir. La houlette est un bâton de 1 mètre 60 centimètre à 1 mètre 90 de hauteur, ayant au-dessus un fer en forme de petite bèche, et au-dessous un crochet recourbé. Le fer plat de la houlette sert à lancer de la terre après les moutons qui s'écartent du troupeau, et le crochet à saisir un mouton en l'accrochant et l'arrêtant par une des jambes de derrière.

Engraissement des bêtes à laine. — De l'engrais en général.

Le mouton que l'on veut engraisser doit avoir été châtré complétement par l'enlèvement des testicules, sans cela sa chair conserverait le goût de celle des béliers. L'engrais ne réussira complétement qu'autant qu'il aura été préalablement bien nourri et que son âge ne dépassera pas trois ou quatre ans. La chair des brebis est inférieure à celle des moutons.

Beaucoup d'agronomes pensent que le développement de la chair et de la graisse est incompatible avec la finesse de la toison. On cite les mérinos comme preuve de cette assertion. En effet, à nourriture égale, le mérinos ne prend pas autant de chair que notre race flandrine, ou même que celle du Cotentin ou des Ardennes. Il serait donc à désirer qu'on multipliât en France la race des moutons anglais à laine longue et lisse, du Leicester (race pure de Dishley), qui réunit la finesse de la laine à la bonté et à l'abondance de la chair et de la graisse, ou plutôt qu'on améliorât, par le croisement avec la race de Dishley, nos races flandrines, picardes et cauchoises.

On connaît trois méthodes principales d'engraissement, la première est l'engrais au *pâturage*, la seconde, appelée *engrais de pouture*, a lieu dans la bergerie au moyen de grains, de semences légumineuses et de fourrages secs, la troisième est *l'engrais mixte*, qui s'opère en partie au pâturage et en partie avec une nourriture sèche à la bergerie.

Engrais au pâturage.

Un mouton mis au pâturage, peut être engraissé en huit à dix semaines. Mais ce temps dépend toutefois de l'abondance et de la richesse du pâturage. Nous avons déjà indiqué plus haut, les qualités nutritives des différentes sortes de fourrages verts. Nous ferons cependant remarquer que la luzerne et le trèfle, qui engraissent très-promptement le mouton, donnent une couleur jaune à la graisse. Les soins que nous avons indiqués à l'article du pâturage, sont particulièrement nécessaires ici ; et il faut surtout combattre, sans aucun retard, les diarrhées qui surviennent assez fréquemment aux moutons à l'engrais.

Les prés humides sont favorables à l'engraissement par la richesse de leurs produits, mais ils finissent par causer la cachexie aqueuse, ou pourriture, maladie dont le premier degré est indiqué par le développement de la graisse. Il faut donc saisir le point précis où l'engraissement s'arrête, et où la maladie commence à se développer, et s'annonce par l'amaigrissement du sujet.

Engrais de pouture.

L'engrais de pouture a lieu en hiver après la tonte des moutons ; il se fait dans la bergerie, d'où ils ne sortent que dans le milieu du jour, à l'heure où l'on nettoie la bergerie. On leur donne une nourriture abondante en fourrages choisis, grains et autres aliments très-nutritifs, parmi lesquels l'avoine, l'orge, les fèves et divers produits des plantes légumineuses doivent tenir le premier rang.

On a remarqué que les tourteaux huileux communiquent un goût désagréable à la chair. En sorte que si l'on en donne aux moutons, il faut en discontinuer l'usage quinze jours avant la fin de l'engraissement. L'emploi du sel est très-avantageux dans ce mode d'engraissement de même que dans le suivant.

Engrais mixte.

On prépare les moutons à l'engraissement en les faisant pâturer jusqu'au mois d'octobre dans des chaumes ou dans des champs où ils puissent encore trouver une nourriture convenable ; une pièce de terre plantée en navets leur fournira surtout une excellente nourriture fraîche. Le soir on les fait rentrer à la bergerie où on leur donne de l'avoine, de la farine d'orge, du son encore mêlé de farine, ou d'autres aliments également nourrissants.

Il sera avantageux d'alterner ces substances nutritives avec quelques-unes qui le soient un peu moins, telles que carottes, pommes de terre, navets hachés et mélangés avec de l'orge et de la paille hachée. Cette pratique a pour objet de ne pas trop fatiguer leur estomac en variant un peu leur alimentation.

Un mouton de taille ordinaire donne près de quatre kilogrammes de suif. La grande race flandrine en produit jusqu'à sept et quelquefois même huit. Le mouton mis à l'engrais de pouture donne plus de suif que celui engraissé au pâturage.

De la castration du bélier.

Le but de la castration est de disposer l'animal à prendre plus de graisse, à rendre sa laine plus fine et plus abondante, et enfin d'ôter à sa chair un mauvais goût qu'elle aurait naturellement si on laissait l'animal à l'état de bélier.

La castration peut se faire à tout âge, mais on châtre ordinairement les agneaux huit ou quinze jours après leur naissance. Plus on retarde cette opération, plus elle fait périr d'agneaux.

La manière la plus simple de la pratiquer est de faire avec le bistouri une incision transversale commune aux deux bourses; les testicules s'échappent aussitôt par l'ouverture, et l'opérateur les arrache après les avoir tordus.

Lorsque les agneaux sont un peu plus âgés, ont fait aux bourses une incision particulière pour chaque testicule; puis on les enlève l'un après l'autre en coupant le cordon qui les retient. On appelle cette dernière opération *châtrer en veau.*

On choisit, pour opérer, un temps qui ne soit ni trop chaud ni trop froid. La chaleur pourrait développer la gangrène dans la plaie, et le froid l'empêcherait de se guérir promptement. Lorsque les testicules sont excisés, il suffit de rapprocher les bords de la plaie avec les doigts, et elle ne tarde pas à se cicatriser.

La castration du bélier, qui n'est plus un agneau, peut s'opérer de deux manières : 1° par le *bistournage*; 2° par le *fouettage.*

On pratique la première de ces opérations en saisissant les bourses au-dessus des testicules; ensuite on tourne le testicule dans la bourse sur le cordon, puis on le renverse en forçant sa partie inférieure à se tourner en haut, et sa partie supérieure à se tourner en bas, enfin on fait une ligature aux bourses, au-dessous des testicules, pour les empêcher de reprendre leur position naturelle; cette opération, dont nous ne donnons ici qu'un simple aperçu, est très-douloureuse et fait assez souvent périr l'animal. Il est donc préférable d'avoir recours au fouettage.

Voici comment M. Bourgeois, directeur de la bergerie de Rambouillet, décrit cette dernière opération.

« On fouette les béliers, toujours le matin avant qu'on leur ait donné à manger ; il convient aussi qu'ils ne soient pas mouillés. Ce sont les mois de mars et d'octobre qu'il faut choisir préférablement pour cette opération.

« Après avoir pris le bélier que l'on veut fouetter, on lui lie les quatre membres de manière à ce que ceux de derrière soient rapprochés le plus possible de ceux de devant, sans cependant le trop gêner ; on le couche sur le dos, sur la litière, dans la bergerie ; ensuite on arrache avec les doigts, la laine existant au-dessus des testicules, et qui se trouverait sous le nœud de la ficelle. La ficelle que l'on emploie doit être forte, et avoir environ le double de grosseur du fouet ordinaire. On en fait préparer exprès quand on a beaucoup de béliers à châtrer. On prend un bout d'environ deux pieds de cette ficelle, on attache à chaque extrémité un morceau de bois de cinq à six pouces de longueur sur sept à huit lignes de diamètre. Avec ce lien et dans son milieu, l'opérateur dispose le nœud de la saignée, dans lequel il engage les deux testicules recouverts de leurs bourses, et place ce nœud à un ou deux pouces au-moins au-dessus de ces organes. Alors deux hommes, placés un de chaque côté, et qui tiennent le bélier, pendant qu'un troisième l'empêche de remuer, tirent également la ligature, chacun par un bout, en tenant le morceau de bois à pleine main, et en se plaçant pied contre pied pour avoir plus de force ; car il faut serrer, sans secousse, pas trop fort, afin de ne pas couper les parties comprises dans le nœud, mais assez pour arrêter complétement la circulation au-dessous de la ligature. Ensuite, pour assurer le premier nœud, on en fait un second, simple et droit, que l'on serre également bien, et on coupe chaque bout de ficelle à un pouce et demi environ du nœud ; après quoi, on délie l'animal, on fait sortir la verge du fourreau, et on met le bélier sur ses pieds. Il arrive quelquefois que la ligature casse ; dans ce cas, il faut en avoir une toute prête, et la remettre de la même manière, sans ôter la première. Quand on voit les béliers se secouer après cette opération, c'est un indice qu'elle est bien faite. Trois jours après, on peut couper les testicules à un pouce au-dessous du nœud. »

Cette opération aussi simple que facile, peut être pratiquée par les propriétaires eux-mêmes, d'après les indications ci-dessus, et elle a rarement des suites fâcheuses.

La castration des femelles, par l'extirpation des ovaires, est une opération bien moins usitée, et qui ne peut être faite que par une main exercée; nous nous abstiendrons donc de la décrire.

Amélioration des races.

Les bornes de cet ouvrage ne nous permettent pas de donner les développements nécessaires à l'article du métissage et de l'amélioration des races ; mais on a écrit des ouvrages spéciaux sur cette matière, et nous engageons le lecteur à y avoir recours, s'il se propose d'en faire une étude particulière.

Nous nous bornerons à citer quelques observations de Daubenton, sur la manière de relever les races, sous le rapport de la taille et de la toison.

Pour relever la taille des bêtes à laine, il faut choisir les brebis les plus grandes du troupeau, et leur donner des béliers qui soient encore plus grands qu'elles. Dès la première génération, les agneaux deviendront plus grands que les mères, presque aussi grands que les pères, et quelquefois plus grands.

L'amélioration des laines peut avoir lieu au point de vue de la finesse et à celui de la longueur. On choisira donc dans le troupeau, les brebis qui ont la plus longue laine, et on les accouplera avec des béliers qui auront la laine encore plus longue ; celle des agneaux, qu'ils produiront, deviendra plus longue que celle des pères [1].

Quant à la finesse de la laine, il faut choisir dans le troupeau que l'on veut améliorer, les brebis qui ont la laine la moins grosse, on leur donne des béliers qui aient une laine plus fine. Les bêtes qu'ils produisent ont la laine moins grosse que celle des mères, et quelquefois aussi fine et même plus fine que celle des pères.

Le même procédé doit être employé pour améliorer les laines jarreuses et augmenter le poids de la toison.

De génération en génération, et en choisissant toujours les brebis les plus améliorées, et les meilleurs béliers, on parviendra à perfectionner une race de bêtes à laine.

Le même bélier ne doit pas servir pour plus de deux ou trois générations ; mais il ne faut le changer que pour un meilleur, ou du moins qui soit aussi bon.

---

[1] On est parvenu, en Angleterre, à obtenir par ce système, des laines dont les filaments avaient jusqu'à 60 centimètres (22 pouces) de longueur.

De la tonte.

Il se fait au printemps une nouvelle pousse de la laine des moutons, et il arrive deux choses à l'ancienne : ou elle tombe et est remplacée, ou elle s'allonge ; c'est alors le temps de la tonte. Si on tondait plus tôt, la laine ne serait pas à son vrai point de longueur ; elle n'aurait pas toutes les qualités qu'elle peut acquérir jusqu'au terme naturel de son accroissement, et les moutons dépouillés trop tôt, dans les pays froids, souffriraient des injures de l'air. Si on retarde trop la tonte, la laine de l'année précédente, que le moindre effort suffit pour arracher, s'accroche aux buissons et aux haies. En outre, lorsque la laine n'est pas coupée chaque année, elle pousse moins. On remarquera donc que si on ne la coupait que tous les deux ans, on recueillerait à proportion une quantité de laine moindre que si on la coupait chaque année.

Il y a des bêtes qui perdent leur laine au printemps, tous les ans ; d'autres ne la perdent pas, et elle ne fait que s'allonger. On a remarqué que dans les troupeaux mal tenus, mal nourris, qui, à la suite de privation de nourriture pendant l'hiver, passent tout à coup à une bonne nourriture au printemps, la laine tombe le plus ordinairement ; au contraire, dans les troupeaux bien tenus, bien nourris, la laine s'allonge au lieu de tomber ; seulement elle ne s'allonge pas autant qu'elle le ferait si elle avait été coupée.

Il est préférable de laver la laine sur le corps du mouton avant de le tondre. C'est ce que l'on appelle *laver à dos* ou *sur pied*. Ce lavage sépare de la laine les ordures qui la salissent et qui pourraient détériorer la toison si elle conservait longtemps l'urine, la fiente et la boue dont elle est chargée. D'ailleurs, le propriétaire connaît mieux la valeur des toisons, lorsqu'il les vend au poids, après qu'elles ont été lavées à dos, qu'en les vendant en suint.

On pratique le lavage à dos en faisant entrer chaque mouton dans une eau courante, jusqu'à ce qu'il en ait au moin jusqu'à mi-corps ; le berger est aussi dans l'eau au moins usqu'aux genoux. Il passe la main sur la laine et la presse à différentes fois pour la nettoyer. On peut faire aussi ce lavage dans une eau dormante, si elle est propre, mais dans les cantons où l'on n'a que de l'eau de fontaine, de puits ou de citerne, il suffit d'en remplir des baquets. On verse cette eau, avec un pot, sur la laine du mouton, en la pressant avec la main. Il est nécessaire de laver les moutons plusieurs fois, pour que la laine soit bien nette. Après le dernier lavage, il faut tenir les moutons dans des lieux propres jusqu'au moment de la tonte, que l'on ne doit faire qu'après avoir laissé sécher la laine, afin que la toison ne soit pas sujette à se gâter par l'humidité. Il faut donc tâcher de ne faire le dernier lavage que par un beau temps.

Pour tondre les moutons, on est dans l'usage de lier les quatre jambes ensemble pour les empêcher de se débattre, mais c'est une mauvaise pratique. Lorsqu'on les gêne ainsi, le ventre, et par conséquent la vessie, sont pressés de façon que l'urine et la fiente sortent et salissent la toison. Il vaut mieux coucher le mouton sur une table percée de plusieurs trous près du bord. On passe un cordon en plusieurs endroits par ces ouvertures, pour retenir sur la table les jambes de devant dans un endroit, et les jambes de derrière dans un autre. Lorsque c'est un bélier cornu, on attache aussi l'une des cornes sur la table. Par ce moyen, la bête est moins gênée, et les tondeurs travaillent à leur aise; ils peuvent être assis. Cette commodité est nécessaire pour un ouvrage qui demande de l'attention et de l'adresse, car il faut couper la laine avec des forces, très-près de la peau, sans la blesser. Lorsque le mouton est tondu sur l'un des côtés du corps, on le délie, on le retourne et on l'attache de l'autre côté. Quant aux agneaux, il ne faut tondre que les plus forts. En épargnant la toison des autres, on les préserve des accidents qui pourraient leur arriver après la tonte, et ils sont mieux vêtus pour l'hiver. Leur toison, plus abondante l'année suivante, dédommage de ce que l'on a perdu la première année. Lorsque les moutons sont tondus, si l'on aperçoit quelque signe de gale, il faut les frotter avec un onguent de graisse ou de suif et d'huile de térébenthine. Si la peau a été entamée par les forces, le même onguent est bon pour ces petites plaies. (Voyez la *Pharmacie vétérinaire.*)

Précautions à prendre après la tonte.

La grande chaleur du soleil et les pluies froides sont à craindre pour les moutons pendant dix ou douze jours après la tonte. Le grand soleil racornit leur peau sur le dos, et la dispose à la gale. Les pluies froides morfondent les moutons et les transissent au point de les faire mourir, si on ne les réchauffe promptement.

Il faut donc mettre les moutons à l'ombre, au milieu du jour, lorsque le soleil est ardent. Au contraire, s'il est à craindre qu'il ne tombe des pluies froides ou de la grêle, il ne faut pas éloigner le troupeau de la bergerie, afin de pouvoir le faire rentrer et le mettre promptement à couvert, s'il est nécessaire.

Quand on n'a que des hangars ouverts de tous côtés, et que l'on veut mettre les troupeaux à couvert après la tonte, les granges, alors vides, peuvent servir de retraite aux troupeaux pour les abriter, ou pour les réchauffer.

Lavage des toisons.

On les lave de suite, après la tonte, ou au mois de juillet, dans les jours les plus chauds, parce que l'eau étant échauffée décrasse mieux la laine. Ce lavage s'opère dans une eau courante et même dormante, pourvu qu'elle soit propre. On commence par retirer des toisons les pailles et les autres choses qui s'y sont attachées ; on les bat pour faire tomber la poussière ; on épanouit les flocons pour que l'eau les pénètre plus aisément ; ensuite on jette la laine dans de grands paniers d'osier placés au milieu de l'eau ; on la remue en différents sens avec un bâton ; enfin on la retire et on la fait sécher sur des claies, à l'ombre, parce que la chaleur du soleil gâterait la laine en la desséchant trop promptement [1].

Connaissance de l'âge du mouton.

On connaît l'âge d'une bête à laine par les dents de devant de la mâchoire de dessous, qu'on appelle les *incisives*. Il n'y en a point de correspondantes à la mâchoire supérieure. Elles sont au nombre de huit ; elles paraissent toutes dans la première année de l'animal, qui porte alors le nom d'agneau mâle ou femelle. Ces dents ont peu de largeur et sont pointues ; on les appelle *dents de lait*.

Dans la seconde année, les deux du milieu tombent, et sont remplacées par deux nouvelles dents que l'on distingue aisément par leur largeur, qui dépasse de beaucoup celle des six autres. On appelle ces dents des *dents d'adulte*. Durant cette seconde année, le bélier et le mouton portent le nom d'*antenois*, la brebis celui d'*antenoise*.

Dans la troisième année, deux autres dents pointues, une de chaque côté de celles du milieu, sont remplacées par deux larges dents, de sorte qu'il y a quatre larges dents au milieu, et deux pointues de chaque côté.

[1] Nous avons emprunté la substance de cet article à l'ouvrage de Daubenton déjà cité. Il renferme des développements assez étendus, mais qui sortent de notre cadre, sur le dégraissage du suint et la conservation des laines.

Dans la quatrième année, les larges dents sont au nombre de six, et il ne reste que deux dents pointues, une à chaque bout de la rangée.

Dans la cinquième année, il n'y a plus de dents pointues, elles sont toutes remplacées par de larges dents.

On peut donc, par l'état de ces huit dents, s'assurer de l'âge des bêtes à laine pendant leurs cinq premières années. Ensuite on l'estime par la forme qu'elles prennent. Plus elles sont usées et rasées, plus l'animal est vieux. Enfin elles s'écartent, se cassent, tombent à mesure que les bêtes vieillissent davantage. Il y a quelquefois de ces animaux qui en perdent avant l'âge de cinq ou six ans.

Résumons les caractères indiqués ci-dessus.

De quatre à six mois. Incisives de lait, fraîches et vierges.

De six mois à un an ou *quinze mois.* Incisives de lait à l'état de chicot et vacillant dans leurs alvéoles.

De quinze à dix-huit mois. Remplacement des pinces caduques par des pinces d'adulte.

De dix-huit à vingt-sept mois. Sortie des premières mitoyennes de remplacement.

De trois ans à trois ans et demi. Sortie des secondes mitoyennes de remplacement.

De quatre ans à quatre ans et demi. Sortie des coins d'adulte.

Entre cinq et six ans. Arrondissement des incisives.

A six ans. Rasement des pinces.

A sept ans. Rasement des premières mitoyennes.

A huit ans. Rasement des secondes mitoyennes.

A neuf ans. Rasement des coins.

Ces changements n'offrent pas toujours une marche constante, et ils ne peuvent servir que d'indication approximative, à cause des nombreuses exceptions qu'ils présentent. Cependant l'examen des coins fournira toujours un indice certain. Avant cinq ans, ils sont intacts et courts. A mesure que l'animal approche de six ans, ils s'allongent et atteignent la hauteur des mitoyennes.

OPÉRATIONS USUELLES.

De la saignée.

On saigne ordinairement les moutons à la jugulaire, à la saphène et à la veine angulaire. On pratique la saignée de la manière suivante : La personne qui aide l'opérateur assujettit le mouton entre ses jambes, en l'acculant dans l'angle d'un mur, afin qu'il ne puisse reculer, et lui soulève la tête. L'opérateur, après avoir coupé la laine à l'endroit de la saignée, étreint circulairement le bas du cou avec un lien qui fait gonfler la jugulaire. Il fait ensuite usage d'une petite flamme et du bâtonnet comme pour le cheval, ou bien il saigne à la lancette ; après avoir fixé la veine bien gonflée entre le pouce et l'index de la main gauche, il enfonce la lancette et la relève de manière à ce que l'ouverture ait un centimètre de longueur.

Le terme moyen du sang que l'on tire à un mouton est de 250 à 275 grammes (8 à 10 onces). La saignée s'arrête comme celle du cheval, c'est-à-dire avec une épingle et du fil.

La saignée à la saphène (veine qui rampe à la face interne de la cuisse) n'exige aucune précaution particulière ; mais l'animal doit être assujetti d'une manière différente. La petite plaie se ferme de la même façon.

La saignée angulaire est conseillée par Daubenton comme étant plus facile, pouvant être pratiquée par un seul homme et n'exposant pas l'animal aux inconvénients que peuvent présenter les deux autres.

« Cette saignée, dit-il, se fait sur le bas de la joue du mouton, à l'endroit de la racine de la quatrième dent, qui est la plus épaisse de toute, sa racine est aussi la plus grosse. L'espace qu'elle occupe est marqué sur la face externe de l'os de la mâchoire supérieure, par une tubérosité assez saillante pour être très-sensible au doigt, lorsqu'on touche la peau de la joue. Cette tubérosité est un indice très-certain pour trouver la veine angulaire qui passe au-dessus. Cette veine s'étend depuis le bord inférieur de la mâchoire du dessous, près de son angle, jusqu'au-dessous de la tubérosité, qui est à l'endroit de la racine de la quatrième dent mâchelière ; plus loin, la veine se recourbe et se prolonge jusqu'au trou sourcilier.

» Pour faire la saignée à la joue, le berger commence par mettre entre ses dents une lancette ouverte ; ensuite il place le mouton entre ses jambes, et il le serre pour l'arrêter ; il tient son genou gauche un peu plus avancé que le droit ; il passe la main gauche sous la tête de l'animal, et il empoigne la mâchoire inférieure de manière que ses doigts se trouvent sur la branche droite de cette mâchoire, près de son extrémité postérieure, pour comprimer la veine angulaire qui passe dans cet endroit, et pour la faire gonfler. Le berger touche, de l'autre main, la joue droite du mouton, à l'endroit qui est à peu près à égale distance de l'œil et de la bouche. Il y trouve la tubérosité qui doit le guider ; il peut

aussi sentir la veine angulaire gonflée au-dessous de la tubérosité. Alors, il prend de la main droite la lancette qu'il tient
dans sa bouche, et il fait l'ouverture de bas en haut, à un demi
travers de doigt au-dessous du milieu de l'éminence qui lui sert
de guide.

» La saignée à la joue est donc aussi sûre que facile, puisqu'on
ne peut pas se méprendre à la situation du vaisseau, et qu'il est
assez gros pour fournir une quantité suffisante de sang. »

Amputation de la queue.

Cette opération qui n'a lieu que depuis l'introduction des mérinos, a été adoptée pour les bêtes de cette race. « Dans beau-
» coup de pays, dit M. Tessier, et en certaines saisons, les bêtes
» à laine, qui vivent d'herbes tendres, éprouvent des diarrhées
» qui saliraient leur queue, et celle ci salirait la laine des cuisses;
» la terre molle s'y attacherait aussi, le pis des femelles, dis-
» tendu par le lait quand elles allaitent, deviendrait sensible et
» douloureux s'il était frappé par cette queue chargée de crotte;
» les brebis portières, à qui on fait cette opération dans leur
» jeunesse, reçoivent mieux le mâle, et agnèlent sans que le cor-
» don ombilical s'embarrasse. »

L'amputation de la queue des jeunes agneaux se fait dans les
deux premiers mois de leur naissance. On fait la section de la
queue au moyen d'un couteau bien tranchant, à 8 ou 10 centimètres de sa naissance. Avant de faire cette amputation, on
remonte la peau le plus possible, du côté de l'origine de la queue,
afin qu'elle puisse recouvrir plus facilement la plaie, qui se cicatrise promptement.

PATHOLOGIE DU MOUTON.

Signes extérieurs indiquant l'état maladif
du mouton.

Aux symptômes rapportés à la page 162, on peut joindre les
suivants. L'animal perd sa vivacité ; sa marche est lente, il porte
la tête basse, il paraît insensible à la voix du berger et aux aboie-
ments des chiens, et reste en arrière du troupeau.

Sa démarche est chancelante, et il tombe sur les genoux lorsqu'on le saisit par la jambe. Son bêlement est faible et plaintif, et
ses naseaux laissent échapper une humeur muqueuse. Il ne re-

mue plus, il perd l'appétit, mais il est altéré. La membrane de l'œil est pâle au lieu d'être rose.

Le mouton en bonne santé porté, au contraire, la tête haute; son œil est vif et bien ouvert, son museau est sec, ses naseaux humides et sans mucosités, son haleine est sans mauvaise odeur, sa bouche nette et vermeille, tous ses membres agiles ; la laine est fortement adhérente à la peau, qui doit être rose ; la bouche est rougeâtre, la veine bonne et le jarret fort.

MALADIES.

Araignée ou mal de pis.

On a donné le nom d'araignée à cette affection, parce qu'on s'était imaginé qu'elle était causée par la piqûre de cet insecte ; mais elle provient des coups de tête que les brebis reçoivent de leurs agneaux, de la chaleur ou de la malpropreté des étables. La dureté ou les aspérités du sol des parcs où elles se couchent peuvent également la provoquer. Voyez, pour le traitement de cette maladie, la page 56 [1].

Chancre.

Le chancre, qui ne doit pas être confondu avec le muguet, ou les aphtes des agneaux, commence par une tumeur dont le siége est d'abord la partie externe de la gencive inférieure ; cette tumeur, qui grossit promptement, présente à son sommet une inflammation violente. Au bout de vingt-quatre heures, elle s'est élargie, creusée, et offre une cavité profonde ; elle envahit la gencive inférieure, et le mal s'étend même sur la gencive supérieure, sur le palais, et il se propage quelquefois au dehors sur les lèvres et le museau ; les dents se déchaussent, et leurs alvéoles se carient. Cette cruelle maladie est éminemment contagieuse, et il faut promptement isoler les moutons qu'elle atteint.

Le remède proposé par M. Morel de Vindé, et qui a eu d'heureux succès, consiste dans la cautérisation, avec l'acide nitrique

---

[1] Les principes généraux du traitement d'une maladie, de même que la plupart de leurs symptômes, s'appliquent à plusieurs classes d'animaux. Nous renverrons le lecteur aux pages de notre livre où cette maladie a déjà été traitée, en lui faisant toutefois remarquer que les doses des remèdes indiqués doivent toujours être en rapport avec la force de l'animal.

(eau forte pure). On touche les chancres avec l'acide, et il se forme une escarre qui tombe et laisse une plaie vermeille qui se cicatrise. On touche également les tumeurs commençantes, après les avoir ouvertes avec le bistouri. Si, après la chute de l'escarre, la plaie suppurait, on renouvellerait la cautérisation.

Claveau, clavelée.

De toutes les maladies qui affectent les bêtes à laine, la plus redoutable est la clavelée. Depuis le commencement du xvie siècle, époque où cette terrible épizootie a été décrite pour la première fois, elle a causé des dommages immenses en France où elle a reparu en nombre d'endroits, à des époques souvent très-rapprochées. Elle est même devenue enzootique dans quelques contrées, c'est-à-dire qu'elle y règne constamment, qu'elle y est générale, habituelle ou stationnaire.

M. Hurtrel d'Arboval a fait, sur la clavelée, un travail extrêmement remarquable dans lequel cette maladie est décrite avec soin, et où il indique ses moyens curatifs et préservatifs [1]. Nous lui emprunterons l'extrait suivant, qui présente un résumé aussi clair que précis de son traité.

De la clavelée.

« Ce fléau est d'autant plus redoutable qu'il frappe un animal faible, timide jusqu'à la stupidité, sans défense comme sans ressources contre ses ennemis, incapable de se soutenir sans les soins de l'homme, et de plus très-délicat, très-sensible à l'ardeur du soleil et aux grandes chaleurs, au froid et à l'humidité, malgré sa robe épaisse et chaude. Sa constitution est molle et lâche, sa peau est mince, et fournit en abondance l'exhalaison d'une humeur onctueuse et sébacée, connue sous le nom de suint.

« Les bêtes à laine, d'un naturel si simple et si doux, sont sujettes à plusieurs phlegmasies cutanées, et principalement à celle exanthématique, qui paraît lui être particulière, et que nous connaissons sous le nom de clavelée. C'est une maladie éruptive, inflammatoire, épizootique et contagieuse, qui se manifeste par des pustules arrondies, plus ou moins saillantes, dont le siége

---

[1] *Traité de la clavelée, de la vaccination et clavelisation des bêtes à laine*, par M. Hurtrel d'Arboval, amateur, commissaire spécial pour les épizooties de 1815 et 1816 dans le département du Pas-de-Calais, 1 vol. in-8°, Amiens, 1822.

ordinaire est sur les parties dénuées de laine, comme le dedans des cuisses et des épaules, le bas du ventre, le dessous de la queue, le fourreau, les mamelles et le nez. Cette maladie, qui n'affecte pas deux fois le même individu, appartient évidemment à l'ordre des phlegmasies cutanées.

Contagion et causes.

« Les causes spéciales de la clavelée, celles qui seraient susceptibles de donner spontanément naissance à cette affection, nous sont encore inconnues. La seule dont nous ne puissions révoquer en doute la fatale influence, la principale, celle qui exige le plus d'attention, c'est la contagion, qui se transmet presque toujours, par voie de communication, de l'individu qui en est infecté à celui qui est sain. Pour que la contagion développe son action, il n'est pas rigoureusement nécessaire que la communication ait lieu par contact immédiat : l'expérience prouve que des troupeaux peuvent en être atteints en allant pacager sur des terrains où l'on a laissé paître auparavant des troupeaux infectés. Nous en avons un exemple récent dans l'arrondissement de Montreuil-sur-Mer, où il est reconnu et prouvé que le troupeau de la commune de Callotrie n'a gagné la clavelée que pour avoir fréquenté des pacages alternativement occupés par le troupeau claveleux de la commune de la Magdeleine. Quoiqu'il y ait des exceptions à cette règle générale, l'on se gardera bien de se diriger d'après elles, on aurait sûrement à s'en repentir. Il est aussi certaines saisons, certains modes de l'atmosphère, qui ont certainement de l'influence sur le développement et le cours de la clavelée. Les bergers, les bouchers et leurs chiens, les maréchaux ou les guérisseurs, et les marchands de moutons, peuvent encore transporter et communiquer la contagion, soit en parcourant les compagnes, soit en visitant des animaux sains après avoir visité des animaux malades. Le transport des laines, des peaux, des fumiers provenant des animaux infectés, celui de tous les objets qui ont pu être à leur usage, le passage ou le séjour des troupeaux sur les routes ou les terrains par où passent ou séjournent des troupeaux claveleux, peuvent encore concourir à répandre des miasmes contagieux, susceptibles de déterminer, dans certaines circonstances, le développement de la maladie, laquelle s'entretient ordinairement trois mois dans une bergerie, quelquefois jusqu'à six mois et plus, et peut se communiquer par les animaux guéris, un certain temps après la guérison.

Division de la clavelée.

« Nous distinguons la clavelée en régulière et irrégulière, à l'exemple de *Gibert*, et nous sacrifions, sans hésiter, à cette distinction, aussi simple que bonne, cette foule de prétendues espèces, de divisions ou variétés inutiles et embarrassantes, qui surchargent sans aucune nécessité, et rendent moins claire la plupart des descriptions de la clavelée.

Symptômes.

« A moins de faire des expériences pour s'en assurer, il est à peu près impossible de déterminer le temps que la contagion naturelle claveleuse met à développer son action sur les animaux auxquels elle est transmise. Toutes les bêtes à laine n'ayant pas d'ailleurs la même aptitude à contracter la clavelée, l'incubation doit être d'une durée plus longue dans les unes, et plus courte dans les autres.

» A l'expiration de cette première période d'incubation, la maladie commence et s'annonce par la tristesse, l'abattement, la lenteur de la marche, la faiblesse des jambes, la tête basse, les yeux éteints, la perte de l'appétit, et souvent la suspension de la rumination.

» Cet état dure trois à quatre jours, période après laquelle commence à paraître une éruption qui s'annonce d'abord par des petites taches d'un rouge tirant sur le violet, du centre desquelles s'élèvent bientôt des pustules ou boutons plus ou moins enflammés, quelquefois isolés, quelquefois occupant toutes les parties, et dont le sommet est presque toujours blanc. Ces pustules forment souvent, sur les côtés de la poitrine, au bas et en arrière des coudes, des tumeurs de quatre à cinq pouces de circonférence sur un pouce d'épaisseur. Lorsque la maladie est dans sa plus grande intensité, la surface extérieure du corps est sensible et brûlante, les yeux sont enflammés, la bouche est plus ou moins sèche, et la soif plus ou moins ardente, la respiration est très-laborieuse, la fièvre très-développée, les mouvements du cœur sont plus ou moins forts, et plus ou moins percevables par des percussions très-violentes contre les côtes. Au reste, ces symptômes ne sont pas toujours aussi graves, et même la clavelée très-régulière n'a souvent rien de dangereux pour l'individu qui en est affecté. Mais lorsque cette maladie suit une marche irrégulière, il y a en outre fétidité de l'haleine, cessation entière de la rumination, gonflement de la tête, écoulement de bave par la bouche, flux nasal, engorgement de la pituitaire, tuméfaction des paupières, chassie des yeux, altération, quelquefois suppuration et désorganisation de ces organes, etc.

» L'épuration faite, ce qu'on appelle la suppuration des boutons commence. Il s'établit alors, dans les pustules, une sérosité roussâtre ou jaunâtre, dans laquelle réside le *claveau* ou virus claveleux. Vers la fin de cette période, la fièvre se rallume quelquefois. Quelquefois aussi, le gonflement de la tête et le flux nasal paraissent ; mais ces derniers signes ne se montrent pas toujours, et sont souvent très-peu prononcés dans les clavelées regulières.

» Enfin, la dernière période est celle où le claveau rompt les téguments qui l'enveloppent, se fait jour au dehors, s'évacue et laisse l'ulcère à sec. A ce phénomène succède celui de la desquamation ; et alors les croûtes desséchées se réduisent en poussière ou en pellicules furfuracées ; la laine aussi se détache.

» Une éruption secondaire, qui n'est pas nécessaire, se remarque quelquefois dans le cours de la clavelée. »

Autopsie.

Nous ne suivrons pas M. Hurtrel d'Arboval dans la description autopsique du mouton mort de la clavelée ; nous nous bornerons à dire que la putréfaction s'empare promptement du cadavre ; le cerveau est mou, la langue et la bouche décolorées, les poumons flétris et réduits à un petit volume, le cœur molasse et pâle, le foie enflammé, la vésicule du foie flasque et rétrécie, les reins pâles et décolorés, etc.

Traitement curatif.

« Lorsque la clavelée est régulière, sa marche est extrêmement simple, et tout traitement est inutile. L'on doit, dans ce cas, se contenter de quelques soins et de quelques attentions relatives au régime. D'après les nombreux renseignements que j'ai recueillis, je suis bien convaincu que la mortalité, qui a dépeuplé tant de troupeaux, dans cet arrondissement de Montreuil-sur-Mer, ne doit être attribué qu'à l'emploi des médicaments. L'on écartera donc avec attention, d'abord les charmes et les amulettes, puis les recettes, les spécifiques, et tout traitement curatif. Pratiquer en temps utile la clavelisation, loger les troupeaux à l'aise, leur procurer le bon air fréquemment renouvelé, les tenir très-proprement, les faire sortir ou les parquer quand le temps et la saison le permettent, les empêcher de sortir dans les temps froids, humides et pluvieux ; leur donner à la bergerie, et toujours aux mêmes heures, de bonne paille de froment, et un peu de provende, de bon foin de trèfle minette ou luzerne ; enfin, ajouter du sel aux boissons, et si l'on veut, un peu de boule de mars ; voilà tout ce qu'il y a à faire, ce qu'il est indispensable de préférer aux purgatifs, aux saignées, même aux vésicatoires, qui sont loin de convenir dans tous les cas ; il est même très-rare qu'ils soient ici indiqués. Je n'excepte même pas de cette proscription générale, le séton, qu'on a tant préconisé comme moyen préservatif et comme moyen curatif. Souvent il ne fait que tourmenter inutilement les animaux ; il ne prévient pas plus la maladie qu'il n'en arrête le cours. Cependant, il a dans quelques cas son avantage, mais c'est seulement lorsqu'il est nécessaire d'offrir, à l'irritation générale, un point fixe susceptible d'en prévenir ou d'en diminuer la gravité. Appliqué à propos, il concourt alors à amender les accidents et à prévenir les dépôts fâcheux qui terminent fréquemment certaines clavelées irrégulières.

Clavelée irrégulière.

« C'est seulement dans le cas de clavelée irrégulière, presque toujours accompagnée d'accidents graves et de symptômes alarmants, que les secours de l'art deviennent véritablement utiles. La violence de la fièvre exige l'emploi des antiphlogistiques, l'état inflammatoire réclame même la saignée modérée, sur laquelle, toutefois, il faut être très-réservé, attendu la constitution des bêtes à laine ; l'atonie, la langueur de l'éruption, la petitesse des moutons demandent quelques cordiaux dont il faut se garder d'abuser, les boissons diaphorétiques, l'infusion de fleurs de sureau, par exemple, le vin tiède miellé et coupé sont alors indiqués. Dans le cas de névrose de la locomotion, de tétanos, de spasmes co-excitant avec la clavelée, ce sont des calmants et des anti-spasmodiques qu'il faut. Enfin, les complications d'adynamie, d'ataxie, d'affection vermineuse, de diarrhée, de pourriture, etc., veulent qu'on ajoute aux boissons les anti-septiques, les astringents, les vermifuges, etc. Lorsque les narines sont obstruées, l'on injectera dedans, avec la plus grande précaution, de l'eau tiède ou de l'eau d'orge miellée. S'il y a des pustules entre les onglons des pieds, on lotionnera la partie avec une décoction de mauve plusieurs fois par jour : si ces pustules sont situées sous le sabot, ce que l'on reconnaît à la claudication et à la chaleur de la partie, il faut s'assurer du point douloureux, extirper la portion de corne qui le recouvre, et panser la plaie, d'abord avec le digestif animé, et ensuite avec le vinaigre et l'oxide de plomb blanc. Enfin, si des pustules réunies forment un grand ulcère dont le fond et les bords paraissent noirs, l'on en détachera soigneusement cette couche noirâtre, et on lotionnera la plaie avec la teinture de kina, ou la décoction de feuilles de noyer. On pourra même avoir recours à l'eau styptique ou d'Alibour.

Traitement préservatif.

« 1° Écarter soigneusement les troupeaux sains, les hommes, les animaux de toute espèce, et même les substances inanimées ou inertes, qui, directement ou indirectement, ont pu communiquer ou avoir quelque rapport avec les animaux ou les lieux infectés. 2° Ne jamais passer sous le vent ni dans le voisinage d'un troupeau claveleux ou soupçonné tel, à moins d'une distance de deux cents mètres (plus de 100 toises). 3° Ne jamais conduire ou laisser passer un troupeau sain sur les routes ou sur les pacages fréquentés par des troupeaux infectés. 4° Autant que possible, faire soi-même les élèves nécessaires au recrutement de la troupe, ou du moins n'acheter que dans des troupeaux connus, et non aux foires ou marchands de profession. 5° Cantonner rigoureusement les troupeaux attaqués à 200 mètres de tout endroit habité et de tous lieux consacrés aux pacages, en traçant, au moyen de bonnes haies doubles de clôture, à une certaine distance l'une de l'autre, des lignes de démarcation, et en invitant les communes limitrophes à en faire autant de leur côté, comme mesure de précaution. 6° Éviter d'entasser les bêtes malades les unes sur les autres dans les locaux destinés à leur logement : nous avons eu lieu de remarquer qu'en quelques endroits de ce pays, l'on avait adopté cette mauvaise manière afin d'élever la température, et cela dans la vue d'accélérer la marche de l'éruption boutonneuse ; nous avons, au contraire, reconnu que, dans ces endroits, les développements claveleux avaient acquis un caractère de gravité qui les a rendus plus dangereux. 7° Diminuer la nourriture, la composer d'aliments de bonne nature et qualité, peu propre, toutefois, à déterminer une excitation ; éviter les grains et les autres substances alimentaires susceptibles de procurer l'embonpoint (nous avons vu ici, et nous avons par devers nous le témoignage de beaucoup de propriétaires, que les bêtes les plus grasses ont été les premières et les plus grièvement affectées). 8° Percer des jours au haut des murailles des bergeries qui en manquent, afin d'y procurer des renouvellements d'air ; éviter que les fourrages y séjournent. 9° Tenir les chiens à l'attache. 10° Entretenir les bergeries dans une exacte propreté. 11° N'acheter des nourritures pour son troupeau que chez des cultivateurs connus et exempts de la clavelée dans leurs bergeries ; ou mieux encore n'en vendre ni acheter, s'il est possible. 12° Éviter, ainsi que nous l'avons dit, les saignées de précaution, les secrets et les remèdes. 13° Enfouir les bêtes claveleuses mortes avec leur peau et leur toison. 14° Purifier avec soin les bergeries, et préliminairement en extraire les fumiers, les brûler ou les enfouir dans des fosses ouvertes, à 200 toises au moins de toute habitation, et recouverte de 4 pieds de terre ; en surveiller strictement le transport et celui des bêtes mortes et le diriger par les endroits que les bêtes à laine ne fréquentent pas. On lavera, au moyen d'une brosse ou d'un balai trempé dans de la forte lessive, avec du savon vert, tous les objets et toutes les surfaces de la bergerie, sur lesquels le virus a pu se déposer ; l'on passera même au feu, lorsque cela se pourra sans détérioration, tout ce qui est en fer ; puis on enlèvera, de la superficie du sol, une couche d'un ponce ou deux d'épaisseur, que l'on remplacera par de nouvelle terre, de l'argile ou de la craie écrasée ; l'on procédera immédiatement aux fumigations désinfectantes avec les acides minéraux, et ce ne sera qu'après les avoir pratiquées, et non auparavant, qu'on pourra blanchir au lait de chaux, si l'on tient à user de ce moyen accessoire ; mais il est toujours utile et nécessaire de répéter de temps en temps, et même le plus souvent possible, de semblables fumigations, quoiqu'on ait parlé à leur désavantage, il y a peu de temps. Si la clavelée prenait un caractère épizootique, il conviendrait de suspendre, pour un temps plus ou moins long, la circulation et le commerce des bêtes à laine ; mais, pour l'application de cette mesure et de toutes celles que l'intérêt public du moment peut nécessiter, l'intervention de l'autorité devient indispensable.

Clavelisation.

« Dans la circonstance malheureuse d'épizootie claveleuse, et toutes les fois que la clavelée est à craindre, la clavelisation offre des avantages incontestables. Le remède le plus salutaire perd beaucoup de son efficacité lorsqu'il est appliqué trop tard ; de même, si l'on clavelise des bêtes prises dans un troupeau déjà en proie à l'affection claveleuse, l'on ne fait souvent que développer la maladie où elle était latente, et quelquefois on ne peut éviter des inconvénients incomparablement moins graves, cependant, que ceux résultant d'une invasion naturelle. Il est donc infini-

ment préférable de s'attacher à prévenir le mal, et c'est dans cette
vue avantageuse et utile que nous recommandons le seul moyen
efficace contre un tel fléau, le meilleur moyen de diminuer considérablement le nombre des pertes qu'il occasionne chaque année à l'économie rurale et au commerce des bêtes à laine. Si la
clavelisation ne prévient pas la maladie, comme on l'a cependant
avancé, on ne peut nier, du moins, sans se refuser à l'évidence,
que cette utile méthode diminue considérablement les dangers et
les dommages résultant d'une invasion claveleuse spontanée.

» Le choix du virus claveleux, la manière de l'extraire, le mode
de son insertion, et la place à préférer pour l'introduire ne sont
pas indifférents.

» La seule matière virulente propre à la clavelisation, est la sérosité roussâtre ou jaunâtre qui suinte de la surface des boutons
claveleux, dès qu'on a enlevé la pellicule ou la croûte mince,
blanchâtre, qui les recouvre. C'est à peu près du sixième au
huitième jour de l'apparition de l'éruption que les pustules peuvent être bonnes à donner cette sérosité qui porte le nom de
claveau. Pour la mettre en usage ou l'inoculer, l'on en charge
la pointe d'une lancette, ou d'un autre instrument pointu et tranchant, que l'on introduit aussitôt, au moyen de trois ou quatre
piqûres préalablement pratiquées avec le même instrument ou un
autre, un peu en avant des mamelles ou des parties génitales, et
non sur le ventre. Cette partie, siége des insertions, est ordinairement dépourvue de laine; s'il s'en trouve à quelques bêtes, on
l'arrache avant de commencer à opérer. Il est sans doute inutile
d'observer qu'il faut choisir, pour servir à la clavelisation, des
bêtes saines, la bête qui a le moins de pustules, celle dont la maladie présente le caractère le plus bénin. L'on peut prendre de la
matière claveleuse sur les individus déjà clavelisés; mais il faut
bien se garder de la puiser sur les pustules plus ou moins grosses et quelquefois tumorales des piqûres; elles ne contiennent
pour l'ordinaire qu'une matière purulente, et s'il peut s'y trouver
quelque peu de virus, c'est dans une si faible proportion, qu'on
s'exposerait à manquer l'opération, en ne choisissant pas mieux
le fluide virulent. L'on pratique les piqûres en faisant pénétrer
entre les lames de la peau, et de manière à détacher et à soulever
un peu l'épiderme, le bout de l'instrument que l'on a choisi et
qu'on enfonce obliquement et avec précaution, de peur de traverser la peau; puis on pince un peu la place de la piqûre par les
deux extrémités de la petite incision et de façon à en procurer
l'ouverture, dans laquelle on porte l'humeur claveleuse dont la
pointe de l'instrument est chargée. L'on a soin de tenir cet ins-

trument verticalement, pour que le fluide descende, et de ne le tirer qu'après une seconde ou deux, en appuyant légèrement avec l'un des doigts de la main gauche sur la place opérée, afin d'y mieux fixer le virus, et d'en favoriser l'absorption. » Tel est le procédé opératoire de la clavelisation que j'ai adopté et fait adopter dans le département du Pas-de-Calais, sur près de douze cents bêtes à laine, sans qu'il y ait eu sur aucune d'elles la moindre apparence d'accident tumoral ou gangreneux. La pratique de l'inoculation claveleuse, ainsi exécutée sur des bêtes à laine qui n'ont pas eu la maladie, développe presque constamment chez elle une clavelée bénigne et régulière, et, en quarante ou cinquante jours, débarrasse tout un troupeau, quelque nombreux qu'il soit, des dangers de l'infection naturelle. Elle n'exige d'ailleurs ni préparation, ni traitement particulier. Dans les temps froids ou pluvieux, tenir les animaux clavelisés, à une température douce, modérée, et surtout pas trop chaude ; les sortir quand il fait doux et beau, et dans les plus belles heures de la journée seulement; les tenir au même parc ou les laisser au grand air le plus longtemps possible dans la saison chaude, les nourrir médiocrement d'aliments de bonne qualité et de bonne nature; mêler du sel à leur boisson ; les tenir toujours dans·une très-grande propreté ; purifier fréquemment l'air des bergeries au moyen des fumigations acides ; c'est à quoi se réduit tout ce qu'il y a à faire en pareil cas.

L'on observe quelquefois, à la suite des clavelisations exécutées en grand, des tumeurs aux endroits mêmes des piqûres. Ces tumeurs, fort rares dans les clavelisations très-bien faites, sont d'abord phlegmoneuses, et peuvent promptement passer à la gangrène, si l'on ne se hâte de les traiter convenablement. Le traitement qui convient à ces sortes d'accidents, toujours très-dangereux et souvent mortels, consiste en frictions locales avec le liniment ammoniacal, en breuvages amers, ou de vin et de quinquina, ou d'acétate d'ammoniaque (esprit de Mendéréus), suivant les cas et les circonstances.

Épilepsie.

Cette maladie, qui attaque également le cheval, le bœuf, le porc et le chien, se manifeste à peu près avec les mêmes symptômes chez le mouton (Voyez *Epilepsie*, page 53). On la regarde comme incurable.

Érysipèle.

Le mouton est très-sujet à cette maladie, dont nous avons

énuméré les causes, les symptômes et les moyens curatifs à la page 53. Le mode de traitement que nous y indiquons peut être appliqué au mouton, sauf les modifications relatives aux doses.

Falère.

Indigestion gazeuse ou *tympanite*. Cette maladie se manifeste particulièrement chez les moutons qui ont pâturé du trèfle ou de la luzerne après des pluies ou d'abondantes rosées. La maladie débute par le gonflement du ventre et surtout du flanc gauche ; l'animal est triste, immobile et comme stupéfié, il respire difficilement, bientôt cette difficulté de respirer augmente, il chancelle et tombe asphyxié. La maladie marche si rapidement que trois ou quatre heures suffisent quelquefois pour amener la mort.

On a éprouvé dans cette affection les bons effets de l'alcool volatil, dont on fait prendre aux moutons 20 à 25 gouttes dans un peu d'eau ordinaire. Ce remède amène souvent la cessation des symptômes d'asphyxie et l'affaissement des flancs.

Dans tous les cas, il est bon de presser doucement les flancs de l'animal avec les mains, et on tâche de le faire trotter jusqu'à ce qu'il ait fienté, et que l'enflure soit diminuée.

Feu de Saint-Antoine. — Mal des ardents.

Maladie épizootique éminemment contagieuse et presque toujours mortelle. C'est un érysipèle gangreneux qui fit autrefois de grands ravages dans les troupeaux ; mais comme il a presque totalement disparu de nos jours, nous ne le citons qu'à titre de renseignement.

Fourchet.

Ce mal, qui attaque le pied du mouton et qui s'établit dans un repli de la peau à la séparation des onglons, provient ordinairement de l'accumulation des corps étrangers, tels que terre, graviers, entre les onglons, lesquels déterminent l'inflammation, le gonflement et par suite l'ulcération de l'entre-deux des doigts.

Le mal envahit peu à peu tout le canal du fourchet et s'étend à la couronne et aux paturons. La douleur devient si vive, que l'animal ne peut s'appuyer sur le pied malade. La partie affectée s'abcède, et il en sort une humeur purulente et fétide.

Au début de la maladie, il suffit quelquefois de soins, de propreté et de bains de pieds, tièdes, pour dissiper le mal. S'il résiste, on y joint des lotions d'extrait de saturne étendu d'eau.

On peut également employer à cet usage une solution de couperose verte.

Lorsque l'enflure et la chaleur sont très-prononcées, on applique sur la partie malade le cataplasme astringent n° 14.

Si l'inflammation est interne, on sacrifie le pourtour de la couronne, et on y ajoute une ou deux saignées, quand la fièvre se déclare.

Lorsque, faute de soins convenables, le canal du fourchet est devenu ulcéreux, on doit avoir recours à une opération qui ne peut être faite que par un vétérinaire.

Gale.

La gale du mouton se manifeste ordinairement sur le dos, la croupe et les flancs ; de là cette maladie s'étend sur tout le corps.

La peau affectée de gale est rude, tuméfiée et pustuleuse, la laine a perdu son élasticité ; elle devient sèche et cassante, rousse et comme feutrée, et elle finit par tomber. Les bêtes, tourmentées par un prurit continuel, se frottent aux râteliers, aux arbres, aux murs, mordent leur toison et se grattent avec les pieds.

La cause de la gale des moutons peut être attribuée à la mauvaise nourriture, à la malpropreté et au défaut de soin.

Le berger doit être attentif à découvrir les premiers indices de la gale, pour y appliquer le remède nécessaire. Il écarte les flocons de laine, pour mettre l'endroit galeux à découvert; il le frotte avec un grattoir dont nous avons parlé page 190, et qui est formé par une lame d'os, et il enduit la partie affectée avec l'onguent n° 28. Cet onguent coûte peu ; il ne détériore pas la laine, et adoucit la peau du mouton durcie par la gale.

La gale du mouton étant contagieuse, il peut se faire que tout le troupeau en soit atteint, alors ce remède deviendrait insuffisant. Il faut avoir recours au bain de Tessier, qui agit plus sûrement et plus rapidement.

Dans les pharmacies de province, on trouve toute préparée la poudre pour bain, de Tessier ; elle se compose d'acide arsénieux 2 grammes, sulfate de fer 20 grammes, peroxyde de fer anhydre 800 grammes, poudre de racine de gentiane 400 grammes.

Pour un bain, vous mettez 11 kilos de poudre dans 100 litres d'eau ; vous faites bouillir dans une chaudière en fonte et vous réduisez jusqu'au tiers, vous ajoutez autant d'eau que vous en avez perdu, 60 litres environ ; vous laissez bouillir 8 ou 10 minutes, et vous versez dans un grand cuvier où vous trempez les moutons galeux.

On évitera autant que possible de laver les moutons lorsqu'on aura des écorchures aux bras ou aux mains. On ne laissera pas les moutons se lécher entre eux ; enfin, on tâchera d'opérer dans une cour plutôt que dans une prairie où les moutons pourraient paître 'herbe imprégnée du liquide du bain.

Genestade ou catharre vésical.

Le catarrhe vésical des moutons se développe fréquemment parmi les bêtes qu'on mène paître dans des champs de genêts d'Espagne. Il se manifeste par de fréquentes envies d'uriner. L'urine, souvent trouble et rougeâtre, sort par jets et avec difficulté. La bête a le pouls dur et fréquent, la peau sèche et chaude.

Le traitement consiste en boissons adoucissantes, telles que l'eau blanchie par la farine, les décoctions de graine de lin et de plantes émollientes, telles que fleurs de mauve, racines de guimauve, etc.

Cette maladie est très-répandue dans les Cévennes.

Maladie de Sologne ou maladie rouge.

Cette maladie, particulière aux moutons de Sologne, s'annonce par la tristesse, le défaut d'appétit, une marche lente, des yeux larmoyants et une grande faiblesse. Leurs naseaux sont presque entièrement bouchés par un mucus épais; leur bouche laisse échapper une bave écumeuse; ils boivent abondamment, mais les urines coulent lentement, jusqu'au moment, où, près de mourir, ils la rendent avec abondance. Quelquefois, ils rendent du sang par le nez et par le fondement. Ce dernier signe, de même que l'émission de la bave et la soif ardente, est un indice de mort prochaine.

La maladie qui dure de six à dix jours, est produite par l'insuffisance de nourriture et sa mauvaise qualité. Ces causes débilitantes exigent pour sa curation un régime tonique et même excitant. On donne donc aux moutons atteints de la maladie de Sologne, des fourrages secs et une décoction de plantes aromatiques, telles que : l'hysope, la sauge et la mente poivrée, auxquelles on ajoute 4 ou 8 grammes de nitre par litre. Ce traitement, appliqué de bonne heure, peut amener quelque guérison; malheureusement cette maladie est le plus souvent mortelle.

Météorisation, *Voyez* Falère, *page* 211.

Muguet des agneaux.

On donne ce nom à une sorte d'aphte ou de chancre qui vient dans la bouche des jeunes agneaux, et qui les gêne, au point de les empêcher de téter, et les expose à mourir de faim. La cause de la production de ces aphtes est inconnue.

Le remède indiqué par M. Tessier, consiste dans la cautérisation de la bouche et des lèvres de l'agneau, au moyen d'un mélange de sel, de vinaigre et de poivre, appliqué avec un pinceau. Il produit ordinairement la guérison, mais il faut nourrir jusquelà les jeunes agneaux avec du lait.

Œstre du nez.

Une de ces mouches, si communes dans les pâturages durant l'été, dépose ses œufs dans le nez des bêtes à laine. Ces œufs éclosent et chacun donne naissance à une larve nommée *œstre*, qui s'enfonce dans les cornets du nez, grossit et finit par incommoder tellement le mouton, qu'il fait mille efforts pour s'en débarrasser. Il remue la tête, l'élève, la baisse tourne sur lui-même et semble attaqué du *tournis*. Souvent les bêtes à laine les rendent à force d'éternuer; mais lorsqu'elles ne l'évacuent pas naturellement, on soumet les individus qui en ont, à la vapeur empyreumatique de vieux cuirs que l'on fait brûler dans un endroit clos.

Quelquefois, les larves meurent dans les cornets; leur présence peut alors déterminer une inflammation dont on ne peut 'riompher qu'en pratiquant des ouvertures à l'aide du trépan.

Piétin.

C'est une affection du pied qui procède d'abord par le décollement de l'onglon vers le talon. Ce décollement précède une légère tuméfaction qui se convertit en ulcère. Les parties intérieures du sabot s'altèrent, le pied devient chaud et douloureux, et la bête boite fortement. Si le mal attaque plusieurs pieds, elle reste couchée. Lorsque la maladie est abandonnée à elle-même, l'onglon tombe, la carie s'empare des os du pied et des ligaments, l'animal dépérit et meurt au milieu des plus vives souffrances.

On attribue généralement le piétin à la malpropreté des étables, à l'effet des boues âcres et d'une litière imbibée d'urine. Mais la contagion a peut-être une grande influence sur sa propagation ; car il est rare que lorsqu'une bête est attaquée dans un troupeau, plusieurs autres n'en soient pas atteintes. Toutefois il sera toujours prudent, lorsqu'on aura des bêtes frappées du piétin, de veiller avec le plus grand soin sur la propreté des bergeries, en même temps qu'on isolera les animaux atteints de cette maladie.

Son traitement consiste d'abord à enlever les parties de la corne décollée, et puis à cautériser l'ulcère au moyen de l'acide nitrique ou du sulfate de cuivre (vitriol bleu), réduit en poudre et qu'on applique sur la partie affectée, après l'avoir préalablement mouillée. Si, par suite de la marche de la maladie, les désordres sont très-graves et nécessitent une opération plus compliquée, il faudra avoir recours au vétérinaire, surtout s'il s'agit d'une bête de prix.

Pourriture ou cachexie aqueuse.

Cette grave maladie est également connue dans les campagnes sous les noms d'hydropisie, boule, bouteille, gamer, ganache, goître, foie pourri, clochc, jaunisse, etc. C'est une affection chronique, dans les pays humides, et dont la marche est très-lente. L'animal atteint de la cachexie aqueuse, paraît d'abord faible et languissant. Son appétit diminue et il rumine d'une manière irrégulière ; sa bouche est décolorée, livide ; sa laine tient à peine à la peau. Enfin, le soir, sa ganache présente une tumeur ou goître qui se dissipe pendant la nuit.

Cette maladie est causée par les herbes aqueuses qui viennent dans les prés trop humides, par la rosée qui les recouvre, par les brouillards ; toutes causes essentiellement débilitantes. Trop avancée, cette maladie est mortelle ; mais prise à temps, et dès les premiers symptômes, elle cède à l'effet d'une nourriture sèche et substantielle, à l'emploi des décoctions aromatiques, telles que celles de feuilles ou sommités de sauge, thym, lavande ou hysope. Des clous rouillés mis dans l'eau qu'on leur donnera en boisson, l'usage du sel dont on parsemera la provende ; enfin quelques cuillerées de vin rouge, qu'on leur administrera, produiront le meilleur effet et pourront arrêter les progrès du mal.

Rage.

Cette terrible maladie est très-rare chez le mouton et est encore incurable. L'animal y succombe vers le neuvième jour.

Rhume ou coryza.

Cette maladie, peu grave et qui se dissipe elle-même au bout de quelques jours, est occasionnée par la fraîcheur ues nuits, par des pluies froides ou par la poussière des chemins, qui agit d'une manière irritante sur la membrane pituitaire. Les narines du mouton atteint du coryza, présentent un écoulement d'un mucus transparent qui s'épaissit ensuite et dans lequel on remarque quelques stries de sang. Il s'ébroue et respire difficilement.

La seule précaution à prendre consiste à soustraire, autant que possible, les bêtes à l'action des causes qui ont produit le coryza.

Sang de rate ou apoplexie ovine.

Cette maladie inflammatoire, et dont la marche est pour ainsi dire foudroyante, porte encore les noms de maladie de sang, chaleur, etc. Un animal qui paraît jouir d'une santé parfaite s'arrête tout à coup; il semble étourdi, chancelle, sa bouche écume, il rend des excréments et des urines sanguinolentes, puis il tombe et meurt. Ces symptômes se succèdent en une demi-heure ou un quart-d'heure, et même en quelques minutes. La bouche et les narines laissent alors sortir un sang noir, puis le corps se gonfle et se tuméfie.

Cette terrible maladie, qui sévit principalement sur les animaux les plus robustes, se déclare surtout durant les grandes chaleurs.

On ne peut la combattre qu'avec des moyens préservatifs, car rien ne peut sauver une bête qui tombe atteinte de ce mal. Il faudra donc pratiquer une saignée sur tous les individus dont l'état pléthorique est indiqué par la rougeur des yeux, de la bouche et des lèvres. On met, avant toute chose, le troupeau à l'abri de l'ardeur du soleil. On saupoudre sa provende avec du sel, et on le fait boire fréquemment, s'il paît dans des terrains secs; enfin, on lui donnera, en hiver, de l'orge auquel on mêlera des feuilles de chou et des racines, telles que carottes, navets, betteraves, pommes de terre.

Une précaution essentielle, est de ne pas tenir les moutons trop chaudement dans la bergerie et de faire pâturer le troupeau dès que les herbes nouvelles auront poussé suffisamment.

Tympanite. *Voyez page* 45.

Tournis.

Voyez, pour cette maladie, qui attaque également les bêtes à cornes et les bêtes à laine, la page 59.

DU PORC.

Origine du porc. — Le sanglier.

Le sanglier est évidemment la souche d'où proviennent toutes nos races de cochons domestiques. Cet animal sauvage et grossier habite les parties le plus retirées de nos forêts, et s'y crée, au milieu des buissons épais, une retraite ou bauge, d'où il ne sort que lorsque la nuit est arrivée, pour chercher les fruits sauvages et les racines qui forment la base de sa nourriture.

Il paît également, en choisissant les plantes les plus succulentes et joint même à cette alimentation toute végétale, des matières animales, lorsqu'il s'en présente à sa portée.

Les vieux mâles vivent solitaires, mais les femelles vont de compagnie avec leurs petits, dont elles ne se séparent que lorsqu'ils ont atteint l'âge de deux ou trois ans.

La laie porte quatre mois, et met au jour de quatre à dix marcassins. Lorsqu'elle est prête à mettre bas, elle fuit les vieux mâles, qui pourraient dévorer ses petits. Elle manifeste la plus grande sollicitude pour sa progéniture, qu'elle défend contre les chiens et même contre les hommes.

L'accroissement du sanglier dure cinq à six ans, et sa vie peut s'étendre jusqu'à trente ans. A deux ans il est capable d'engendrer à son tour.

Pris jeune, le sanglier se plie assez facilement à la domesticité; il est susceptible d'attachement, et, malgré ses formes disgracieuses et sa rusticité, il ne manque pas d'intelligence, et sous ce rapport, il est bien supérieur aux ruminants.

DU PORC OU COCHON DOMESTIQUE.

Caractères du porc.

Le porc est un mammifère de l'ordre des pachidermes. Ses mâchoires sont pourvues de quarante-quatre dents, y compris quatre canines sortant de la bouche de l'animal. Ces canines prennent le nom de *défenses* chez le sanglier. Moins longues chez le porc domestique, elles s'appellent *crochets*. La tête, que l'on nomme *hure*, est pourvue d'un museau appelé *groin*, et que termine un cartilage plat, arrondi et débordant la peau de la mâchoire. Ce cartilage, nommé *boutoir*, est percé par deux ouvertures rondes et petites, formant les narines. La lèvre inférieure est moins longue què la lèvre supérieure; les yeux sont petits, la queue est courte et ordinairement contournée en spirale. Les pieds sont munis de quatre doigts, dont deux seulement appuient sur le sol. Les mamelles sont ordinairement au nombre de dix. Le corps est couvert de poils rares et durs que l'on nomme *soies*.

On distingue dans la voix du porc plusieurs modifications qui expriment les sensations qu'il éprouve. Un grognement paisible indique un sentiment de bien-être; un cri aigu, mais faible, annonce l'impatience, le besoin ou le désir de recevoir des aliments; plus fort et plus énergique, ce cri exprime la crainte ou la douleur; c'est un appel auquel répondent les autres porcs; ils accourent, et lorsque le péril est réel et que l'appelant est exposé à de mauvais traitements, leur intervention devient hostile et même dangereuse [1].

On donne le nom de verrat au porc mâle; la femelle se nomme *truie*. Les gorets ou porcellets sont les jeunes cochons. On nomme ordinairement sous le nom de cochon ou porc, les individus des deux sexes qui ont été châtrés.

Races du porc.

On distingue en France trois races principales de cochons.

Le *cochon normand* est particulièrement élevé dans la vallée d'Auge; son corps est long et épais, sa tête petite et pointue, ses pattes minces et ses oreilles étroites. Son poil assez rare est ordinairement blanc. Il s'engraisse avec facilité, et atteint souvent le poids de 200 kilogrammes.

---

[1] Les cochons, sous le rapport de cette sollicitude qu'ils montrent les uns pour les autres, sont supérieurs à la plupart des animaux domestiques. Un troupeau de porcs était renfermé dans un enclos, au Sénégal; une panthère ayant franchi la clôture, allait se jeter sur un porc isolé. Les cris de détresse de celui-ci ayant attiré les autres porcs, ils formèrent autour de l'animal menacé un cercle présentant de toutes parts des groins menaçants; leur contenance et les cris aigus qu'ils poussaient effrayèrent tellement la bête féroce, qu'elle prit la fuite en franchissant de nouveau les barrières de l'enclos.

Le *cochon du Périgord* se distingue par un corps large et ramassé, un cou épais et court, et des jambes plus fortes que dans l'espèce précédente. Son poil est noir et rude. Son poids le plus ordinaire est de 200 kilogrammes.

C'est cette espèce de cochon qu'on emploie à la recherche des truffes.

La troisième race est le *cochon blanc du Poitou.* Il est inférieur comme produit, à celui de la vallée d'Auge, car ses os sont gros, et son poids ne surpasse jamais 250 kilogrammes. Sa tête est longue et grosse, son corps allongé, ses jambes épaisses, ses oreilles larges, pendantes, et son poil rude.

Entre ces trois races principales, il existe une foule de variétés produites par leur mélange.

Nous citerons encore le porc *anglo-chinois*, provenant du croisement du cochon d'Europe avec celui de la mer du Sud. Cette race est remarquable par ses reins larges, ses jambes courtes et ses membres ramassés, mais surtout par la facilité avec laquelle elle s'engraisse. Mais cette race convient plutôt à l'agriculteur qui élève des porcs pour son usage, qu'aux éleveurs qui les multiplient pour le commerce, car en France, on préfère généralement les porcs de grande taille, quoique le porc anglo-chinois soit infiniment moins coûteux à engraisser.

Utilité du porc.

Le porc est l'un des animaux domestiques les plus utiles et celui peut-être dont le produit est le plus considérable et le plus certain. C'est au moins l'un des plus faciles à élever et à nourrir. Il est pour ainsi dire omnivore et peut faire sa nourriture de presque toutes les substances animales et végétales. De plus il pourvoie lui-même à sa subsistance, lorsqu'on lui laisse la liberté de la chercher. Il se plie facilement à la domesticité et se montre reconnaissant des soins qu'on a pour lui. — Il sait retrouver seul le chemin de sa demeure et ne méconnaît pas ceux qui ont l'habitude de le soigner.

La malpropreté qu'on attribue au porc, est un reproche injuste. Nul animal n'est plus propre; jamais il ne salit sa litière, et s'il est attaché dans la porcherie, il s'éloigne de l'endroit où il se tient ordinairement, de toute la longueur du lien qui le tient captif, pour satisfaire ses besoins. Si le porc se vautre dans la fange, dans les bourbiers, c'est que la fraîcheur, surtout en été, lui est indispensable, et il supplée par ce moyen aux bains qu'on néglige ordinairement de lui faire prendre dans une mare, une rivière ou un étang. Il se laisse d'ailleurs volontiers laver, bouchonner et brosser.

L'élève du porc est extrêmement avantageux à la campagne, où, sans lui, une quantité de déchets resteraient sans emploi ou du moins ne serviraient qu'à l'engrais des terres.

Fécondité du porc.

La fécondité du porc surpasse celle de tous les autres animaux domestiques. Une truie peut donner jusqu'à vingt-huit petits par an.

Cette fécondité avait fixé l'attention du célèbre Vauban ; dans l'un des Mémoires qu'il rédigea dans sa retraite, sur des objets d'utilité publique, il signala le cochon comme l'animal le plus utile dans une colonie nouvelle, et calcula ses produits durant un certain nombre d'années.

Voici le calcul tel qu'il l'établit dans son Mémoire :

« On suppose qu'une truie, la seconde année de son âge,
» porte une ventrée de six cochons mâles et femelles, dont nous
» ne compterons que les femelles, attendu que, pour parvenir à
» la connaissance que nous cherchons, nous n'avons pas besoin
» de mâles ; et partant. . . . .   3 femelles.

» La troisième année que nous compterons pour
» la deuxième génération, la mère truie porte deux
» ventrées, ci. . . . .   2 ventrées.

» Les trois filles de la première génération, cha-
» cune une, font ensemble.   3   id.

Total des ventrées. . . . .   5 ventrées.

» Qui, à chacune trois femelles, font pour le
» total de la deuxième génération. . . . . 15 femelles.

» La quatrième année, qui est la troisième géné-
» ration, la mère truie devenue grand'mère, porte
» deux fois, faisant. . . . .   2 ventrées.

» Les trois filles de la première génération,
» portent deux fois chacune, et font.   6   id.

» Les quinze filles de la deuxième génération,
» portent chacune une fois, ce qui fait. 15   id.

Total des ventrées. . . . . 23 ventrées.

» Qui, à chacune trois femelles, font pour le total
» de la troisième génération. . . . . 69 femelles.

» Continuant ce calcul, on admet que la septième année la
» mère truie ne porte plus.

» La huitième année, on cesse d'admettre à la production les
» trois premières filles de la mère.

» La neuvième année, on retranche les quinze premières pe-
» tites-filles.

» La dixième année, on retranche encore du nombre des por-
» tières, les soixante-neuf arrière petites-filles résultant de la
» troisième génération.

» La onzième année, qui est dixième génération, les trois cent
» vingt-et-une trisaïeules ne se comptent plus, il n'en résulte pas
» moins une production de. . . . .   1,072,473 ventrées.

» Qui, à chacune trois femelles, font pour
» le total de la dixième génération. . . . .   3,217,419 femelles.

Nota. « 1° On n'a point compté les mâles dans ce calcul, bien
» qu'on en suppose autant que de femelles dans chaque ven-
» trée.

» 2° Toutes les ventrées ne sont également estimées, dans le
» calcul, qu'à six cochons chacune, mâles et femelles compris;
» bien que pour l'ordinaire elles soient plus nombreuses.

» 3° Bien que les mères, grand'mères, etc., soient plusieurs
» fois répétées, elles ne sont comptées qu'une seule fois cha-
» cune.

» La production d'une seule truie, après dix générations, nous
» donnera donc.   6,434,838

» Otons-en, pour les maladies, les accidents et la
» part des loups.   434,838

Restera à faire état de.   6,000,000

» Qui est autant qu'il y en peut avoir en France. »

On peut encore citer une truie du comté de Leicester, en Angleterre, qui mit bas en vingt portées trois cent cinquante-cinq
petits.

Choix du porc.

En faisant choix d'un porc, en vue, soit de l'engraissement,
soit de la propagation de l'espèce, il faut examiner d'abord s'il
réunit les trois points essentiels qui appartiennent au caractère des
bonnes races : l'ampleur de la poitrine, la petitesse des os et la finesse de la peau.

Le porc, dont la poitrine est large et les épaules bien écartées,
possède une disposition toute particulière à l'engraissement. D'un

autre côté la petitesse des os indique la prédominance du système musculaire sur le système osseux, constitution qui, ainsi que la finesse et la souplesse de la peau, n'appartient qu'à des animaux bien pourvus de chair. Une tête petite, un peu allongée et un train de derrière bien développé, indiquent également des dispositions à l'engraissement.

On aurait tort d'attacher une trop grande importance à la grosseur du mâle et de la femelle. Un gros porc dévore quelquefois autant que deux petits porcs, sans donner beaucoup plus de produit en chair que ceux-ci, car la charpente osseuse d'un gros animal est ordinairement lourde et massive.

Il faut choisir les truies que l'on destine à propager la race avec un soin tout particulier, et outre les caractères que nous venons d'énoncer, elle doit être d'un naturel doux et docile.

En Angleterre on attache beaucoup plus d'importance qu'en France, au choix raisonné des races et au moyen de les perfectionner. On est parvenu à y créer des races qui consomment un quart de moins que nos races les plus fortes, et qui, néanmoins, présentent le même rendement en chair et en graisse.

Dentition du porc.

Nous avons dit plus haut que le nombre des dents du porc était de quarante-quatre, qui se partagent en vingt-deux à la mâchoire supérieure et autant à la mâchoire inférieure, dont six incisives, quatorze molaires et deux crochets.

Les incisives de la mâchoire supérieure diffèrent pour la disposition et la forme de celles de la mâchoire inférieure. Quatre dents de cette mâchoire, savoir les pinces [1] et les mitoyennes, ont la même forme, et sont enchâssées l'une contre l'autre; mais les coins différents de forme et de grandeur, sont un peu écartés des mitoyennes.

Les six incisives de la mâchoire inférieure sont rapprochées l'une près de l'autre. Les pinces débordent un peu les mitoyennes, les coins sont à quelque distance de celles-ci, dont ils ne diffèrent que par un moindre volume.

Les crochets sont situés entre les incisives et les molaires. Ceux de la mâchoire supérieure sont plus gros, mais moins longs que ceux de la mâchoire inférieure. Les crocs de celle-ci se croi-

---

[1] De même que dans la mâchoire du cheval on donne ce nom aux deux dents du milieu. A droite et à gauche des pinces, sont les mitoyennes qui, avec les coins, terminent de chaque côté la série des incisives.

sent par devant avec les deux autres, et acquièrent souvent, avec l'âge, une assez grande longueur.

Connaissance de l'âge du porc par la dentition.

A sa naissance, les mâchoires du porcelet ne montrent que les coins et les crochets.

A quatre mois, elles sont garnies de toutes les dents de lait.

A six mois, les coins caducs de la mâchoire inférieure tombent, et font place aux coins de remplacement.

A dix mois, les coins de la mâchoire supérieure tombent à leur tour, et sont remplacés par les dents définitives. Les crochets inférieurs tombent également vers cette époque.

A onze mois, sortie des crochets de remplacement.

De vingt mois à deux ans, les pinces caduques font place, dans les deux mâchoires, aux dents de remplacement.

De deux ans et demi à trois ans, les mitoyennes caduques des deux mâchoires, tombent à leur tour et sont remplacées par les dents d'adulte.

A cette époque, le cochon a *tout mis,* suivant l'expression reçue, sa bouche est complète, et sa dentition achevée.

Il ne serait possible de déterminer plus tard l'âge des porcs que par l'usure ou le rasement des dents, et en y appliquant les principes que nous avons indiqués page 81.

De l'accouplement.

Les porcelets, sous le rapport de la génération, sont d'une extrême précocité. A deux mois et demi ou trois mois, ils sont capables d'engendrer; mais leur accouplement, à cet âge, ne donnerait que des produits chétifs, pour ainsi dire avortés, et l'on verrait promptement les meilleures races dégénérer et s'abâtardir. L'âge le plus convenable pour la reproduction, tant pour les verrats que pour les truies, est à huit mois. Il est avantageux de profiter de la jeunesse des porcs pour l'accouplement; car, à deux ans, le verrat devient sauvage et féroce, et à trois ans la truie, difficile à diriger, est presque intraitable.

Il est bon de tenir le verrat enfermé à l'époque de la saillie, car lorsqu'il vague avec le troupeau, sa force peut s'épuiser en luttes inutiles, et il est difficile de constater le moment où les truies ont été fécondées. On renferme donc le verrat avec la truie, et l'on reconnaît que la fécondation est achevée, à l'interruption de ses mouvements et à l'espèce d'étourdissement dont il paraît saisi.

Un bon verrat peut saillir jusqu'à quatre truies dans un jour. Il est rare que le premier saut ne suffise pas pour féconder la truie ; cependant il est prudent de le laisser répéter, surtout si le verrat a plusieurs femelles à saillir.

Le rut ou chaleur de la truie se manifeste par des mouvements désordonnés ; elle saute sur les autres porcs et les provoque ; la vulve est enflée, et la bouche laisse échapper une bave écumeuse. Vingt-quatre heures après l'apparition de ces indices, on doit la conduire au verrat.

Époques de l'accouplement et nombre de portées de la truie.

Deux époques de l'année sont consacrées à la fécondation de la truie, savoir en mai et en décembre. Cet intervalle lui permet de soigner ses porcelets, et de les nourrir convenablement, sans l'épuiser. D'un autre côté lorsque la truie a été fécondée en décembre, ses petits ne voient le jour qu'après la fin des grands froids ; et lorsque la fécondation a eu lieu en mai, ils arrivent assez tôt pour prendre des forces avant l'hiver. Cette considération est d'autant plus importante, que les grands froids seraient très-nuisibles à une jeune portée.

Nourriture du verrat.

Aux approches de l'accouplement, le verrat doit recevoir une nourriture substantielle ; elle ne doit point cependant être trop abondante, car il ne s'agit pas d'engraisser le verrat, ce qui lui ôterait sa vivacité et sa gaîté, mais seulement de le tenir dans de bonnes conditions de force et de santé. Une petite quantité de grain, tel que seigle, avoine ou sarrazin, jointe à sa nourriture ordinaire, fait un bon effet.

De la gestation.

La truie pleine, porte de cent seize à cent vingt jours. Elle doit être logée à part afin d'éviter les accidents qui pourraient la faire avorter, et qui seraient causés par la turbulence ou les jeux des autres porcs. On doit également lui faire suivre un régime particulier, car, ainsi que nous venons de le dire pour le verrat, il ne s'agit pas de l'engraisser, mais de favoriser la production du lait, et de maintenir ses forces. Il faut la tenir proprement, la faire baigner souvent, la brosser, la bouchonner, et ne pas la laisser manquer d'eau pour se désaltérer. Durant l'hiver, il est nécessaire de la garantir des grands froids, et pendant l'été, veiller à ce que la porcherie soit convenablement aérée.

Du part.

Nous avons dit qu'il était nécessaire de connaître avec certitude l'époque où la truie a été couverte, afin de savoir quand elle mettra bas, et prévenir les accidents qui pourraient avoir lieu.

On saura d'ailleurs que ce moment est proche, lorsqu'on verra ses mamelles gonflées, et qu'elle concentrera sa litière en un cercle, au milieu duquel elle se couchera. Les douleurs qu'éprouve la truie pour mettre bas sont assez longues, elle les fait connaître par un mugissement plaintif. Il faut alors placer près d'elle quelqu'un qui saisira l'arrière-faix au moment où il sortira, pour empêcher la truie de le manger, et surtout pour protéger ses petits, qu'elle dévore quelquefois. Mais dès qu'elle aura reconnu et accueilli ses petits, ce danger n'est plus à craindre. Souvent, pour éviter cet accident, on frotte avec une substance amère, telle que la coloquinte, le dos des petits, à mesure qu'ils voient le jour. Cette amertume répugne la truie; mais dans ce cas il faut agir avec prudence et ménagement, crainte de l'irriter.

Dès que la délivrance est terminée, le goret déchire le cordon ombilical, puis, après être resté quelques moments en repos, il se met à marcher et cherche le mamelon de la mère.

Accidents qui peuvent suivre la mise-bas.

L'un de ces accidents est le renversement de la matrice, suite d'un part laborieux. Comme dans cette circonstance, les efforts que fait la truie en criant, au moindre attouchement, augmenteraient le renversement, on commence par lui serrer le groin, et l'on plonge l'utérus, ordinairement très-enflé, dans un bain d'eau tiède, en tenant le train de derrière très-élevé; puis avec un linge fin, humecté d'eau tiède, on repousse peu à peu la matrice, jusqu'à ce qu'elle soit entièrement rentrée dans le vagin. On prépare ensuite une lotion astringente, composée d'eau tiède, légèrement vinaigrée, que l'on seringuera dans la matrice. Puis on fait bouillir deux décilitres de vin rouge coupé d'une quantité égale d'eau avec une demi-poignée de fleur de sureau. On passe cette infusion, et lorsqu'elle est tiède, on y trempe un tampon d'étoupes que l'on introduit dans le vagin, et que l'on maintient

13.

avec la main jusqu'à ce que l'animal cesse de le repousser. Sans cette précaution, les efforts que fait la truie, renouvelleraient l'accident et rendraient l'opération inutile.

Quelquefois, après avoir mis bas, la truie se trouve tellement affaiblie qu'elle ne peut se relever ; elle repousse ses petits ; son pouls est faible et précipité, sa respiration s'accélère de plus en plus, et l'animal pourrait périr, si on ne s'empressait de le secourir.

On doit donc lui administrer promptement des stimulants. On lui fait avaler un demi-litre de vin rouge, mêlé avec une décoction de menthe, de thym, de sauge, ou de quelque autre plante cordiale et excitante de la famille des labiées. A la rigueur, on pourra remplacer le vin par du cidre ou de la bière, ou encore par de l'eau-de-vie coupée de beaucoup d'eau, mais le vin est préférable. Si une première administration ne produit pas d'effet au bout de deux ou trois heures, on la recommence et on la répète de six heures en six heures, jusqu'à ce que les forces de la truie soient revenues.

Il faut bien se garder de confondre cette prostration générale avec le léger abattement qui suit ordinairement la mise-bas, et qui se dissipe après quelques moments de repos. Les stimulants seraient très-nuisibles dans ce cas.

Nourriture de la truie après la mise-bas.

La mise-bas accomplie, on fait prendre à la truie un breuvage composé d'eau, de lait et d'orge cuite. Sa nourriture doit être saine et succulente, mais il faut la ménager avec prudence, dans les commencements, car un excès d'alimentation pourrait donner lieu, chez les gorets, à une diarrhée ou à quelque autre maladie capable de les faire périr. Des racines cuites, telles que carottes, betteraves, pommes de terre, etc., mêlées de son et de lait tiédi, formeront la base de sa nourriture, qui devra lui être donnée par petites portions souvent renouvelées.

Allaitement, sevrage des gorets.

Lorsque le nombre des gorets surpasse celui des mamelles de la mère, il est indispensable de sacrifier ceux qui sont de trop, en les vendant comme cochons de lait. Cette mesure est d'autant plus nécessaire, que chaque porcelet adopte une mamelle, et qu'il n'en change pas tant qu'il est allaité. En général, le nombre des gorets ne doit pas dépasser dix.

On a remarqué que les mamelles antérieures fournissaient une plus grande quantité que les autres. Il sera donc utile, afin que toute la ventrée soit égale en force, de faire prendre, dès le premier moment, les mamelles antérieures aux plus faibles.

Au bout de quinze jours, on fait boire aux gorets du lait tiède mélangé d'abord de très-peu de farine, mais dont on augmente graduellement la quantité, et l'on sépare de temps en temps les petits de leur mère. Cette pratique, continuée durant une quinzaine de jours, suffit pour les accoutumer à boire seuls. La séparation complète entre la mère et les petits peut avoir lieu à six semaines, et même auparavant, si on vend de suite les porcelets ; mais lorsqu'on veut les conserver soit pour l'engrais, soit pour les consacrer à la propagation, il est nécessaire de les laisser plus longtemps avec leur mère.

Régime après le sevrage.

L'habitation des gorets doit être spacieuse et bien aérée. Il faut qu'elle puisse être close pendant l'hiver, de manière à les garantir du froid. Il est extrêmement avantageux de joindre à ce toit un petit enclos où les gorets d'été puissent trouver de l'espace pour se récréer, du soleil ou de l'ombre, et de l'eau pour se baigner.

Au commencement du sevrage, la nourriture doit être distribuée aux gorets quatre à cinq fois par jour. Le petit-lait, mêlé de son et de racines cuites, mais surtout de carottes, leur formera une excellente alimentation. A défaut de petit-lait, on peut employer des eaux grasses, auxquelles on mêle une poignée de farine ; mais quelle que soit la nourriture des gorets, il ne faut pas la leur donner chaude, parce qu'elle pourrait leur occasionner une tympanite.

Chaque fois qu'on voudra déposer de la nourriture dans leur auge, il faudra d'abord enlever les restes du repas précédent, et la nettoyer avec un soin minutieux.

Au régime ci-dessus, on joindra, de temps en temps, quelques feuilles de choux, des laitues, et principalement de la chicorée sauvage, afin de varier l'alimentation.

Quelques poignées de grain, soit blé, orge ou seigle, leur seront distribuées de temps en temps. Cette nourriture, qui exige d'être mâchée, facilite la chute des dents caduques, et, par conséquent, la sortie des dents de remplacement.

Une nourriture trop abondante, donnée à la mère pendant l'allaitement ou même au goret sevré, donne quelquefois lieu à la teigne. (Voyez, maladies du porc.)

Dès le sevrage terminé, il faut séparer les porcelets mâles des femelles, s'ils n'ont pas été châtrés à la mamelle, afin d'éviter que leur constitution ne s'affaiblisse, par suite de la précocité de leurs désirs. Il faut également isoler les porcelets faibles des plus forts, car ceux-ci priveraient les premiers d'une portion de leur nourriture, et ce partage inégal serait nuisible aux uns et aux autres.

Nourriture des porcs adultes.

A six mois, le porcelet, devenu adulte, sera changé de régime, et ne recevra plus une nourriture aussi recherchée jusqu'au moment où on le mettra à l'engrais. Car il faudra réserver, pour les mères qui allaitent, la nourriture qu'on donnait aux porcelets.

Plusieurs méthodes sont en usage pour la nourriture des porcs pendant cet intervalle.

On peut les nourrir à la cour, les faire parquer sur des champs de racines plantées pour eux, ou enfin les mener dans des endroits marécageux, ou dans des bois où ils trouveront des herbes, des racines, des fruits sauvages.

Nourriture d'été à la cour.

Cette nourriture consistera en plantes et racines de grande culture, telles que trèfle, sainfoin, luzerne, pois, vesces, pommes de terre, carottes, panais, betteraves, etc. Le trèfle, surtout, forme une alimentation avantageuse ; mais il est bon d'y joindre parfois quelques graines. M. Elisée Lefèvre, cultivateur à Courchamp (Seine-et-Marne), auquel on doit une très-bonne notice sur le porc, insiste sur l'utilité du trèfle et de la luzerne, dont il a expérimenté les bons effets. Huit ou dix kilogrammes de trèfle ou d'autre fourrage vert sont nécessaires, dit-il, pour l'entretien de chaque animal. Il constate, d'après l'expérience qui en a été faite à la ferme modèle de Grignon, que le trèfle est plus utile après avoir subi une légère fermentation que dans son état naturel. Voici l'indication qu'il donne pour obtenir cette fermentation au degré convenable. Dès que la plante est fauchée, on la met avec de l'eau dans un cuvier exposé au soleil. La fermentation ne tarde pas à s'établir, le trèfle noircit et laisse échapper une certaine odeur qui indique qu'il est temps de le faire manger. La première fois, il peut arriver que le porc refusera cette nourriture ; mais il ne tarde pas à s'y accoutumer, et, par la suite, il rebute le fourrage non fermenté. Une poignée de sel, dont on assaisonne le fourrage fermenté, produit un bon effet, en augmentant l'appétit de l'animal, et en favorisant sa digestion.

Les marcs de vin, de cidre, les résidus des distilleries, forment également une nourriture avantageuse lorsqu'on a la facilité de s'en procurer.

Enfin, les matières animales, telles que les eaux grasses des cuisines, les débris de chevaux abattus, les résidus des boucheries, etc., forment un accessoire avantageux à leur nourriture principale.

Pâture dans les bois.

Ce mode de nourriture présente moins d'inconvénient pour le porc que pour toute autre espèce d'animal domestique, car il ne dévaste point les bois, et si quelquefois il fouille la terre assez profondément pour chercher les racines que lui indique la finesse de son odorat, cet affouiblement n'a aucun inconvénient sérieux, et l'animal débarrasse le sol d'une foule de plantes nuisibles à la croissance des arbres; d'ailleurs, on peut empêcher le porc de fouger en le bouclant. (Voyez page 238.) Cependant, il faut remarquer que le terrain remué par le porc devient ainsi plus apte à produire de jeunes plantes.

On a encore objecté contre le parcours des bois par les cochons, la consommation qu'ils font de châtaignes, glands, faîne, pignons de conifères, et autres graines forestières, en prétendant qu'ils nuisaient ainsi au reboisement naturel des forêts; mais il faut remarquer, avec M. Elisée Lefèvre, que ces graines, tombant aux pieds des grands arbres qui les ont produites, pourrissent sans rien produire, et si, par aventure, quelqu'une d'entre elles levait, le jeune plan serait promptement étouffé par l'arbre-mère; d'ailleurs il périrait de même venant dans un terrain déjà envahi par de grosses racines.

Pâture dans les marécages.

Les terrains marécageux donnent naissance à une foule de plantes inutiles, dont les racines succulentes fournissent une bonne nourriture aux porcs. Ils y trouvent également des herbages qui leur conviennent et de nombreux insectes, car le cochon, le plus omnivore de tous les animaux domestiques, est un grand destructeur de vers et larves d'insectes, etc. Il détruit également les souris, les mulots et les taupes. Sur les bords de la mer, il dévore les poissons morts rejetés par le flot, et il brise les coquillages pour manger les mollusques qu'ils contiennent. Il mange également avec plaisir les varechs et autres p.antes marines.

La pâture dans les bois et les marécages ne dispense pas l'éleveur de porcs de leur donner un supplément de nourriture à la porcherie. D'abord il jugera, par leur appétit, du degré de suffisance de l'alimentation du dehors ; ensuite les animaux s'accoutument ainsi à rentrer à heure fixe.

On ne doit pas craindre que le parcours libre du porc puisse l'exposer à faire usage de quelques plantes vénéneuses, ou à manger de ces champignons dangereux dont les bois abondent, car son odorat est un guide qui ne le trompe jamais.

Nourriture aux champs et au parc.

La nourriture des porcs, dans les champs nouvellement moissonnés, où ils mangent les épis restés sur la terre, présente d'autant moins d'avantage, que les moutons et même les vaches ramassent non-seulement ces épis, mais savent encore profiter d'une quantité de plantes que les porcs ne mangeraient pas.

Les moutons sont également préférables pour détruire les herbes inutiles des jachères.

Ce mode de nourriture ne devient avantageux avec le porc que lorsque les terres sont dévastées par les insectes ou infectées de taupes, mulots et souris.

On peut faire parquer le porc dans des champs, prairies artificielles, ou dans des champs plantés de racines cultivées dans ce but.

Ce procédé avantageux épargne les frais de récolte ou d'arrachage, ainsi que ceux de transport. Il économise la litière, et rend immédiatement à la terre, par les excréments liquides et solides du troupeau, un engrais précieux. Mais ce parcage demande autant de soins que celui du mouton. Il faut un gardien soigneux et expérimenté, et une cabane où il couchera.

Ce gardien aura soin de conduire son troupeau à l'ombre durant l'ardeur du soleil ; il le fera rentrer au logis lorsqu'il craindra les pluies ou l'orage, et surtout veillera à ce qu'il ne souffre pas de la soif.

Nourriture d'hiver.

La nourriture à l'étable ou porcherie est la seule qu'on puisse pratiquer durant cette saison. Le cultivateur prévoyant a dû faire, dans la saison des récoltes, une provision suffisante de racines pour tout l'hiver, car le petit-lait, le son, le grain, doivent être réservés pour les gorets ainsi que les débris animaux ; les résidus de féculerie, de brasserie, de distillerie, ne présentent des ressources sur lesquelles on puisse compter, que lorsqu'on habite le voisinage de ces établissements.

Nous ne parlerons donc, sous le rapport de la nourriture d'hiver, que des racines, telles que carottes, betteraves, panais, pommes de terre, etc. Après les avoir bien nettoyées par le lavage, on les coupe par morceaux d'une moyenne grosseur, ayant le soin d'entremêler diverses sortes de racines, et de les assaisonner de quelques poignées de sel.

Lorsque les porcs montreront de la répugnance pour les racines crues, il faudra les soumettre à la cuisson, soit dans une chaudière avec de l'eau, soit au four, soit à la vapeur. Au moyen de cette préparation peu coûteuse, le porc mangera avec plaisir les racines qu'il avait rebutées étant crues.

La boisson des porcs doit leur être donnée en abondance ; elle consistera en eaux grasses et eaux de vaisselle.

Porcherie.

Nous avons parlé plus haut de l'injuste préjugé qui range le porc au nombre des animaux les plus sales. (Voyez page 219). On a remarqué, au contraire, que des soins de propreté constituaient pour lui un état de bien-être tel qu'il engraisse beaucoup plus facilement dans une étable curée avec soin, que dans celle où le sol est couvert d'une litière fangeuse et humide. Au lieu de rester couché, le porc se tient levé la plus grande partie du jour. Il s'agite, il est inquiet, et témoigne son malaise par des grognements qui ne cessent que lorsqu'on lui a donné une litière neuve. Olivier de Serres, l'un des oracles de l'agriculture, remarque « qu'au logis, il (le porc) veut coucher à sec sur une litière nette ; autrement ne pourrait-il se multiplier, non pas même vivre qu'en langueur. »

Lorsqu'on se livre en grand à l'éducation du porc, on doit avoir un enclos divisé en plusieurs petites cours. L'une de ces cours sera consacrée au truies qui allaitent, une autre aux gorets, une troisième aux porcs à l'engrais, etc., mais dans une petite exploitation, une seule cour pourvue de deux ou trois loges suffit.

Ces loges doivent être construites de manière à ce qu'on puisse facilement y entretenir la propreté. Le sol doit être disposé en pente, pour faciliter l'écoulement des urines; il sera planchéié, dallé ou pavé en briques bien jointes, afin que les porcs n'y puissent y fouiller. La cour devra, autant que possible, être abritée du vent du nord, et garnie d'un bassin rempli d'eau, où les animaux pourront se laver ou se rafraîchir. Quelques arbres seront d'une grande utilité pour offrir de l'ombre aux porcs durant les chaleurs; mais, ainsi que le remarque M. Elisée Lefèvre, ces arbres devront être des sureaux, si on veut qu'ils soient respectés par les porcs.

La construction des auges dans lesquelles on place la nourriture des cochons, n'est pas sans importance. Dans les Ardennes, elles sont en bois, placées moitié en dehors, moitié en dedans de la oge.

Elles sont recouvertes à l'extérieur par des couvercles en forme de toit, et qui se lèvent ou s'abaissent à volonté. Les portions d'auges situées à l'intérieur sont fermées par des planches percées d'un nombre de trous ou lunettes, égal à celui des animaux que

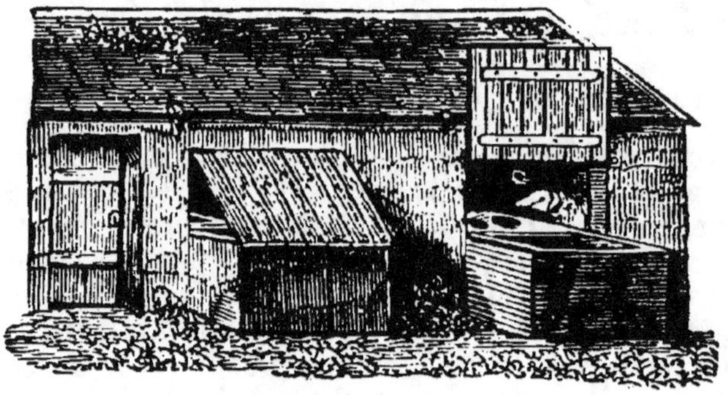

Toit et auges à porcs.

renferme la loge ; chacun d'eux adopte une lunette, en sorte que les plus faibles pourront prendre leur nourriture sans être troublés par les plus forts.

La partie extérieure de l'auge est celle par où on introduit la nourriture. Cette disposition présente à ceux qui soignent la porcherie l'avantage de n'être pas gênés par les porcs, dont la turbulence naturelle s'accroîtrait encore à la vue des aliments qu'on leur apporte. En outre, le service se fait beaucoup plus promptement.

Les portes des loges doivent être établies de manière à s'ouvrir en dedans et en dehors, et à se renfermer d'elles-mêmes lorsque l'animal est entré ou sorti.

Du porcher.

Il faut que le porcher soit pour les porcs ce que le berger est pour les moutons; il doit être zélé et soigneux, propre et diligent.

Il est indispensable qu'il connaisse les principales maladies du porc, afin d'être son premier médecin et d'appliquer les remèdes nécessaires dans les cas urgents. Il doit surtout s'attacher à prévenir les maladies par un régime et des soins bien entendus.

Il surveillera la truie durant la parturition, et l'aidera même dans certains cas. Il saura remédier à la descente de matrice, châtrer les petits, boucler les porcs adultes, et pratiquer l'incision des tendons du groin.

De l'engraissement du porc. — Choix de la race.

La race du pays d'Auge, ou race normande, est celle qui donne les meilleurs résultats pour le rendement en viande et en graisse. C'est d'ailleurs la race qui acquiert les plus fortes dimensions.

Nous avons cité à la page 219, d'après M. Bixio, la race anglo-chinoise comme étant d'un plus grand produit par la facilité et l'économie qu'elle présente à l'engrais. Nous insistons encore sur l'avantage qu'elle offre au petit propriétaire qui n'élève que quelques porcs, soit pour sa nourriture particulière, soit pour en céder à ses voisins, et qui ne les envoie point dans les foires et les marchés. Il est prouvé que la viande de ces porcs, qui est d'ailleurs d'une excellente qualité, lui reviendra à un prix bien moins élevé que celle des gros porcs de Normandie.

Age et saison auxquels on met les porcs à l'engrais.

L'âge auquel on met les porcs à l'engrais varie suivant le but qu'on se propose; ainsi, les porcelets sont engraissés avant le sevrage pour être vendus comme cochons de lait. Immédiatement après le sevrage, on peut les engraisser pour produire du petit salé. Enfin, quand on veut obtenir des animaux volumineux, c'est-à-dire beaucoup de chair et de graisse, l'engrais ne doit pas commencer avant dix-huit mois à deux ans. Plus tôt, le porc n'aurait pas acquis assez de développement, plus tard, sa chair resterait coriace.

Le temps de l'année le plus favorable pour entreprendre l'engrais du porc est le commencement de l'automne. Pendant l'hiver, le fermier a le loisir nécessaire pour se livrer à la préparation et à la cuisson des racines et des autres substances alimentaires qu'il destine à ses porcs. Il choisit également ce temps pour abattre les animaux qu'il ne veut pas conserver, et en saler la chair. D'ailleurs, c'est l'époque où toutes les récoltes sont faites, et où abondent les grains et les racines.

Nourriture du porc à l'engrais.

Le mode d'engrais du porc doit nécessairement varier suivant les circonstances et les localités. Le cultivateur qui n'a qu'un seul porc, le nourrira d'une manière différent que le gros fermier qui en possède un troupeau. La proximité de divers établissements industriels, tels que féculeries, brasseries, distilleries, fabriques de sucre de betterave, etc., donnera lieu à l'emploi de leurs résidus; le voisinage d'un lieu consacré à l'abattage des chevaux, permettra de faire usage de substances animales, et particulièrement du bouillon gélatineux, dont l'influence sur l'engraissement est extrêmement marquée. Enfin, nous ne pouvons donner ici que quelques règles générales, dont voici la plus importante : classer les diverses substances qu'on emploie pour l'engrais des porcs, suivant la quantité de matière nutritive qu'elles renferment sous un même volume, et faire constamment succéder un aliment plus substantiel à un qui l'est moins. La raison de cette marche est facile à concevoir; à mesure qu'un animal engraisse, son appétit diminue, il faut donc lui offrir successivement des aliments de plus en plus substantiels, en finissant par ceux qui, sous le plus petit volume, contiennent le plus de substance alimentaire. Une marche inverse conduirait nécessairement l'animal à l'épuisement et à la maigreur.

M. Bixio classe, de la manière suivante, les différentes nourritures qui peuvent servir à l'engrais du cochon, en commençant par les moins nutritives.

1° Les fourrages verts.
2° Les racines.
3° Les résidus des fabriques d'eau-de-vie et d'amidon.
4° Les grains.
5° Les substances animales.

Les fourrages verts, en y comprenant les choux, n'ont guèr été employés que par les Anglais, qui leur font subir une préparation tout à fait analogue à celle de la choucroûte. Les fourrages sont hachés et déposés dans des réservoirs ou de grands tonneaux, où on les sale et où ils subissent la fermentation acide. M. Bixio pense qu'on pourrait éprouver l'effet de cette alimentation en

France, mais il doute qu'en l'employant seule on puisse obtenir du lard abondant et de bonne qualité. L'opinion de ce savant distingué nous paraît d'autant plus fondée, que les substances acides sont en général, peu favorables à la production de la graisse.

L'engrais par les racines est le plus généralemeut employé en France. La betterave, la carotte, le panais, et la pomme de terre, sont les racines les plus nutritives en raison du principe sucré qu'elles renferment en abondance; le navet, le turneps ou chou-rave, et le topinambour, le sont infiniment moins. On doit donc, suivant le principe établi plus haut, commencer par celles-ci et finir par les premières, comme renfermant davantage de substance alimentaire. On prépare ces racines, ainsi que nous l'avons indiqué à la page 231, et on fera succéder les racines cuites aux racines crues en les assaisonnant d'un peu de sel, et en les mêlant avec des eaux grasses. Plus tard, on ajoute un peu de farine d'orge, de sarrasin ou de seigle à ce mélange, et enfin on termine l'engraissement par une pâte composée de farine et d'eau.

Les *résidus des distilleries* ou de la fabrication de l'eau-de-vie sont très-convenables pour l'engraissement du porc. Un porc ordinaire consomme 140 kilogrammes de baissières ou marc d'eau-de-vie par semaine. On y mêle d'abord une certaine quantité d'eau que l'on diminue peu à peu. Commencé à un an, son engraissement a lieu au bout de quatre mois.

On a remarqué que cette nourriture *grisait* les porcs dans les premiers jours ; mais ils s'y accoutument bientôt. Les agronomes allemands ne sont pas d'accord sur la manière de l'administrer : l'un veut qu'elle soit donnée chaude, et l'autre froide. C'est aux éleveurs français à comparer le mérite des deux opinions. Le lard, produit par ce moyen d'engrais, est mou, mais savoureux.

Le *petit-lait*, épaissi avec de l'orge concassé, forme une excellente alimentation; mais ce mode, une fois adopté, doit être continué jusqu'au bout, c'est-à-dire durant quatre mois environ; cependant il ne peut convenir que dans les pays où l'on ne convertit pas le lait en fromage, car un porc d'un an consomme au moins le petit-lait de trois vaches.

Les *résidus de la fabrication de la bière* sont moins avantageux que l'engrais précédent. Ils produisent plus de chair que de lard ; comme ils ne contiennent que peu de matière nutritive, il faut les donner en grande quantité. Vers la fin de l'engraissement, on est obligé d'y joindre quelques substances plus nourrissantes.

Les *résidus des fabriques de glucose* (sucre tiré de la pomme de terre) forment un engrais encore inférieur au précédent; nous ne conseillerons pas d'en faire usage.

Les *mares d'amidon* engraissent très-bien, mais ils doivent être alternés avec d'autres substances, car les porcs s'en dégoûtent promptement. On parvient à conserver cette matière, qui est très-fermentescible, en la desséchant au four. Les résidus de boucheries, les bouillons gélatineux, faits avec la chair des animaux abattus dans les grands établissements d'équarrissage, fournissent une excellente nourriture, surtout si on y joint des graines farineuses ou des pommes de terre.

Les glands forment encore une bonne alimentation d'engrais. Comme les chênes ne produisent guère du gland que tous les deux ans, on peut les conserver d'une année à l'autre, lorsqu'on en a recueilli une grande quantité, en les mettant dans une fosse, en les arrosant d'eau salée et en les recouvrant de terre. — Lorsqu'ils ont germé, on les retire et on les fait sécher. Pour les donner aux porcs, on les écrase, et on les mélange avec une cer-

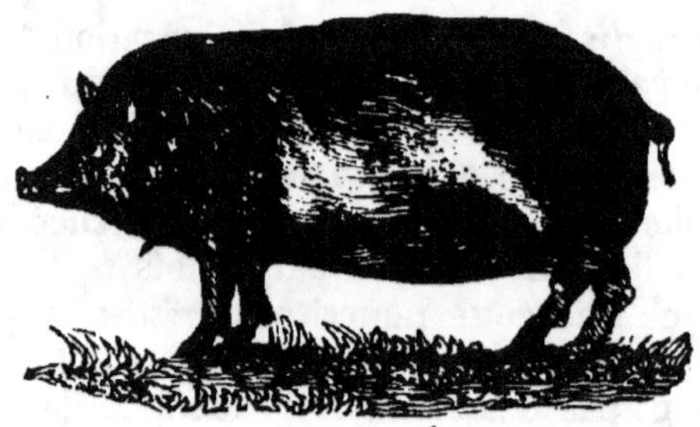

Porc gras.

taine quantité d'eau. Ce procédé, analogue à celui que des brasseurs emploient pour développer le principe sucré dans l'orge, rend le gland plus nourrissant; cependant, il est utile d'y joindre de temps en temps quelque substance animale.

Il en est de même pour les *grains* : orge, seigle, avoine, maïs, sarrasin ; ils deviennent plus nutritifs étant drechés. — On les fait ensuite crever à l'eau, et l'on en forme une pâte assez liquide. C'est également un fort bon engrais.

Nous ne parlerons qu'en passant des *tourteaux huileux*. Considérés comme simple nourriture, on peut en tirer un bon parti ; mais, comme moyen d'engrais, on aurait tort d'en faire usage, car ils produisent un lard mou et huileux.

Dès que le cochon est parvenu au point d'engraissement convenable, il faut le tuer, car il ne tarderait pas à périr par suite de la cachexie graisseuse que développe immanquablement un excès d'embonpoint.

Voici un passage de la *Ferme modèle* [1], qui résume ce que nous avons dit plus haut.

« Quand un animal me paraît propre à être entrepris, c'est le mot, en même temps que je le soumets à un nouveau régime alimentaire, je ne le laisse plus vaguer librement dans sa cour; seulement, pendant les premiers jours, pour l'habituer peu à peu à une réclusion complète, je lui accorde quelques moments de liberté, que je finis par supprimer tout-à-fait.

» Forcé par ma position à donner à mes porcs une nourriture purement végétale, je débute avec eux par des choux, des raves, des topinambours, d'abord administrés crus, ensuite cuits. Quand je m'aperçois que mes porcs commencent à se fatiguer de ces aliments, je les remplace par des pommes de terre, des betteraves, auxquelles j'associe à la fin d'épaisses bouillies de farine d'orge, dè seigle ou de sarrasin, ainsi que les eaux grasses, et les résidus de la cuisine et de la laiterie.

» Comme vous voyez, je commence l'engraissement par les aliments les moins nutritifs et les moins appétissants, pour terminer par ceux qui, sous un moindre volume, contiennent beaucoup de substance alimentaire. Cette marche est indispensable pour deux motifs; d'abord, parce que l'appétit d'un animal à l'engrais diminue progressivement, ensuite parce que les dernières livres de graisse sont beaucoup plus difficiles à produire que les premières. »

En effet, tant qu'un porc n'est arrivé qu'à un certain degré d'embonpoint, il est gai, vigoureux, bien portant; mais à mesure que l'engrais fait des progrès, le porc devient triste, lourd; il reste des journées entières couché sur sa litière; enfin, sa sensibilité s'émousse au point de ne plus sentir la morsure des rats, M. Gronier, professeur à l'école vétérinaire de Lyon, dit avoir trouvé toute une nichée de ces animaux logée dans le dos d'un porc, qui ne semblait pas se douter qu'on le dévorait tout vivant.

Du bouclement des porcs.

Cette opération a pour but d'empêcher le porc de fouger, c'est-à-dire de fouir le terrain, pour chercher des racines et des

[1] *La Ferme modèle*, par M. Chavannes de la Girandière. Tours, Mame, 1846.

insectes dans les champs ou dans les bois. On prend un fil d'archal, non recuit, d'une longueur de 40 millimètres et de la grosseur d'une aiguille à tricoter. A l'un des bouts, l'on fait une maille qui servira à engager l'autre bout. Après avoir lié le groin du porc afin de l'empêcher de mordre ou de crier, on perce l'extrémité de ce groin avec une alène, on passe le bout du fil d'archal dans l'ouverture, et on joint les deux bouts au moyen de la maille.

Une autre manière de boucler le porc consiste à passer dans son groin une petite barre de fer d'une grosseur tant soit peu plus forte que l'aiguille à tricoter. Elle est forgée aux deux bouts en forme de fer de flèche ; les deux pointes de ces fers de flèche sont tournées l'une vers l'autre, et chaque fois que le porc veut fouger, elles lui piquent le museau, et il est obligé de cesser de fouir.

Incision des tendons.

L'incision des tendons du groin est un autre moyen d'empêcher le porc de fouger. Elle se pratique sur la partie supérieure du museau, sur les tendons releveurs du groin. On les sentira facilement, sous la forme de deux cordes tendues, en abaissant l'extrémité du museau. On les met d'abord à découvert au moyen d'une petite incision dans la peau, on les traverse au moyen d'une aiguille enfilée ; le fil, qui doit être suffisamment fort, sert à tirer le tendon au dehors de la plaie ; puis on les excise l'un après l'autre, en retranchant de chacun une longueur d'un ou deux centimètres. Cette plaie, qui ne demande aucun soin, se cicatrise promptement.

Il est inutile de dire que de même que pour le bouclement, on doit lier solidement le museau du porc.

De la castration du porc en général.

On doit châtrer les porcs mâles ou femelles lorsqu'on ne les destine pas à la reproduction de l'espèce, car telle est leur propension à l'accouplement, qu'on les verrait sans cela se multiplier malgré soi. Outre cet inconvénient, cette propension nuirait à leur engraissement.

Lorsqu'on destine les jeunes truies à être mises de bonne heure à l'engrais, c'est-à-dire de l'âge de six à neuf mois, on les châtre à six semaines. Cette opération n'a lieu qu'à l'âge de six mois, lorsqu'elles ne doivent être mises à l'engrais que l'année suivante.

Ce retard a pour but de laisser prendre à leur corps plus de développement, en sorte qu'on obtient des bêtes grasses d'un volume et d'une qualité supérieurs.

Il en est de même des porcs mâles; quand on diffère trop de les châtrer, l'opération devient plus grave, et l'on court trop de risque de les perdre.

Castration du mâle.

La castration du porc de six semaines s'opère en ouvrant les bourses sur chaque testicule, en tirant ces organes par l'ouverture et en les excisant. Après six semaines, cette méthode n'est plus praticable, car elle donnerait lieu à une hémorragie dangereuse. On a alors recours à l'emploi des casseaux, comme dans la castration du cheval (voyez page 113) ou à la ligature des cordons spermatiques.

Castration de la truie.

La castration de la truie a lieu au moyen de l'extirpation des ovaires. Cette opération, assez compliquée, demande une main exercée, et certaines connaissances anatomiques. Comme, de même que la castration par les casseaux et par ligature, elle est généralement pratiquée par des opérateurs des profession, nous n'en donnerons pas ici le manuel. Nous nous bornerons à dire qu'il faut préparer par la diète les animaux qu'on veut faire châtrer, et que, pour les truies, il faut être certain qu'elles n'aient pas été fécondées par le verrat. Dans ce cas, l'opération serait suivie d'avortement et d'une inflammation de bas-ventre qui les fait périr. Il faut donc attendre, pour faire subir cette opération à la truie, qu'elle ait mis bas et allaité ses petits.

MALADIES DU PORC.

Aphtes.

Cette maladie, qui consiste dans une inflammation de la membrane muqueuse de la bouche, se manifeste sur la face interne des lèvres, sur les gencives et les côtés de la langue, par des pustules grises ou blanchâtres qui deviennent bientôt de petits ulcères arrondis environnés d'un cercle rouge. Cette affection se complique très-souvent chez le porc, et même chez les ruminants, par des ulcérations de même nature, qui s'établissent entre les onglons, et peuvent même occasionner la chute du sabot.

Cette maladie, qui reconnaît plusieurs causes, peut être attribuée à une mauvaise alimentation, à des eaux malsaines, à la malpropreté des étables, à l'influence d'un air froid et humide.

Le premier soin doit être de supprimer les causes présumées du mal. On fera boire au porc une eau blanche, tiédie et légèrement acidulée avec du vinaigre, et on lui bassinera la bouche avec le gargarisme n° 29. Lorsque l'inflammation sera diminuée, on touchera les aphtes et les ulcères avec l'acide hydrochlorique au moyen d'un pinceau. On procédera de même pour les ulcération du pied, si cette complication existe.

Les aphtes deviennent quelquefois les symptômes extérieurs d'une gastro-entérite; ils sont accompagnés de la rougeur de la langue, sur les côtés et à sa pointe. (Voyez le traitement de cette maladie page 56.)

Bosse, soie.

Tel est le nom que l'on donne à une tumeur du col chez le porc. Elle se montre ordinairement sur le cou, à l'endroit des amygdales; les soies qui couvrent la surface de la tumeur, deviennent hérissées, dures et raides. On ne peut y toucher sans que l'animal exprime la douleur.

Sous ces poils, la peau est livide, décolorée chez le cochon noir, et noirâtre chez le cochon blanc. Sa bouche est chaude et baveuse, les yeux rouges, les flancs agités, la voix éteinte, la soif très-vive et l'appétit nul. Le traitement consiste dans l'extirpation de la tumeur, et dans les autres indications données à la page 49.

Boucle.

On donne ce nom au charbon de la langue et du palais, que l'on nomme également *glossanthrax* et *chancre volant*. Il se manifeste d'abord sous la forme de pustules livides ou noirâtres, qui se déchirent bientôt et font place à des ulcères rongeurs qui, en peu de temps, envahissent toute l'épaisseur de la langue. Les autres symptômes du charbon (voyez page 49) se manifestent en même temps et amènent promptement la mort.

Le seul traitement à suivre consiste à enlever les parties pustuleuses ou gangrenées avec le bistouri, et à laver la plaie plusieurs fois par jour avec de l'acide sulfurique, étendu d'eau, auquel on fera succéder des lotions avec une décoction de quinquina. On donnera à l'animal le breuvage antiseptique n° 1.

Charbon.

Voyez ci-dessus les articles *bosse* et *boucle*, ainsi que la description du traitement du charbon à la page 50.

Épilepsie, mal caduc.

Les symptômes de l'épilepsie chez le porc, sont à peu près les mêmes que chez le bœuf et la bête à laine. (Voyez page 53.) Cette maladie est incurable, lorsqu'elle est essentielle. Quand elle est causée par la présence de vers dans les intestins, elle cède au traitement anti-vermineux. (Voyez vers.)

Esquinancie, angine pharyngée.

La guérison de cette maladie, ordinairement peu grave et dont le siége est la membrane muqueuse qui tapisse l'arrière-bouche, demande un traitement rafraîchissant, tel que celui indiqué pour les maladies inflammatoires.

Engravée.

Cette affection toute semblable à celle des bœufs (voyez page 52), se traite par les mêmes moyens, et provient des mêmes couses. Le porc atteint de ce mal douloureux pousse des cris qui inquiètent et tourmentent, durant la marche, le troupeau dont il fait partie; en sorte que le meilleur parti est de s'en défaire à tout prix.

Ladrerie, pourriture de Saint-Lazare.

Cette maladie particulière au porc a pour cause le développement, dans le tissu cellulaire, d'une espèce de ver hydatide, qui présente l'apparence d'une granulation blanche, de forme ovoïde. Ces vers se propagent non-seulement dans tous les viscères, mais aussi dans la graisse et le lard. L'unique signe extérieur auquel on puisse reconnaître le cochon ladre, réside dans les vésicules qui se forment à la langue.

Le cochon ladre ne s'engraisse jamais bien; son lard est boursoufflé et sans consistance; sa chair, molle et fade, prend difficilement le sel. Il n'est pas prouvé qu'elle soit malsaine, mais il est préférable de n'en point faire usage. Les causes premières de cette maladie sont une mauvaise alimentation et le séjour des animaux dans des habitations malsaines.

Maladie pédiculaire.

Cette dégoûtante maladie consiste dans le développement des poux sur le porc. Ces insectes se propagent avec une telle rapidité, qu'ils fourmillent sur toutes les parties de son corps. On a beau les détruire, ils se reproduisent encore plus vite. Ils se frayent un passage sous la peau, il en sort par la bouche, le nez et les yeux.

Le porc attaqué de la maladie pédiculaire maigrit et finit par mourir d'épuisement. On a proposé des lotions de vinaigre arsenical. Ce remède peut avoir un effet avantageux, cependant, comme il ne pourrait détruire que les poux extérieurs, il est bon de faire avaler chaque jour au porc, une dose de remède n° 30.

Petite vérole.

Cette maladie, encore peu connue, paraît avoir de l'analogie avec la clavelée des moutons, et la petite vérole de l'homme. Elle se manifeste par une éruption de boutons qui commencent par des taches rouges précédées de tristesse, de fièvre et d'abattement. Elles s'élèvent et grossissent jusqu'au sixième jour. Alors leur centre pâlit, et ces boutons commencent à suppurer. La croûte qui se forme ensuite tombe vers le douzième jour.

On croit cette maladie contagieuse. L'usage du petit-lait pour les gorets et celui de l'eau acidulée avec du levain pour les porcs faits, a été employé avec succès pour combattre cette affection.

Pourriture des soies.

Sorte d'affection scorbutique qui se manifeste par un affaiblissement général, la diminution de l'appétit, l'enflure et la mollesse des gencives qui, étant pressées, laissent couler un sang noirâtre. La peau de l'animal est mollasse; lorsqu'on appuie le doigt dessus, elle cède facilement et conserve longtemps son empreinte. Si on arrache quelques poils, on remarque que leurs bulbes ou racines sont noires et sanguinolentes, au lieu d'être fauves comme dans l'état normal.

Cette maladie attaque principalement les porcs d'engrais lorsqu'ils habitent des porcheries humides et malsaines, ou lorsqu'on ne varie pas suffisamment leurs aliments (voyez la note, p. 172). Il faut donc assainir la porcherie si elle est insalubre, faire sortir fréquemment le porc et varier son alimentation. On mêlera à ses aliments deux ou trois litres de la décoction de quelque plante amère, telle que l'absinthe, la petite gentiane, la fumeterre.

Comme ce traitement est fort long et ne réussit pas toujours, il est préférable de tuer l'animal, pour le peu qu'il soit gras, car sa chair n'est point réputée malsaine.

LA CHÈVRE.

La chèvre est la vache du pauvre, dit M. Tessier. Cette expres
sion heureuse caractérise parfaitement bien son genre d'utilité,
car c'est plutôt en vue de son laitage que pour sa chair qu'on
l'élève.

Bien différente du mouton, que l'homme s'est entièrement
approprié, dont il a modifié à son gré la race et le caractère en le
dépouillant de toutes les ressources d'intelligence et d'énergie
qui pourraient lui permettre de vivre à l'état sauvage et de pourvoir par lui-même à sa nourriture, la chèvre a conservé son in-
dépendance. Vive et capricieuse, attachée à l'homme, mais non
soumise, elle échappe à ses gardiens par mille bonds, et brave
les chiens par une attitude hostile, annonçant qu'elle a su conserver une partie de l'énergie de la vie sauvage.

C'est en vain qu'on essaiera à la conduire en troupeau dans les
champs ; elle court à droite et à gauche, dévaste les vergers et
les bois, en attaquant l'écorce des jeunes arbres et nuisant aux
champs cultivés.

Aussi son parcours en liberté n'est-il permis que dans les contrées montueuses et privées de culture. Partout ailleurs, il est
prohibé ou du moins soumis à de grandes restrictions.

La chèvre, dans les pays régulièrement cultivés, doit donc être
élevée dans les liens d'une domesticité sévère. Le petit agriculteur
qui possède une chèvre, ne doit point la laisser vaguer en liberté ;
mais il peut la mener au pâturage en l'attachant à un piquet enfoncé en terre, au moyen d'une corde assez longue pour lui per
mettre de pâturer autour d'elle. Il peut encore la tenir constam
ment à l'étable.

M. Grognier, professeur à l'école vétérinaire de Lyon, a donné
une notice très-intéressante sur le régime des chèvres du Mont-
d'Or, près de Lyon. Ce canton possède encore 12,000 chèvres
dont le lait sert à faire des fromages renommés. « Leur taille n'est
pas élevée, dit-il ; elles ont deux pieds huit pouces de hauteur,
sur quatre de longueur, et une grosseur égale; les unes sont à
poil ras, les autres à poil long. La plupart ont des cornes. On pré-

fère celles qui n'en ont point, parce qu'elles ne dégradent pas le mur des étables, et qu'elles sont plus douces. On ne coupe jamais les mâles, mais on les vend jeunes pour la boucherie. Il suffit d'en garder quelques-uns d'entiers pour étalons, car un bon suffit dans un été pour quatre cents chèvres, et couvre en un jour jusqu'à quarante femelles.

« La nourriture des chèvres du Mont-d'Or, pendant l'hiver, se
» compose en très-grande partie de feuillages de vigne, que l'on
» cueille après la vendange ; on les jette dans des fosses béton-
» nées, situées pour l'ordinaire dans le cellier ou sous un han-
» gar, et toujours dans un lieu couvert. Ceux qui ne peuvent en
» nourrir qu'un très-petit nombre, conservent les feuilles dans
» les tonneaux défoncés, où elles sont pressées et foulées avec la
» plus grande force. Vingt individus descendent dans les citernes
» bétonnées, et trépignent sans cesse, tandis qu'on y jette cette
» provision d'hiver ; on y verse de l'eau en petite quantité, et
» lorsque la fosse est remplie, on la recouvre de planches sur
» lesquelles on place des pierres énormes. Au bout d'environ
» deux mois, on découvre la fosse pour en tirer les feuilles, qui
» alors ont contracté un goût acide, mais sans putridité ; leur
» texture est entière, elles sont très-vertes et très-agglutinées
» entre elles ; l'eau qui surnage est roussâtre, d'une odeur désa-
» gréable, d'une saveur acide ; les chèvres la boivent avec plai-
» sir. Cette nourriture singulière est, pendant l'hiver, presque
» la seule qu'on donne à ces animaux ; elle se prolonge dans le
» printemps. Depuis quelque temps, on leur donne aussi les ré-
» sidus des brasseries de Lyon.

» Ces animaux font pendant l'été neuf repas par jour. Chacun
» d'eux consomme 25 ou 26 livres de fourrage vert. Hors de la
» monte, les boucs ne consomment pas plus que les chèvres, et
» même, dans ce temps, ils absorbent moins de nourriture solide,
» mais on leur donne du vin et de l'avoine. Les mères nourrices
» ne mangent pas plus que les laitières ; c'est pendant la gestation
» que les chèvres mangent le moins. Les chevreaux consomment
» jusqu'à un an le quart de la nourriture qu'on donne aux mères.

» En général, ces animaux passent leur vie dans l'étable, et
» ils n'en sortent guère qu'au moment de la monte. Dans cer-
» taines communes, néanmoins, on les fait sortir pendant quelques
» jours dans les champs, après la moisson, pourvu qu'on les garde
» avec le plus grand soin. Le maire de Saint-Didier ne donne
» cette permission qu'à la condition expresse qu'on les conduira
» muselées depuis la bergerie jusqu'au pâturage. Ces chèvres
» ainsi renfermées, jouissent d'une santé robuste. L'école vété-

» rinaire n'a point connaissance qu'elles aient été affectées de
» maladies épizootiques. Les indispositions les plus communes
» parmi elles ont un caractère nerveux, et sont rarement mor-
» telles; leur gestation et leur mise-bas ne sont presque jamais
» accompagnées d'accidents. Autrefois, leurs ongles s'allongeaient
» dans l'étable, au point de les priver de la faculté de marcher;
» on est actuellement dans l'usage de leur faire la corne de temps
» en temps. La plus grande propreté règne dans leur habitation,
» et les femmes qui en ont soin les traitent avec douceur; elles
» les peignent souvent, ce qui contribue à les maintenir en
» santé. »

» Quelques personnes prescrivent de jeter un peu de sel dans
» l'eau dont on les abreuve, ou de leur en faire prendre en na-
» ture; mais il faut que la dose n'excède pas 3 gros par semaine
» pour chaque chèvre. »

La chèvre est sensible aux caresses et capable d'attachement;
comme mère, elle est bien supérieure à la brebis. Accueillant
toujours bien ses petits, elle est toujours prête à se laisser téter
par eux, et les défend avec courage lorsqu'ils sont exposés à
quelque danger. Elle est robuste et sobre, presque toute espèce
d'herbe lui convient, et c'est avec l'âne l'un des animaux les
moins coûteux à nourrir.

Accouplement de la chèvre et gestation.

On peut faire accoupler la chèvre à toutes les époques de
l'année, car elle est disposée à entrer en rut chaque fois qu'elle y
est provoquée par la présence du bouc; mais la meilleure saison
pour la saillie est le mois de novembre, parce que la gestation
durant cinq mois, elles trouvent de l'herbe fraîche après le part.
Quelques jours avant la mise-bas, on les prépare par des boissons
émollientes ou fortifiantes, selon qu'on les juge échauffées ou
débilitées, et on leur donne une nourriture choisie, que l'on
continue quelque temps après la délivrance. Cette nourriture
consiste surtout en racines et tubercules.

Durant les deux mois qui précèdent le part de la chèvre, il faut
autant que possible la préserver des intempéries de l'air, de la
pluie, du froid et des grandes chaleurs.

Pour éviter l'avortement, on l'empêchera de courir, de sauter
des haies ou des fossés; et, si le sol de l'étable est incliné de
devant en arrière pour l'écoulement des eaux, on rétablira le
niveau du sol par la litière, qui devra être d'autant plus fraîche
et plus abondante que le moment du part sera plus proche.

14.

Du part ou mise-bas.

C'est dans le sixième mois que la chèvre met bas. On reconnaît que le moment est proche par le gonflement des mamelles et du pis, par la fréquence des bêlements et par l'écoulement des eaux ou mouillures.

Comme le part de la chèvre est souvent laborieux, il est nécessaire d'assister au chevrotement, afin d'aider la mère, de recevoir le chevreau, et de prévenir les accidents. Dans le cas où la parturition serait languissante, par suite de faiblesse, on fait avaler une rôtie de pain blanc grillé, détrempée dans deux verres de vin rouge ou blanc. Si on n'a pas de vin, on pourra employer du cidre ou de la bière, chauffés et aromatisés avec de la cannelle.

Si, au contraire, la difficulté de la parturition provenait de pléthore ou d'échauffement, il serait avantageux de pratiquer une petite saignée.

Chevrotement anormal et languissant.

Si le chevreau se présentait dans une position non naturelle, on tâchera, après s'être graissé les doigts, qu'on introduit dans la matrice, de ramener le corps dans sa position, et l'on opère de légères tractions pour favoriser la sortie du chevreau.

Renversement de la matrice.

A la suite d'un part laborieux, la matrice se retourne, vient avec le chevreau et tombe jusqu'au-dessous des jarrets. Hâtez-vous, dans ce cas, de prendre un linge fin et doux, humecté d'eau tiède ; soulevez la matrice avec ce linge, et faites-la doucement rentrer.

(Voyez la suite de cette opération à la page 46 ainsi que ce qui est relatif au délivre, et qui peut s'appliquer à la chèvre.)

Soins à donner après la parturition.

On bouchonnera la mère et on l'enveloppera d'une couverture. On lui donnera de l'eau blanche tiède. On continuera à lui donner cette boisson pendant huit ou dix jours. Toutefois, si la chèvre était dans un état de faiblesse plus ou moins grand, on lui continuerait l'usage de la rôtie au vin. Dans tous les cas, on lui donnera des racines de végétaux, cuites, mêlées avec du son et de l'herbe fraîchement coupée, si on est en été.

Du chevreau.

On peut élever les chevreaux à boire du lait, ainsi que les agneaux ; mais on a l'usage de leur laisser téter leur mère jusqu'à six semaines ou deux mois.

Il est inutile de châtrer le chevreau que l'on veut engraisser pour la table, lorsqu'il doit être tué avant six mois ; mais si on le tuait passé cet âge, sa chair aurait un goût désagréable.

Les chevreaux doivent être accoutumés peu à peu à une nourriture solide. On mêlera d'abord deux tiers d'eau dans leur lait, et on y mettra de la farine d'orge, puis quelques poignées d'orge crevée dans l'eau. On augmentera peu à peu la quantité d'orge en diminuant celle du lait. Enfin on les amènera graduellement à l'usage du fourrage sec et on les mènera paître en été. Quand on craint qu'ils ne tètent encore leurs mères, on emploie le moyen indiqué p. 170.

Du bouc.

Le bouc peut vivre dix ou douze ans et engendrer jusqu'à sept ans. Mais on ne l'emploie guère dans ce but que jusqu'à l'âge de cinq ans, parce que, plus âgé, sa chair ne serait plus mangeable, lorsqu'on le livrerait à la boucherie.

Lorsqu'on choisit un bouc pour la propagation, il faut le prendre âgé au moins de deux ans, de grande taille, le cou charnu et court, les cuisses grosses. Le bouc peut engendrer à un an, et la chèvre à sept mois ; mais les produits de cette union trop précoce sont toujours chétifs et défectueux. Il faut donc attendre que l'un et l'autre aient tout au moins dix-huit mois.

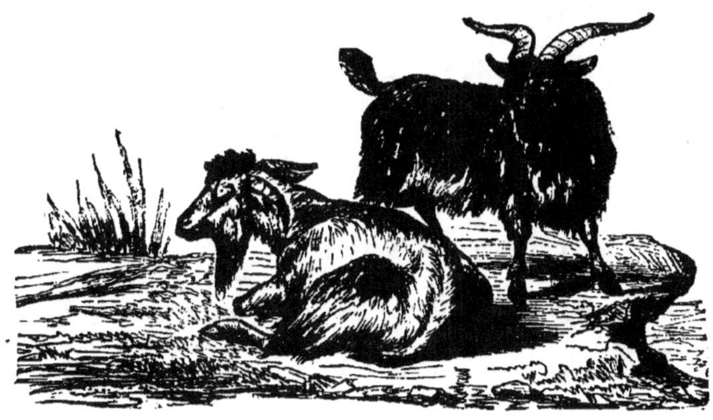

DU CHIEN.

Les seules espèces de chiens dont il puisse être question dans notre *Vétérinaire pratique*, sont celles des chiens de garde ou de basse-cour, et des chiens de berger.

Du chien de basse-cour.

Le chien de garde qui le jour est errant de tous côtés et se familiarise avec les hommes, est un mauvais gardien de nuit, dit M. Bixio. En effet, on doit le tenir enchaîné dans sa loge et ne lui donner la liberté que le soir, lorsque les portes sont fermées, car s'il est accoutumé à flairer trop de personnes, il perdra la délicatesse de son odorat.

Les meilleurs chiens de garde sont les dogues, les mâtins et les dogues de forte race.

Il est bon que la nourriture du chien lui soit autant que possible donnée par la même personne, car on ne peut compter sur les chiens qui prennent leur nourriture de toutes mains, et qui par conséquent pourraient la recevoir de malfaiteurs qui y joindraient des substances narcotiques.

M. Bixio indique un excellent moyen de dresser les chiens, sous ce dernier rapport; c'est de charger des étrangers, des mendiants, de leur donner du pain ou de la viande dans lesquels on aura mis une forte dose d'extrait de coloquinte. Le chien, ainsi trompé plusieurs fois de suite, refusera tout autre aliment que celui qui lui sera présenté par son pourvoyeur habituel.

Le mâtin est courageux, intelligent et fidèle; c'est l'un des meilleurs chiens de garde.

Le dogue n'est pas moins fidèle; il est aussi fort que courageux, mais son intelligence est bornée.

Le dogue de forte race, produit du mâtin et du dogue, ressemble à ce dernier pour la forme et les proportions, et il dépasse souvent le mâtin pour la taille. Son intelligence est peu développée, mais sa force et son courage le rendent précieux comme chien de garde.

Reproduction du chien.

La chienne ne doit pas porter avant dix-huit mois ni après huit ans. Elle entre deux fois en chaleur par an, et cette chaleur dure quinze jours. Pendant la gestation, qui est de soixante-deux ou soixante-trois jours, il faut nourrir abondamment la mère.

Les portées sont ordinairement de cinq à huit petits. Il est convenable de n'en laisser au plus que quatre à la mère. L'allaitement doit durer un terme moyen de soixante-quinze jours.

La première nourriture des jeunes chiens consistera en lait tiède. Il ne faut en donner qu'une petite quantité à la fois, car le surplus qui ne serait pas consommé et qui s'aigrirait, leur donnerait la diarrhée. Plus tard on ajoute à ce lait du pain émietté, et peu à peu on les accoutume à la nourriture de la mère.

Nourriture du chien.

La principale nourriture des chiens de garde ou de berger, doit consister en pain trempé dans les eaux grasses. On peut y ajouter des os et des restes de viande, mais en petite quantité, car l'excès de viande et de graisse les alourdit et les dispose à plusieurs maladies. Ils ne doivent faire que deux repas par jour. Celui du matin sera léger et celui du soir plus substantiel.

Il ne faut jamais donner à manger de la chair de bête à laine aux chiens de berger. Si on les accoutumait à cette nourriture, ils prendraient aussi l'habitude de mordre les bêtes du troupeau, par avidité pour leur sang.

Du chien de berger.

Le chien de berger peut être considéré comme appartenant à

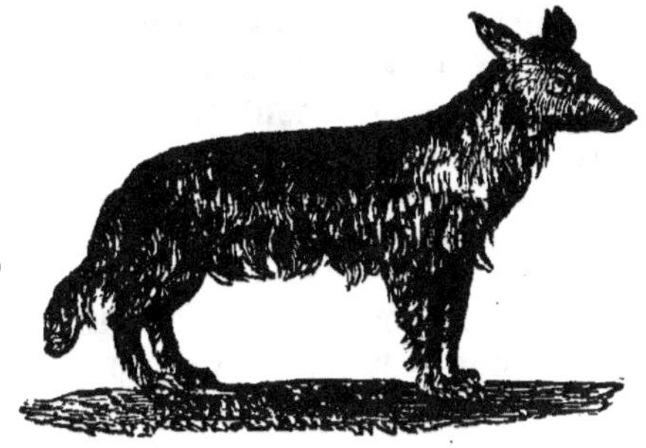

Chien de berger.

une race primitive. Sa forme est peu gracieuse et il est bien inférieur au dogue et au mâtin, pour la force ; mais son activité, son intelligence et sa fidélité sont incomparables.

Éducation du chien de berger.

Il serait à souhaiter que les bergers pussent se passer de chiens, parce que ces animaux font souvent beaucoup de mal aux troupeaux ; mais ils sont nécessaires dans les cantons où l'on rencontre souvent des terres emblavées et exposées aux dégâts. Quand des moutons s'écartent du troupeau, le berger ne peut retenir que ceux qui sont près de lui, et à la distance où il peut jeter, avec sa houlette, de la terre contre eux. Les chiens aident le berger pour la conduite du troupeau, et défendent les moutons contre les loups, s'ils sont assez forts. Mais comme le berger a ordinairement plusieurs chiens, le nombre supplée à la force ; et, soutenus par leur maître, il est rare que le loup ne soit pas mis en fuite.

Défauts des chiens de berger.

Les chiens trop ardents et mal disciplinés se jettent sur les moutons, les mordent, les blessent, et leur causent des abcès : ils épouvantent les brebis pleines, et en les heurtant, il les font quelquefois avorter ; ils renversent les bêtes languissantes qui ont peine à suivre le troupeau ; ils les fatiguent toutes, et les échauffent en les menant trop vite et trop durement. Pour empêcher tous ces inconvénients, il ne faut employer à la conduite des troupeaux que des chiens d'un naturel doux, bien appris à ne montrer les dents qu'aux loups, et jamais aux bêtes du troupeau. Un bon chien, bien dressé, les fait obéir sans leur nuire. Les moutons s'accoutument à faire d'eux-mêmes ce que le chien leur ferait faire de force ; ils se retirent lorsqu'il s'approche, et n'avancent pas du côté où ils le voient en sentinelle sur le bord d'un terrain défendu.

Utilité des chiens de berger.

Lorsqu'un berger conduit son troupeau devant lui, il peut bien hâter la marche du troupeau et celle des bêtes qui restent en arrière ; mais il ne peut pas empêcher que le troupeau n'aille trop vite, ou que les bêtes ne s'en éloignent en le devançant ou en s'écartant à droite ou à gauche. Il faut qu'il se fasse aider par des chiens ; il les place autour du troupeau ou bien il les envoie pour faire rentrer les bêtes qui vont trop vite en avant, qui restent en arrière ou qui s'écartent à droite et à gauche. En courant derrière le troupeau, le chien fait fuir les premières bêtes qu'il rencontre, et de proche en proche, le troupeau entier prend la même route, si le chien continue de le presser. Lorsqu'une bête s'écarte, il la menace de sa voix, et l'oblige à rentrer dans le troupeau.

Le chien part à chaque signe, et va en avant du troupeau pour l'arrêter, sur les côtés pour l'empêcher de s'écarter ; il reste à son poste ou il revient au berger, suivant les signes qu'il entend.

Manière de les dresser.

On commence à dresser les chiens de berger à l'âge de six mois, s'ils ont été bien nourris et s'ils sont forts ; dans le cas contraire, il faut attendre jusqu'à neuf mois. On apprendra au chien à s'arrêter, à se coucher, à aboyer, à cesser d'aboyer, à se tenir à côté du troupeau, à en faire le tour au commandement que le berger lui fait de la voix ou de la main.

Voici les moyens que doit employer le berger pour arriver à ces résultats :

En prononçant le mot *arrête*, on présente au chien un morceau de pain ou d'autre aliment qui le fait arrêter, ou on l'arrête de force ; en répétant cette manœuvre, on l'accoutume à s'arrêter à la voix du berger.

Pour dresser un chien à se coucher lorsqu'on le voudra, il faut le caresser lorsqu'il s'est couché de lui-même, ou après l'avoir fait coucher de force, en le prenant par les jambes, on prononcera le mot *couche*. S'il veut se relever trop tôt, on le frappera pour le faire rester dans la même position. Lorsqu'il est tranquille, on lui donne à manger et on parvient ainsi à le faire obéir lorsqu'on prononcera le mot *couche*.

On imite l'aboiement du chien en lui montrant un morceau de pain, qu'on lui donne lorsqu'il a aboyé ; ensuite on prononce le mot *aboie*. On l'accoutume aussi à cesser d'aboyer lorsqu'on prononce le mot *paix-là*. On menace le chien et on le châtie lorsqu'il n'obéit pas ; on le caresse et on le récompense lorsqu'il a obéi.

Pour apprendre à un chien à tourner autour d'un troupeau, il faut jeter en avant une pierre pour le faire courir après, et la jeter de place en place, jusqu'à ce qu'on ait fait, avec le chien, le tour du troupeau, toujours en prononçant le mot *tourne*.

C'est aussi en jetant une pierre en avant et ensuite en arrière, qu'on dresse le chien à côtoyer le troupeau, en prononçant le mot *côtoie*. On dit *va* pour le faire aller en avant ; *reviens* pour le faire revenir, et *arrête* pour le faire rester en place.

On emploiera d'autres mots pour faire obéir les chiens dans les pays où les bergers auront un autre langage.

Il faut moins de temps et de peine pour instruire un jeune chien, lorsqu'il en voit un qui sait conduire le troupeau. Le jeune chien veut prendre les mêmes allures, mais il se trompe souvent. Il ne serait jamais bien instruit si le berger ne lui apprenait pas les choses que l'exemple de l'autre chien ne peut lui faire comprendre.

Dans les cantons où les terres exposées au dégât des moutons ne se rencontrent que rarement, un seul chien suffit pour cent moutons ; mais lorsque ces terres sont près les unes des autres, et que le troupeau en approche souvent, il faut deux chiens et même trois ou quatre, parce que deux ne pourraient pas résister toute la journée, ou pendant plusieurs jours de suite aux courses presque continuelles qu'ils sont obligés de faire pour détourner les moutons qui s'approchent des terres défendues. Il faut donc avoir assez de chiens pour les relayer et leur donner le temps de se reposer lorsqu'ils sont fatigués. Dans les cantons où les loups sont à craindre, il faut que les chiens de berger soient assez forts pour leur résister, et assez aguerris pour leur donner la chasse.

Les chiens bien garnis de poil, supportent mieux le froid et la pluie que les autres.

Tous les chiens alertes et dociles peuvent être dressés pour la garde des troupeaux ; mais la race dite *chiens de berger*, devra toujours être préférée.

MALADIES DU CHIEN.

Maladie du jeune chien.

Cette maladie est si peu connue dans sa nature qu'on n'a pas pu lui donner un nom bien exact, aussi est-elle appelée simplement *maladie des chiens*.

Elle se traduit généralement par une fluxion catarrhale sur les muqueuses, et peut se terminer quelquefois par la danse de Saint-Guy, assez souvent par la mort. Elle attaque presque tous les jeunes chiens, et ceux qui par hasard, l'évitent dans leur jeune âge, c'est-à-dire à 5 mois, 6 mois ou un an, lui paient un tribut plus tard. Il est à remarquer que plus les animaux sont de pure race, plus il est difficile de les élever. Du reste, qu'ils soient de luxe ou d'utilité, ils peuvent en être atteints.

Généralement elle débute par le manque d'appétit, la tristesse, la chassie aux yeux, le nez chaud. Puis des frissons, envie de boire, poil piqué, écoulement par le nez de matières glaireuses, toux petite, sèche, répétée, vomissement. La respiration devient accélérée, difficile, irrégulière. Si l'on percute la poitrine, l'animal tousse, il y a une sorte de râle muqueux ou sifflant. Mais alors la maladie est plus grave. Le chien maigrit considérablement, refuse toute espèce de nourriture, tombe dans le marasme et meurt.

Quand la maladie se localise dans le poumon, la respiration est encore plus difficile, il y a douleur à la percussion et matité du bruit que l'on entend. Du quatrième au huitième jour, le chien peut mourir.

Quelquefois le chien a les yeux faunes et chassieux, le ventre rétracté, une diarrhée muqueuse, jaune et mêlée à quelques stries sanguinolentes; ce qu'il vomit est glaireux, verdâtre, la langue rouge. L'animal est perdu, c'est l'estomac ou bien l'intestin qui est enflammé, ou les deux à la fois; le mal est incurable, et au bout de huit ou quinze jours il y a mort.

Si les poumons et les intestins sont malades ensemble, la maladie est plus vite mortelle.

Dans quelques cas, c'est le sang qui s'appauvrit; le chien se tient à peine debout, la peau est pâle et jaune, les yeux aussi, les battements du cœur sont précipités et forts; alors c'est une affaire de huit à dix jours, et le chien meurt.

Enfin, il y a des animaux qui ont des convulsions, ils salivent; on croirait à de l'épilepsie, puis tout se calme, il ne reste plus que quelques contractions qui se fixent sur un membre ou deux, ou sur la tête. C'est la danse de Saint-Guy.

Traitement *préservatif :* Beaucoup de soins, douceur, éviter que les enfants les tracassent, propreté surtout.

Traitement *curatif :* Au début, petite saignée ou purgation, demi-diète, viande de veau, soupes. Si l'animal tousse, deux sangsues au cou; s'il vomit, cinq ou six près de l'estomac. On a soin de couper les poils bien ras et d'humecter pour que les sangsues prennent. Quand c'est le poumon qui est pris, donner de 1 à 5 centigrammes d'hémétique ou de kermès; quand c'est l'intestin, purgatif doux, calomel, lavements émollients. Pour la pauvreté du sang, bien nourrir, viande rôtie, pain, pas d'os, une cuillerée de vin de quinquina par jour. Enfin, si la maladie persiste, on passera un séton en long sous la poitrine.

Quand le chien est tout jeune et qu'on voit les yeux devenir chassieux, on peut lui administrer une ou deux boulettes, par jour, de beurre, dans lequel on mêlera du gros sel de cuisine.

Comme principe général, dans toutes les maladies des chiens, on évitera les vésicatoires ou les lotions d'extrait de saturne.

Paralysie.

Cette affection, assez commune chez les chiens, se déclare quelquefois à la suite de la maladie ci-dessus. Le moyen le plus efficace à mettre en usage, consiste dans l'application d'un ou deux sétons, un de chaque côté de l'épine dorsale, et suivant la direction de cette épine. Nous avons employé avec succès l'administration de la noix vomique, râpée et mêlée à de la viande hachée, à la dose de deux centigrammes et demi (un demi-grain). Cette dose, augmentée chaque jour d'une manière insensible, s'est élevée, au bout d'un mois, à six grains.

Chaque jour, un quart-d'heure après l'administration du remède, la force et la vitalité semblaient se ranimer dans le train de derrière, qui était tellement paralysé qu'il traînait sur la terre, les jambes se raidissaient, et l'animal pouvait marcher, ce qu'il faisait jusqu'au moment où revenait la prostration.

Les intervalles de force, qui n'étaient d'abord que d'une demi-heure, devinrent plus grandes de jour en jour, et, au bout du mois, l'animal était guéri. Il lui resta seulement une extrème irritabilité de la peau du dos, qui se dissipa par des bains froids.

Agravée.

Irritation et gonflement douloureux de la patte, qui survient à la suite d'une longue marche sur un terrain dur ou caillouteux. Le repos amène ordinairement la guérison de ce mal, mais s'il persistait, on entourerait la patte du chien du cataplasme émollient n° 15, on le tiendrait à la diète, et on le saignerait même si la fièvre se déclarait. Lorsque l'enflure de la patte est considérable, on y fait quelques scarifications légères à la lancette, on panse avec charpie et vin sacré.

Rage.

Sans nous étendre trop longuement sur cette terrible maladie, nous donnerons les principaux symptômes qui la font reconnaître, les moyens de s'en préserver et ceux de guérir quand on a été mordu, bien que l'on dise qu'il n'y en a pas.

Au début, grande tristesse, inquiétude, le chien change de place à chaque instant. Refus de manger. Alors on présente à boire, et toujours au début le chien accepte ; il ne faut donc pas regarder cela comme un symptôme contraire à l'existence de la rage. Ce n'est que plus tard que le chien ne boit pas, mais alors il n'y a plus de doute permis.

Ensuite l'animal est dégoûté de sa pâtée ordinaire, il s'en éloigne ou bien il se jette dessus, puis la quitte aussitôt sans pouvoir mâcher ce qu'il a pris. — C'est un symptôme de rage toujours constant.

La gorge s'enflamme et devient très-douloureuse, la gueule est entr'ouverte pour aider à la respiration, une salivation abondante se produit. Il faut bien se garder à ce moment de chercher à retirer ce qu'on croit que le chien a dans le gosier, il n'y a rien que de l'inflammation et de la salive, et cette salive est dangereuse.

La voix du chien est très-modifiée, et c'est là-dessus que l'attention du maître ou du berger devra être appelée pour donner des renseignements. — Le hurlement rauque, aigu, sourd, est à noter quand le chien aboie ; il le fait deux ou trois fois de suite. Les deux premiers coups sont assez rapprochés et le troisième est aigu et prolongé. L'œil du chien qu'on croit enragé doit être couvert, il est brillant et verdâtre ; ensuite terne. Quand l'animal marche on dirait qu'il est paralysé du train postérieur. On n'oubliera pas que le chien enragé est encore assez soumis à son maître. D'abord, la rage n'est pas toujours furieuse, et on doit se méfier du calme sous lequel le mal se cache.

Pour éviter la rage on devra suivre les préceptes suivants :

Varier la nourriture des animaux. Éviter de donner des os. — Grande liberté. — Facilité d'accoupler. — Ne jamais toucher aux chiens suspects. — Ne pas se tranquilliser quand on verra l'animal boire. — Éloigner les chiens du voisinage. — Se méfier de la tranquillité de l'animal suspect. — Faire venir un homme de l'art. — Se rappeler que la rage se développe plus au printemps et à l'automne que dans les grandes chaleurs.

Lorsque l'on sera mordu par un chien enragé ou suspect, on se lavera à grande eau ; on cautérisera avec un fer chauffé à blanc ; l'on prendra des bains ammoniacaux ; on éloignera l'animal qui aura mordu, mais autant que l'on pourra sans danger, on ne le tuera pas, pour qu'on puisse le faire voir vivant à la personne mordue. C'est toujours d'un bon effet sur le moral.

PHARMACOPÉE VÉTÉRINAIRE.

N° 1. — *Breuvage antiseptique (antiputride).*

Racine de gentiane (1 once). . . . . . . 31 grammes.
Écorce de chêne (1 once). . . . . 31 grammes.
Camomille romaine (4 gros). . . . . . . 15 grammes.
Acide sulfurique (2 gros). . . . . 8 grammes.
Eau commune. . . . . 1 litre et demi.

Faites bouillir, dans un litre d'eau, la racine que vous aurez coupée par petits morceaux, ainsi que l'écorce de chêne que vous aurez pilée avec soin, en sorte qu'elle soit aussi menue que du tan. Retirez le vase du feu après vingt minutes de bouillon. Ajoutez-y la camomille; passez le tout à travers un linge, et ajoutez l'acide sulfurique tout en agitant le liquide.

N° 2. — *Lavement émollient.*

Son de froment. . . . . 1 litre et demi.
Cinq têtes de pavot. . . . . »
Eau. . . . . 2 litres.

Faites une décoction et administrez tiède.

N° 3. — *Boisson adoucissante.*

Orge ordinaire (8 onces). . . . . 250 grammes.
Eau commune. . . . . 2 litres.
Miel (1 livre). . . . . 500 grammes.

Faites gonfler et bouillir l'orge dans une petite quantité d'eau que vous jetterez. Faites bouillir de nouveau pendant une heure, retirez du feu, et ajoutez le miel.

N° 4. — *Breuvage adoucissant.*

Gomme arabique (2 onces). . . . . . . 62 grammes.
Infusion de fleurs de mauve. . . . . . 1 litre.
Miel (4 onces). . . . . 125 grammes.

N° 5. — *Breuvage calmant.*

Laudanum de Sydenham (2 onces). . . . 62 grammes.
Décoction de têtes de pavot. . . . . . 1 litre.

N° 6. — *Breuvage astringe*

Racine de gentiane (2 onces). . . . . . 62 grammes.

Racine de patience sauvage (2 onces). . .   62 grammes.
Eau commune. . . . .   1 litre.
  Faites une décoction, et administrez tiède.

Nº 7. — *Autre breuvage astringent.*

Écorce de chêne (2 onces). . . . . . .   62 grammes.
Extrait aqueux d'opium (2 gros).   8   »
Eau commune. . . . .   1 litre.
  Faites une décoction de l'écorce de chêne, et ajoutez-y l'extrait d'opium.

Nº 8. — *Breuvage purgatif* [1].

Sulfate de soude ou sel de glauber (4 onces).   125 grammes.
Aloès en poudre (1 once).   31   »
Eau tiède. . . . .   1 litre.
  Faites une infusion de séné dans un litre d'eau bouillante, passez, exprimez le marc, mettez dans la colature les autres substances, mêlez bien et administrez ce breuvage tiède.

Nº 9. — *Breuvage purgatif.*

Séné (4 onces). . . . .   125 grammes.
Aloès en poudre (1 once).   31   »
Eau bouillante. . . . .   1 litre.
  Faites infuser le séné dans l'eau bouillante, passez, ajoutez-y l'aloès et faites prendre ce breuvage tiède en une seule fois.

Nº 10. — *Autre breuvage purgatif.*

Aloès en poudre (1 once). . . . . . .   32 grammes.
Séné (2 onces).   62   »
Mercure doux ou calomel (2 gros). . . .   8   »
  On fait infuser dans un litre d'eau bouillante, on passe à travers un linge, on ajoute l'aloès et le mercure doux, et on fait prendre cette médecine tiède.

Nº 11. — *Lotion tempérante.*

Racine de guimauve (2 onces). . . . .   62 grammes.
Laudanum liquide (2 onces).   61   »
  Faites bouillir la racine dans 3 litres d'eau ; coulez et ajoutez le laudanum.

---

[1] Les doses indiquées dans les trois formules purgatives nᵒˢ 8, 9 et 10, sont appropriées au cheval. Il faudrait les doubler pour le bœuf.

N° 12. — *Lotion calmante.*

Feuilles de belladone, 2 poignées.
Quatre têtes de pavot.
Faites une décoction dans deux litres d'eau commune, et employez tiède.

N° 13. — *Potion vermifuge.*

Suie de cheminée (3 onces). . . . . . . 95 grammes.
Lait. . . . . 3 décilitres.

On peut aussi faire prendre des décoctions de tanaisie, de coralline de Corse, de racine de fougère mâle ou d'écorce de grenadier; substances éminemment vermifuges, agissant d'une manière plus prompte et plus énergique, par l'addition de 32 grammes (1 once) d'aloès en poudre. En général, les substances amères sont favorables dans les affections vermineuses.

N° 14. — *Cataplasme astringent pour le pied du cheval.*

Terre glaise, 2 poignées. ·
Suie de cheminée, 2 poignécs.
Solution de sulfate de fer (vitriol vert) en quantité suffisante pour former une pâte avec la suie et la terre glaise.

N° 15. — *Cataplasme émollient.*

Feuilles récentes de mauve, 1 poignée.
Farine de graine de lin, 1 poignée.
Racine de guimauve (2 onces). . . . . . 62 grammes.

Faites bouillir les feuilles de mauve et la racine de guimauve dans une quantité suffisante d'eau. Passez et ajoutez au liquide la farine de graine de lin; faites-la cuire en remuant sans cesse jusqu'à ce que le cataplasme ait la consistance nécessaire.

Il ne faut jamais laisser les cataplasmes se dessécher sur le mal, car ils l'irriteraient, et activeraient l'inflammation; il faut plutôt les arroser d'eau tiède de temps en temps, ou les remplacer par des cataplasmes frais.

N° 16. — *Lotion émolliente.*

Racine de guimauve (6 onces). . . . . . 186 grammes.
Quatre têtes de pavot.
Eau. . . . . 3 litres.

Faites une décoction dans les 3 litres d'eau bouillante, et employez tiède.

N° 17. — *Lotion astringente ou eau de Goulard*

Sous-acétate de plomb liquide.	1 partie.
Eau-de-vie.	4 parties.
Eau.	24 parties.

N° 18. — *Électuaire purgatif.*

Aloès en poudre (1 once)	31	grammes.
Sulfate de soude (4 onces).	125	»
Miel (6 onces)	185	»

N° 19. — *Électuaire tonique et antiputride.*

Quinquina jaune et en poudre (2 onces). . .	62	grammes.
Camphre pulvérisé à l'alcool (4 gros). . . .	15	»
Miel (8 onces)	250	»

Opérez le mélange parfait des substances, et administrez en une seule fois.

N° 20. — *Teinture rubifiante.*

Cantharides en poudre (2 onces)	62	grammes.
Euphorbe en poudre (2 onces)	62	»

Mettez ces deux substances dans une bouteille ordinaire que vous remplirez d'eau-de-vie à 22 degrés ; on la bouche avec soin, on l'expose à une douce chaleur durant trois ou quatre jours, soit en enfouissant la bouteille dans du fumier chaud, soit en la plaçant sur le four d'un boulanger. (Procédé et dose de M. J. Beugnot.)

N° 21. -- *Pommade antipsorique (contre la gale) d'Helmerick.*

Graisse de porc (8 onces).	250	grammes.
Fleur de soufre (2 onces).	62	»
Carbonate de potasse (1 once)	31	»

Broyez la fleur de soufre et le carbonate de potasse dans un mortier, et incorporez-les soigneusement à la graisse.

N° 22. — *Autre pommade antipsorique formulée d'après M. J. Beugnot.*

Fleur de soufre (8 onces).	250	grammes.
Sulfure d'antimoine (4 onces).	125	»
Cantharides en poudre (2 onces).	62	»
Euphorbe (1 once)	31	»

On mêle exactement ces diverses substances après les avoir réduites en poudre très-fine, et lorsqu'on veut en faire usage, on l'incorpore avec de la graisse de porc dans la proportion d'une partie de poudre pour quatre de graisse.

N° 23. — *Cataplasme maturatif.*

Prenez quatre gros oignons cuits sous la cendre, écrasez-les, mêlez-les à 125 grammes (4 onces) de farine de graine de lin, et quantité suffisante d'eau, faites cuire le tout, après l'avoir retiré du feu, ajoutez-y 125 grammes (4 onces) de saindoux. Appliquez ce cataplasme chaud.

N° 24. — *Onguent dessicatif.*

Céruse (demi-livre). . . . . 250 grammes.
Sel de saturne (1 once). 31   »
Vitriol blanc (1 once). 31   »
Cire-vierge (2 onces) 62   »
Saindoux. 1 kilogramme.
Huile d'olive, quantité suffisante.

Broyez les trois premières substances sur un marbre, en ajoutant la quantité nécessaire d'huile, pour en former une pâte que vous incorporerez, au moyen du feu, au saindoux, à la cire.

N° 25. — *Électuaire adoucissant et calmant contre les affections catarrhales.*

Guimauve en poudre (2 onces) . . . . 62 grammes.
Gomme arabique en poudre (2 onces). . . . 62   »
Extrait aqueux d'opium (2 gros) 8   »
Miel (8 onces) 250   »
Mêlez exactement le tout, et administrez, à jeun, au cheval.

N° 26. — *Électuaire tonique.*

Poudre de gentiane (1 once) . . . . 31 grammes.
Sous-carbonate de fer (1 once) 31   »
Miel (8 onces) 250   »
Réduisez le sous-carbonate de fer en poudre fine, et incorporez-le au miel avec la poudre de gentiane, administrée le matin à jeun. On augmentera graduellement la dose de carbonate de fer jusqu'à 200 à 250 grammes.

N° 27. — *Poudre diaphorétique et antimoniale.*

Sulfure d'antimoine brut (4 onces) . . . . . 125 grammes.
Fleur de soufre (2 onces). . . . . 62 »
Farines de fèves ou d'orge (8 onces) . . . . 250 »
    Mélangez et donnez-en 60 à 90 grammes (2 à 3 onces) par jour au cheval.

N° 28. — *Onguent pour la gale des moutons.*

Suif de mouton (1 livre) . . . . 500 grammes.
Essence de térébenthine (1 quarteron) . . . 125 »
    Faites fondre le suif, retirez du feu et mêlez-y l'essence de térébenthine. En hiver, on remplacera le suif par du saindoux. Cet onguent, indiqué par Daubenton, coûte peu et ne produit aucun mauvais effet sur la laine du mouton. On peut le rendre plus actif en augmentant la dose d'essence de térébenthine.

N° 29. — *Gargarisme adoucissant.*

Orge mondé (2 onces) . . . . 62 grammes.
Miel ordinaire (8 onces) . . . . 250 »
Eau . . . . 1 litre.
    Faites une décoction de l'orge; passez et ajoutez-y le miel. Injectez le gargarisme tiède dans la bouche de l'animal.

N° 30. — *Potion contre la maladie pédiculaire du porc.*

Ethiops martial ou deutoxide de fer (oxide
   noir de fer) (2 gros) . . . . 8 grammes.
Sel de cuisine (1 once) . . . . 31 »
    On mélange l'éthiops martial, que l'on trouve dans les pharmacies sous la forme de poudre noire, avec le sel, préalablement réduit en poudre fine, et l'on mêle le tout aux aliments que l'on donnera au porc, en plusieurs portions dans le cours de la journée. Ce remède est indiqué par Viborg.

N° 31. — *Pilules contre le dévoiement du chien.*

Gomme arabique en poudre (3 gros) . . . . 12 grammes.
Craie préparée en poudre (3 gros) . . . . . 12 »
Conserve de rose, quantité suffisante.
    Mêlez le tout ensemble, avec soin, et formez-en 30 pilules, que vous administrerez de demi-heure en demi-heure jusqu'à ce que le dévoiement ait pris fin.

15.

N° 32. — *Purgatif pour le chien.*

Sirop de nerprun (1 once) . . . .   31 grammes.
Eau tiède, un quart de verre.

Délayez le sirop dans l'eau, et administrez-en une seule fois. On l'augmentera ou on la diminuera suivant la force de l'animal.

Cette dose est pour ûn chien de taille moyenne.

N° 33. — *Collyre adoucissant.*

Racine de guimauve (1 once). . . . .   31 grammes.
Une tête de pavot. . . . .   »

Faites une décoction dans un demi-litre d'eau.

Des provendes médicamenteuses et des soupes.

Aux diverses préparations ci-dessus, nous ajouterons quelques remèdes très-simples, désignés sous le nom de soupes et de provendes médicamenteuses, dont les éleveurs de chevaux et les propriétaires de bestiaux tireront un grand parti; nous les empruntons à l'excellent traité de pharmacie vétérinaire de MM. O. Delafond et J.-L. Lassaigne [1].

Provendes médicamenteuses.

On fait usage de ces provendes dans le cours des maladies à type chronique, dans celles surtout où le sang est appauvri, séreux, comme dans l'anémie, l'hydroémie; enfin, pendant le cours de la convalescence des maladies aiguës, dont la marche a été rapide, et qui ont été combattues par une diète rigoureuse, et de nombreuses et abondantes émissions sanguines.

Provende tonique et nourrissante, n° 1.

Farine d'orge. . . . .   500 grammes (1 livre).
Avoine concassée.   500   »   (1 livre).
Sel marin   31   »   (1 once).

[1] *Histoire naturelle des substances employées dans la médecine des animaux domestiques*, suivie d'un *Traité élémentaire de pharmacie vétérinaire*, par MM. O. Delafond et J.-L. Lassaigne, professeurs à l'École nationale d'Alfort. 1 vol. in-8. Paris, Béchet jeune et Labé 1841.

Mélangez toutes ces substances, et donnez aux animaux, en une seule ou plusieurs fois, selon l'espèce, l'âge et la taille.

Provende nourrissante et excitante, n° 2.

Avoine concassée. . . . . 2,000 grammes (4 livres).
Baies de genièvre concassées. . . . 62 » (2 onces).
Sel marin . . . . 31 » (1 once).
Mélangez et donnez à l'animal ou aux animaux en plusieurs rations.

Provende nourrissante et tonique, n° 3.

Avoine concassée. . . . . 2,000 grammes (4 livres).
Poudre de gentiane. . . . . 31 » (1 once).
Proto-sulfate de fer . . . . 8 » (2 gros).
Carbonate de soude. . . . . 8 » (2 gros).
Paille ou foin haché . . . . 1,000 » (2 livres).
Faites un mélange que vous donnez, dans l'auge, aux moutons ou aux bêtes bovines.

Provende excitante et nourrissante, n° 4.

Foin haché. . . . . 2,000 grammes (4 livres).
Avoine concassée. . . . . 3,000 » (6 livres).
Feuilles vertes hachées de sapin . . 500 » (1 livre).
Sel marin . . . . 62 » (2 onces).
Faites un mélange, et donnez aux animaux, en une ou plusieurs rations, selon la période de la maladie, l'âge, la pâleur des muqueuses et la maigreur des animaux.

Soupes ou panades.

Soupe émolliente pour le gros et le menu bétail, n° 1.

Pain ordinaire. . . . . 1,000 grammes (2 livres).
Farine d'orge. . . . . 500 » (1 livre).
Petit-lait, lait coupé ou crème délayée avec moitié d'eau . . . . . 3 litres.
Faites bouillir le lait ou petit-lait, coupez le pain, mélangez-le dans un seau d'eau avec la farine d'orge, et versez dessus le lait ou le petit-lait bouillant.

Cette soupe se donne tiède, en trois rations, aux bêtes bovines ou ovines, qui sont convalescentes de maladie de poitrine, ou qui ont été atteintes d'inflammations gastro-intestinales.

Soupe émolliente et acidule, n° 2.

Pain ordinaire. . . . .   500 grammes (1 livre).
Forte décoction d'oseille. . . . . .   2 litres.
Crème. . . . .   250 grammes (8 onces).

Délayez la crème dans la décoction d'oseille, et versez sur le pain coupé par morceaux. Délayez le tout et donnez à l'animal.

Soupe émolliente, n° 3.

Chair de citrouille . . . .   1,000 grammes (2 livres).
Pain ou châtaignes cuites et écra-
   sées   500   »   (1 livre).

Faites bouillir la citrouille dans une quantité suffisante d'eau, ajoutez le lait ou petit-lait, 1/2 litre, et versez sur le pain préalablement coupé par tranches, ou sur les châtaignes.

Ces deux soupes se donnent dans les angines et les convalescences des maladies dont nous avons parlé au n° 1.

Soupe nourrissante et tonique, n° 1.

Pain . . . .   500 grammes (1 livre)
Haricots, lentilles ou pommes de
   terre cuites et écrasées.   1,000   »   (2 livres).
Sel de cuisine.   32   »   (1 once).
Vin coupé par moitié d'eau. . . . .   1/2 litre à 1 litre.

Faites chauffer le vin coupé, et versez sur le pain et la bouillie de haricots, ou de lentilles, ou de pommes de terre, et mélangez. Administrez-en une ou deux fois aux animaux.

Nous avons souvent fait usage de cette soupe avec de très-grands avantages dans le cours des maladies anémiques et hydroémiques, et pendant la convalescence des moutons atteints de la clavelée confluente. On est quelquefois forcé de les administrer en gros bols avec une palette ou cuiller.

Soupe nourrissante et tonique, n° 2.

Pain ordinaire. . . . .   500 grammes (1 livre).
Pommes de terre, navets ou carottes
   cuites réduites en bouillie   1,000   »   (2 livres).
Sel marin   31   »   (1 once).
Poudre de gentiane ou baies de ge-
   nièvre concassées   62   »   (2 onces).

infusion aromatique et chaude de
   sauge . . . .   1 litre.
Vin chaud . . . .   1/2 litre.
   Mélangez toutes les premières substances et ajoutez les liquides
chauds. Faites prendre en deux fois aux animaux.

Soupe nourrissante et tonique pour les bêtes bovines,
ovines et canines, n° 3.

Pain ordinaire. . . . .   1,000 grammes (2 livres).
Sel marin   31   »   (1 once).
Vin . . . .   3 décilitres.
Bouillon de viande de bœuf ou de
   basse viande. . . . .   2 litres.
   Faites une soupe que vous donnez aux animaux, matin et
soir.
   Cette soupe convient beaucoup pendant la convalescence des
maladies dues aux altérations septiques du sang, comme le char-
bon, le typhus, etc., etc.

DU LAPIN.

L'éducation des lapins est une ressource importante pour les propriétaires ruraux; leur étonnante fécondité produit une grande quantité de lapereaux pour la vente. Tout peut être utilisé chez ces animaux. Leur chair savoureuse est d'un grand secours pour les cultivateurs éloignés des villes, qui ne peuvent se procurer facilement de la viande de boucherie, et sont souvent réduits à l'usage exclusif du porc. Son poil sert à la bonneterie et à la chapellerie; enfin sa peau forme une excellente colle. En outre, le fumier de lapin est très-estimé pour les terres crayeuses.

Il existe plusieurs préjugés contrè les lapins; on dit, par exemple, que leur voisinage est malsain, mais cela n'arrive que lorsqu'ils sont mal tenus; et lorsqu'on prend d'eux tous les soins nécessaires, il n'est aucunement malfaisant.

Des différentes espèces de lapins.

Il existe plusieurs variétés de lapins; le *lapin riche* ou *argenté*, est reconnaissable à son poil mélangé de gris argenté et de gris ardoise. Ce poil, plus long et plus beau que le lapin ordinaire, est plus estimé. Sa peau est assez souvent employée comme fourrure.

Le *lapin angora*, plus commun que le précédent, a le poil très-long, touffu et soyeux; on se le procure, soit en peignant l'animal, soit en le lui arrachant. La mue seule du lapin est d'un produit assez remarquable.

Le *lapin de garenne* ou sauvage, est plus petit que le lapin domestique ou de clapier. Sa chair est plus estimée.

Les lapins vivent de six à huit ans; mais, vers l'âge de cinq ans, ils ne sont plus bons à la reproduction, et doivent être engraissés.

Nourriture des lapins.

La nourriture des lapins est peu dispendieuse; elle se compose ordinairement d'herbes fraîches. Au printemps, on leur donne les herbes parasites provenant du sarclage des champs. En été, des feuilles de choux, des tiges de carottes, de pommes de terre, que l'on peut couper sans nuire aux racines, des feuilles de salade, d'artichauts, de navets, et toutes les herbes que l'on peut recueillir dans les jardins et dans les bois, et enfin du persil, de la pimprenelle, du genêt vert, etc., etc.

Dans l'automne, des feuilles de maïs, des feuilles de vigne, d'arbre, des fruits gâtés, des glands, etc.

L'hiver, on leur réserve les regains de trèfle, turneps, luzerne, fourrage de blé de Turquie, fenouil, marjolaine, laiteron, traînasse, sainfoin, pommes de terre, avoine, etc. Le son sert aussi à la nourriture des lapins, mais on le réserve principalement pour les lapereaux et les mères.

L'herbe que l'on donne aux lapins doit être sèche, car l'humidité leur est très-nuisible; elle ne doit pas non plus être cueillie depuis plusieurs jours, car alors elle éprouve un commencement de fermentation très-malsaine pour les lapins. Elle doit être propre et débarrassée de la terre qu'elle peut contenir, parce que sans cela les lapins la refuseraient. Afin qu'ils ne gâchent pas leur nourriture, il ne faut leur en donner que ce qu'ils peuvent manger en une heure, et leur en distribuer trois fois par jour.

Le sel est favorable aux lapins, et leur donne de l'appétit. Le son qu'on leur distribue doit être sec, c'est-à-dire bien dépouillé de farine, lorsqu'on le leur donne seul, et assez farineux, quand on le mêle à une autre nourriture. Le millet est bon pour engraisser les jeunes lapins. Quand on veut donner un bon goût à leur chair, il faut leur distribuer des herbes aromatiques, telles que du thym, du serpolet, ou de la marjolaine.

On doit prendre les plus grandes précautions à l'égard de certaines plantes, qui sont pour les lapins un poison très-dangereux, tels que le *datura stramonium*, la *tithymale*, la *ciguë*, l'*aconit*, et enfin les plantes de la famille des *euphorbiacées*, des *renonculacées*, et de plusieurs plantes *ombellifères*. L'eau est très-nuisible, parce qu'ils en font abus, il faut leur en donner très-peu avec les fourrages secs, et pas du tout avec les plantes vertes.

De l'accouplement.

Pour obtenir de beaux produits, il ne faut pas que la lapine soit couverte avant l'âge de six mois; sans cela elle avorte assez souvent, et si les petits venaient à terme, il sont si faibles et si chétifs qu'ils périssent ordinairement avant l'époque où ils peuvent être utilisés. On ne doit encore unir que les individus les plus beaux de l'espèce, afin de n'avoir que de beaux sujets. Les lapines nées vers le mois de mars, doivent être préférées, parce qu'elles peuvent alors s'accoupler au mâle dans le mois de novembre, et les lapereaux peuvent être vendus dans le courant de l'hiver, époque ou les peaux ont le plus de valeur à cause de la mue, qui, pendant l'été, les dégarnit beaucoup.

Les femelles que l'on doit préférer pour la reproduction, doivent être grosses et assez fortes, d'un pelage gris, âgées de six à huit mois, et en bonne santé. Un signe certain de santé est la dureté des crottes. Il faut surtout rejeter les femelles attaquées du mal connu sous le nom de *bouteille* ou gros ventre.

Une femelle doit donner de six à huit petits à chaque portée, et de cinq à six portées par an ; mais à cause de la mortalité, on ne doit compter, en donnant aux lapins tous les soins nécessaires, que sur un produit de cent lapereaux pour quatre mères.

Les mâles doivent avoir d'un à cinq ans; un mâle suffit pour huit femelles, L'accouplement ne doit avoir lieu que la nuit. Chaque sujet destiné à la reproduction est logé à part. Cette mesure est nécessaire pour que la femelle ne soit pas continuellement obsédée par le mâle.

Mise-bas.

La femelle porte trente ou trente-un jours. Quand l'époque de la mise-bas approche, ce que l'on juge d'après l'époque où elle a été couverte, on lui donne un peu de foin qui lui sert à former un nid, elle s'arrache en outre une partie du poil du ventre pour en faire une couche molle à ses petits. Il faut entourer de soins les lapines prêtes à mettre bas, et remarquer si l'état de la mère permet de lui laisser tous ses petits; si elle était trop faible, il faudrait lui retirer le nombre que l'on jugerait nécessaire. Pendant l'allaitement on lui donnera un peu d'avoine. On ne doit pas laisser les femelles pleines dans la loge commune; car si elles venaient à y mettre bas, les mâles tueraient les petits, afin de pouvoir mieux jouir de la mère. Leur logement ne doit même pas être partagé par d'autres lapines, ce qui pourrait donner lieu à des accidents.

Il arrive quelquefois que la mère fait périr ses petits; il faut, pour la corriger de ce défaut, lui donner abondamment la nourriture qui lui plaît le plus, et ne la déranger que quand cela sera absolument nécessaire. Si elle était incorrigible, il faudrait l'engraisser et la vendre.

Soins à donner aux lapereaux. Sevrage.

L'on doit enlever la première portée qui détournerait l'attention de la mère et l'empêcherait de donner aux petits d'une seconde portée tous les soins nécessaires. On lui donnera, pendant une semaine à peu près, du son mêlé d'un peu de sel. Si les lapereaux se trouvaient dans un endroit humide, il faudrait les enlever avec précaution et les déposer dans un lieu plus sec, car l'humidité les ferait périr.

Au bout de cinq jours, à compter de celui de sa naissance, le lapereau a les yeux ouverts; deux jours après, les plus forts commencent à sortir de leur nid. Trois semaines ensuite ils peuvent partager la nourriture de leur mère; mais ce n'est guère qu'à six semaines qu'ils peuvent être sevrés; on les sépare alors de leur mère, car si on les laissait plus longtemps, ils l'épuiseraient trop. On les met dans une loge commune avec d'autres lapereaux, ayant la précaution de les tenir chaudement, proprement, et de leur donner plusieurs fois à manger par jour, retirant chaque fois les herbes sur lesquelles ils ont piétiné. A deux mois et demi, on logera ceux qu'on destine à la vente dans un endroit disposé exprès. On aura soin de châtrer les mâles que l'on veut engraisser avant de les mettre dans une loge commune. On ne mettra ensemble, autant que possible, que les élèves nés dans le même mois.

Castration.

Quand on veut engraisser les lapins et rendre leur chair plus délicate, on doit les châtrer; cette opération est très-simple et réussit facilement. Voici comment on s'y prend : on saisit de la main gauche l'un des testicules du lapin, qui cherchera toujours à les rentrer intérieurement; quand on le tient, on fait, avec un instrument tranchant, une incision longitudinale aux bourses, puis ont fait sortir le testicule dont on s'est emparé ; l'on agit de même pour l'autre testicule. Quand l'opération est terminée, on frotte la plaie d'un peu de saindoux et on la recoud. Quelques personnes abandonnent la guérison de la plaie à la nature. Si l'opération a été faite adroitement, la plaie est promptement cicatrisée. Les lapins châtrés deviennent plus gros que les autres, leur chair est plus tendre, plus savoureuse, et leur fourrure acquiert plus de valeur.

Maladies du lapin.

L'herbe humide, donnée aux lapins, leur donne une diarrhée, puis une hydropisie qui se termine ordinairement par la mort. L'herbe trop succulente leur cause des indigestions, et les fait quelquefois périr. Quand les lapins sont malades par les causes ci-dessus, il faut remplacer leur nourriture par de l'herbe sèche, des croûtes de pain, de l'orge, du son, des graines de genièvre, etc., qu'on leur donnera en petite quantité, et à plusieurs reprises dans la journée.

Les trois maladies les plus graves dont soient attaqués les lapins sont : la *bouteille* ou *gros ventre*, l'*ophthalmie* et l'*étisie*.

La *bouteille* ou *gros ventre* est causée par des globules d'eau qui séjournent dans l'estomac du lapin, et amènent sa mort. Il faut leur donner une nourriture sèche, de l'orge grillée, du regain, du thym, du serpolet, de la sauge, et bientôt cette maladie sera guérie.

L'*ophthalmie* ou mal d'yeux. Vers la fin de leur allaitement, les petits sont quelquefois attaqués d'une ophthalmie qui en fait périr un grand nombre. Cette maladie provient de la saleté et de l'air vicié qu'ils respirent dans une cabane mal soignée. Il faut purifier la cabane, et transporter les animaux attaqués dans des endroits propres et garnis de paille fraîche.

Étisie. Cette maladie, causée par l'humidité et le manque de soin, est très-dangereuse; les lapins en sont principalement attaqués dans leur jeunesse. Ils deviennent d'une maigreur extrême, perdent l'appétit, et leur corps se couvre d'une gale abondante, qu'il est très-difficile de guérir; enfin, ils meurent dans de fortes convulsions. Il faut séparer les lapins attaqués des bêtes saines, car cette maladie est contagieuse, et même il vaut mieux tuer les bêtes malades, car il est préférable de sacrifier quelques individus que de compromettre la santé de ceux qui sont encore sains. On préviendra cette maladie en tenant le clapier propre et bien aéré, et en détruisant les exhalaisons nuisibles avec du chlorure de chaux, et au moyen d'une dissolution de chlorure de chaux avec laquelle on lavera les parois de la loge. A défaut de chlorure de chaux, on se servira d'eau de javelle coupée de trois quarts d'eau; mais on ne remettra les lapins dans la loge infectée que lorsque l'odeur du chlorure ou de l'eau de javelle sera entièrement dissipée.

Garennes.

On nomme garenne l'habitation des lapins. Il existe plusieurs sortes de garennes : les *garennes libres*, les *garennes forcées*, et les garennes domestiques ou *clapiers*.

Garennes libres. Les garennes libres ne peuvent pas être établies dans des endroits cultivés, car les lapins causeraient trop de dégât. Des terrains sablonneux, distants des terres cultivées, sont les endroits les plus convenables pour les garennes libres.

Garennes forcées. On nomme garenne forcée un vaste terrain entouré de murs et de fossés, tant pour empêcher les lapins de s'éloigner que pour les protéger contre les animaux nuisibles, tels que les fouines et les renards, etc. Les fondations des murs doivent avoir une certaine profondeur, afin que les lapins ne puissent creuser dessous. Le chaperon du mur est garni d'une tablette saillante, qui rompt le saut des renards. L'enclos doit être planté d'arbres, car les lapins recherchent l'ombre. Ceux qu'on plantera de préférence sont des arbres fruitiers, des chênes, des ormes, des acacias, des genévriers.

On doit y planter des buissons verts, dont la coupe puisse servir à la nourriture des lapins. On y sème des plantes odoriférantes, telles que du thym, du serpolet, de la marjolaine, de la lavande, des graminées et des plantes légumineuses. Lorsque l'étendue de la garenne est considérable, on peut y former des prairies artificielles et élever des meules de foin, dont les lapins se nourrissent pendant l'hiver. On établit, le long des murs, des hangars, où, pendant la saison pluvieuse, les lapins puissent trouver de la nourriture sèche.

Ces sortes de garennes exigent une vaste étendue de terrain, et ne peuvent être établies que par de riches propriétaires.

Garennes domestiques ou *clapiers*. Un clapier doit être entouré de murs dont les fondations aient au moins 1 mètre de profondeur. Le sol est carrelé de larges briques dont les joints sont soigneusement unis avec du ciment romain ou du bitume, afin d'empêcher le suintement des urines sous le carrelage, car la terre, imprégnée d'urine, exhalerait des miasmes mortels pour les lapins. Le sol doit être légèrement incliné, afin de favoriser l'écoulement des urines, qui se rendent dans une gouttière placée au bas. Le clapier sera recouvert d'un toit, qui garantira les lapins des intempéries de l'air. Ce clapier est divisé, dans sa longueur, en loges ou cabanes. Voici la meilleure manière d'utiliser la surface d'un clapier, ou à son défaut d'une grande salle. On trace, à partir de la porte, un couloir large de 70 centimètres, qui traversera le clapier ou la salle; on trace ensuite des couloirs parallèles à celui-ci, en laissant, entre deux, l'espace, de 1 mètre

50 centimètres, sur lequel on construit deux rangs de cabanes adossées et présentant une ouverture sur chaque couloir ; de petits couloirs latéraux font communiquer chaque avenue au couloir principal. La porte et les fenêtres doivent bien fermer. On garnit quelquefois ces dernières d'un grillage de fil d'archal. Il est préférable qu'elles soient exposées au midi ou au levant. Il faut ouvrir chaque jour, lorsqu'il fait beau, afin de renouveler l'air de la salle. On les ferme dans les temps humides.

Les cabanes doivent être construites en planches ou en lattes serrées, assez fortes pour résister à la dent du lapin ; elles sont garnies d'un fond en grillage ou en tasseaux, et d'un double fond en zinc, incliné de manière à laisser couler les urines et les crottes du lapin, qui se rendent, au moyen d'un tuyau, dans un seau disposé·exprès. Ce double fond doit être mobile, afin de pouvoir le nettoyer. On fera bien de vider deux fois par jour le seau aux urines. Sur le devant de la loge est une auge dans laquelle on met le son et les grains, et sur un des côtés est disposé un râtelier dans lequel on dépose le fourrage destiné au lapin ; cette précaution l'empêche de fouler sa nourriture, car alors il la dédaigne. La porte, en tabatière, est formée d'un châssis grillé, et se ferme à l'aide d'un crochet. Souvent cette porte est à coulisse ou à charnière.

Quelquefois on établit dans la cabane un seul fond en carreaux de terre cuite ou en zinc, auquel on donne l'inclinaison voulue ; au bas, on place une rigole pour conduire les urines.

Les cabanes ont 75 centimètres de hauteur et autant de largeur, sur 1 mètre 50 centimètres de longueur. On place ordinairement des cabanes l'une sur l'autre de manière à former plusieurs étages. La cabane inférieure est élevée du sol de 20 centimètres.

Outre ces cabanes, destinées aux femelles, il y en a d'autres un peu plus grandes où sont les mâles ; on y conduit les femelles lorsqu'on veut les faire couvrir. On ne doit pas laisser les mâles avec les mères, car ils gêneraient l'allaitement. Il existe encore, pour les lapereaux, des cabanes communes, plus grandes, et où ils sont distribués comme nous l'avons dit plus haut.

Produit du lapin.

Les lapines font six portées par an, et ont cinq à six lapereaux à chaque portée ; mais la mortalité, causée le plus souvent par le défaut de soin, enlève souvent des portées entières, et réduit ce nombre à vingt-cinq par an ; ainsi dans un clapier composé de cent mères et de douze mâles, on aura annuellement 2,500 lapereaux, qui, à l'âge de cinq mois, peuvent être vendus 1 franc 25 centimes, et produiront 3,125 francs, sur laquelle somme on aura à déduire 1,000 francs de nourriture, restera 2,125 francs.

Les frais de premier établissement peuvent être évalués à 1,300 francs : savoir, 200 francs pour l'achat de 100 femelles reproductrices, et 36 francs pour les 12 mâles ; la construction de cent vingt-cinq cabanes [1] à raison de 8 francs par cabane, s'élèvera à 1,000 francs. Il faudra ajouter l'intérêt des 1,300 fr. ci-dessus, qui, à raison de 5 pour 100, donne 65 francs, que l'on devra retirer des 2,125 de produit. En y ajoutant 60 francs pour réparation annuelle, il restera net, par an, 2,000 francs.

En outre de ces bénéfices, on aura du fumier de lapin, qui est très-chaud ; il a une grande valeur pour les terres crayeuses ; aussi les jardiniers l'achètent-ils assez cher.

La manière ordinaire de tuer les lapins en leur frappant sur la nuque est mauvaise, en ce que le sang s'y fixe en abondance et que la chair est meurtrie. On les saigne aussi, mais cela endommage la fourrure. Le meilleur moyen est de leur luxer les vertèbres, en leur saisissant, d'une main, la tête, et de l'autre les pattes de derrière, et en tirant avec force ; la mort s'ensuit immédiatement.

[1] Nous avons compté 125 cabanes, bien qu'il n'y ait que 112 lapins, parce qu'il peut s'en trouver de malades que l'on serait obligé de changer de cabane, et que d'ailleurs il est toujours bon d'avoir des cabanes pour les lapereaux.

DE LA POULE.

L'éducation des poules présente beaucoup d'avantages à ceux qui peuvent l'exploiter en grand. Les poules pondent de cent à cent soixante œufs par an, desquels naissent une soixantaine, mais quelquefois seulement une trentaine de poussins, selon que la poule ressent plus ou moins souvent le désir de couver.

Des différentes espèces de poules.

Il existe plusieurs variétés de poules, savoir : La *poule ordinaire*, d'un rouge brun. Elle a une crête assez développée et d'un rouge vif. Au-dessous de sa tête, on remarque fréquemment une excroissance charnue offrant les mêmes caractères que la crête du coq.

La *poule anglaise* se distingue par sa petitesse et par ses pattes garnies de plumes jusqu'au bout des ongles. Elle pond des œufs très-petits. Cette variété s'accouple très-bien avec le faisan et produit des métis, dont la chair ne cède en rien à celle du faisan, et qui sont plus faciles à élever.

Les poules anglaises sont quelquefois employées à couver des œufs d'oiseaux trop délicats pour être couvés par d'autres poules.

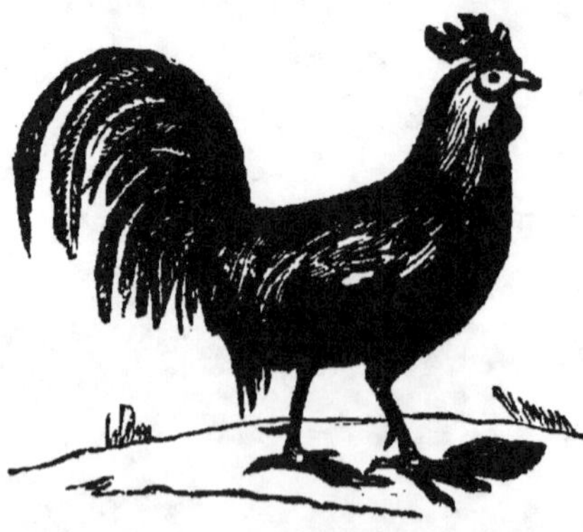

La *poule russe* ou *américaine,* également nommée *poule de Padoue,* a les membres très-développés. Sa queue et sa crête ont de l'ampleur, son cri est plus grave et moins prolongé que celui du coq. Les œufs de ces poules sont plus petits que ceux des poules ordinaires, et légèrement teintés de jaune. Les poussins sont beaucoup plus difficiles à élever que ceux des autres espèces, parce qu'ils viennent au jour sans duvet. On fait cas de ces poules à cause de leur grosseur, de la quantité d'œufs qu'elles pondent et de leur précocité.

Choix du coq.

Un bon coq doit avoir le plumage brun et brillant, l'œil vif et noir, la crête droite et très-rouge, les ailes fortes, la queue lon-

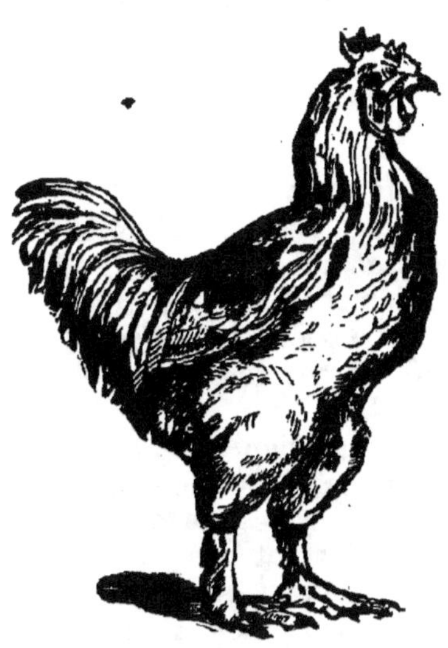

gue et bien fournie, la poitrine large et développée. Tous ses mouvements doivent annoncer la force et la hardiesse. Il ne quitte pas ses poules ; il les protége contre une attaque, et les rappelle dès qu'elles s'éloignent. Il ne recule jamais devant le combat contre un autre coq, lorsque celui-ci a excité sa jalousie ; mais il n'attaque jamais les chapons et les laisse courir parmi ses poules. Il rassemble celles-ci dès qu'il trouve de la nourriture, et ne mange que lorsqu'elles sont rassasiées.

Un coq commence à cocher à l'âge de trois mois ; sa grande vigueur dure de trois à quatre ans.

Il peut facilement servir dix ou douze poules ; mais lorsqu'il devient mou et paresseux, il faut le nourrir d'aliments excitants.

Choix de la poule.

Les poules noires sont plus estimées que les autres, parce qu'elles sont plus fécondes. Une bonne poule doit être assez grosse et avoir la tête forte, le cou épais, l'œil vif et la crête pendante. Les poules trop grasses pondent des œufs sans coquilles et seulement recouverts d'une pellicule membraneuse ; il est impossible de les conserver à cause de leur fragilité et parce que le contact de l'air les décompose. Quand une poule chante comme un coq, elle devient impropre à la ponte ; ses œufs sont très-petits et n'ont que peu de jaune. Les poules qui brisent leurs œufs doivent être engraissées et tuées.

Basse-cour.

Dans les fermes où on se livre en grand à l'éducation des

poules, il est indispensable d'avoir une basse-cour. On peut y disposer un carré de gazon où les poules puissent manger de l'herbe fraîche, qui leur fait beaucoup de bien; on y forme des petits amas de cendre ou de sable, où elles viennent se frotter pour se débarrasser de la vermine qui les ronge. On enfoncera, en terre, des petits baquets remplis d'eau et recouverts d'une planche percée de trous, par lesquels les poules puissent passer leur tête; cette eau doit être souvent renouvelée, surtout en été.

Poulailler.

Le poulailler doit être élevé du sol de 30 à 60 centimètres; les poules y arrivent au moyen d'une petite échelle. L'intérieur est muni d'un juchoir, sorte d'échelle à tasseaux équarris, afin que les poules puissent s'y tenir facilement. Le juchoir doit être assez incliné pour que les excréments des poules placées sur les échelons supérieurs ne puissent tomber sur les poules d'en bas.

Il ne faut pas que les derniers échelons soient trop loin de terre, car les poules ne pourraient s'y jucher. La porte doit fermer hermétiquement, et les fenêtres être garnies de volets et d'un treillage de fil d'archal. Les fenêtres doivent être disposées de manière à donner lieu à un courant d'air; on les ouvre aussitôt que les poules sont sorties. La meilleure exposition d'un poulailler est l'est ou le sud-est.

Il faut laver de temps en temps le plancher du poulailler avec de l'eau saturée de vinaigre. Ses parois doivent être blanchies à la chaux, et la litière renouvelée fréquemment. Si le poulailler était devenu infect, il faudrait le désinfecter avec du chlorure de chaux ou même avec un mélange de quatre parties d'eau et d'une partie d'eau de javelle.

Cages à poulets.

Quand on veut engraisser des poulets, on les met dans des cages séparées. Voici comment elles sont construites : Le fond est formé par des tasseaux plats, équarris et assez écartés pour laisser passer les excréments; les côtés sont formés de planches, afin que les poulets soient isolés les uns des autres. Devant et derrière, la cage est garnie de barreaux et de volets qui, étant fermés, les tiennent dans l'obscurité. Ces cages sont élevées de terre de 40 centimètres. Elles ont 33 centimètres de hauteur, 50 de longueur et 22 de largeur. Au-dessous du fond en barreaux, il y en a un autre qui reçoit les ordures. Il doit être lavé tous les jours et la cage tous les huit jours.

Ponte.

Les poules commencent à pondre à dix mois. Celles qui n'ont pas été cochées pondent aussi; mais leurs œufs sont plus petits et n'ont pas de germe. Une bonne poule donne un œuf par jour, et quelquefois seulement un tous les deux jours; mais dans les mois de novembre et de décembre, époque de la mue, elles ne pondent pas en général; cependant en les tenant chaudement et en les nourrissant bien, elles donneront encore deux ou trois œufs par semaine. Outre cette diminution, le temps que la poule emploie à couver, réduit le nombre des œufs à cent vingt ou cent cinquante par an.

Incubation.

Le besoin de l'incubation se manifeste cinq ou six fois par an chez certaines poules, et une ou deux fois seulement chez d'autres. Lorsque la poule veut couver, elle cesse de pondre, son ventre devient brûlant et se dégarnit de plumes; elle se pose sur tous les œufs qu'elle rencontre. Il faut alors lui préparer un nid ou panier rempli de foin, et que l'on recouvre, lorsque la poule s'y est placée, d'une claie à jour, sur laquelle on met une toile claire qui l'empêche d'être troublée. On aura le plus grand soin de donner à manger aux poules qui couvent, car elles se laisseraient mourir d'inanition plutôt que de se déranger pour chercher de la nourriture, mais il faut les enlever deux fois par jour pour leur donner leur repas. On profite de ce moment pour extraire les œufs froids ou cassés, mais il ne faut pas déranger les autres, car la poule les retourne elle-même quand il le faut. Quelquefois l'on place la nourriture de la poule à sa portée, afin qu'elle puisse boire et manger sans quitter ses œufs. La nourriture qui convient le mieux aux poules couveuses, est de la mie de pain détrempée dans de l'eau et du vin.

Les œufs que l'on donne à couver ne doivent pas être de plus de vingt jours. Il faut qu'ils soient pondus par des poules d'un an, couvertes par un jeune coq; ils doivent être transparents et surnager dans l'eau.

Une bonne couveuse doit avoir la poitrine large et développée; on peut lui donner douze œufs en hiver et quinze à dix-huit œufs en été. Quand le moment de l'éclosion approchera, on arrosera les œufs dans les grandes chaleurs, afin de leur conserver une humidité nécessaire.

Les vieilles poules couvent mieux que les jeunes. On peut faire couver des dîndes, des chapons et de vieux coqs; ils conduisent très-bien les poulets quand ceux-ci sont éclos.

Moyen d'arrêter ou d'exciter l'incubation.

Lorsqu'on veut faire passer aux poules le désir de l'incubation, on les enferme dans des endroits frais, obscurs, tranquilles, et on les laisse deux jours sans nourriture, ce qui éteint l'espèce de fièvre nerveuse qui les porte à couver.

Si, au contraire, pour se procurer des couveuses, on veut faire naître le désir de couver chez une poule, on lui laisse quelques œufs sur lesquels elle s'arrête volontiers, on la rassasie de chènevis afin qu'elle ne se dérange pas pour chercher sa nourriture. Enfin, on lui déplume le ventre et on le frotte d'ortie afin d'irriter la peau, ce qui porte la poule à rechercher la fraîcheur des œufs. Ce moyen est aussi employé pour faire couver les chapons, les vieux coqs et les dindes.

Éclosion.

L'incubation des œufs est de vingt-et-un à vingt-deux jours. Au bout de ce temps, le poussin a pris assez de force pour travailler à sa délivrance. Il commence à frapper avec son bec les parois de sa coquille et produit une félure. Dès que la portion de coquille qu'il a attaquée est percée, il frappe un autre endroit en suivant une ligne circulaire, semblable à celle que l'on fait en ouvrant un œuf à la coque, seulement la fracture a lieu un peu plus bas. Le poussin est roulé en boule dans sa coquille, sa tête est placée sous son aile comme un oiseau qui dort, mais elle est plus avancée, le bec ressort un peu. C'est dans cette position, qui semble désavantageuse, que le poulet travaille à sa délivrance; les seuls mouvements, qu'il se donne, sont le mouvement de la tête et le mouvement circulaire qu'il accomplit afin de pouvoir frapper la coquille dans tout son pourtour. Le bris de la coquille dure douze heures chez certains poulets, mais ordinairement on en compte vingt-quatre depuis le moment où il a commencé son travail jusqu'à sa délivrance.

En portant à temps secours aux poulets trop faibles pour se délivrer seuls, on peut en sauver quelques-uns; on ne doit pourtant pas trop se hâter, car il y a des poussins qui, impatients de voir le jour, brisent leur coquille, sans avoir pris la provision de jaune dont leur estomac doit être garni en sortant de l'œuf, provision qui leur permet de rester sans manger durant les vingt-quatre heures qui suivent leur éclosion. Les poussins qui sortent sans avoir pris cette provision, dépérissent et meurent deux ou trois jours après leur naissance. On ne doit donc porter secours aux poussins que lorsque la coquille entamée est restée une journée entière dans le même état.

Quelquefois, les poussins, quoique arrivés au degré de force nécessaire, rencontrent des obstacles tels, qu'ils ne peuvent les surmonter. D'autres sont collés dans leur coque de manière à ne pouvoir s'en dégager. Cet accident arrive lorsque le poussin, ayant fait à sa coquille une ouverture par laquelle l'air s'est introduit, a déchiré la pellicule membraneuse de l'œuf et puis s'est tenu en repos après avoir beaucoup travaillé, le blanc d'œuf qui se trouve entre le poussin et la membrane, s'épaissit, se dessèche et forme une véritable colle qui s'attache au duvet de l'oiseau et l'empêche de faire aucun mouvement. Dans ce cas, il faut achever de casser l'œuf en prenant les plus grandes précautions, puis on détache la membrane collée au duvet de l'oiseau, en évitant de le faire crier; on peut encore imbiber d'eau les parties collées, cela évite toute douleur au poussin.

Soins à donner aux poussins.

Peu de temps après que le poulet est éclos, il faudrait, s'il était trop faible, lui faire avaler quelques gouttes de vin. Du reste, pendant la journée qui suit sa naissance, il ne mange point. On le nourrira, pendant les cinq ou six premiers jours, de mie de pain trempée dans du vin ou hachée avec des œufs durs. Quand son bec sera devenu plus fort, on lui donnera des grenailles fines. On mettra cette nourriture sous une cage dont les barreaux seront assez espacés pour livrer passage aux poussins, mais trop peu pour laisser passer les grosses volailles; on place auprès de leur nourriture un vase rempli d'eau et peu profond, afin que les poussins ne puissent s'y noyer. Au bout de huit jours, on peut laisser sortir la couvée s'il fait beau, mais si le temps est humide, il vaut mieux retarder.

Les petits peuvent être conduits à la basse-cour quinze ou vingt jours après leur naissance. Afin d'avoir des pondeuses, on réunit deux couvées, environ vingt-cinq poussins.

Nourriture des poules et des poulets.

La nourriture qui convient le mieux aux poules et aux poulets, est de la criblure de son bouilli, des pommes de terre cuites, des fruits de rebut. La meilleure manière de donner le grain aux poulets est de le leur présenter cuit et réduit en bouillie. La quantité de grain que mangent les poules, peut être évaluée à cent vingt grammes par jour pour les poules qui sont libres, et cent soixante grammes pour celles qui sont renfermées.

L'herbe fraîche fait beaucoup de bien aux poules. Quand la basse-cour n'en produit pas, on fait bien de leur en distribuer.

Afin de ne pas perdre des graines que les petits oiseaux viennent manger au détriment des poules, on a imaginé une espèce de coffre ou trémie communiquant par de petits trous avec une

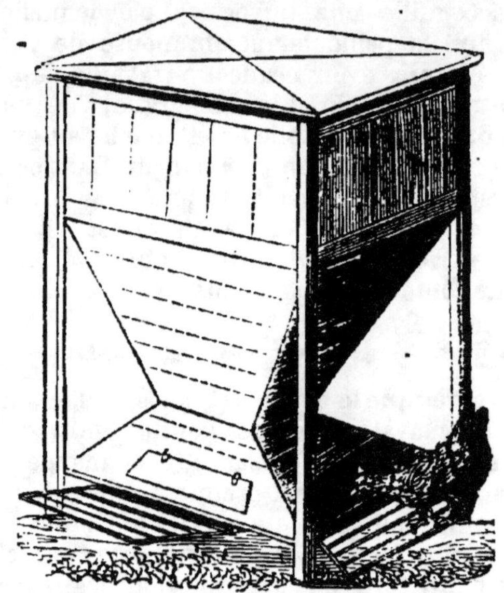

mangeoire à compartiments, placée au-dessous. Le couvercle de cette mangeoire s'élève, lorsqu'une poule vient se poser sur un prolongement, en forme d'échelle, en communication avec le couvercle. Le poids de la poule faisant bascule, l'échelle soulève le couvercle.

Verminières.

Quand on veut ménager la graine, on établit des *verminières*; ce sont des fosses dans lesquelles on place une première couche de paille de seigle hachée, puis une seconde couche de crottin de cheval; enfin une troisième de terre sur laquelle on répand du sang de bœuf, de l'avoine, du marc de raisin, des tripailles, des charognes, jusqu'à ce que la fosse soit comblée. On recouvre le tout de broussailles et de larges pierres, afin d'empêcher la volaille d'y gratter. Bientôt le contenu de cette fosse entre en putréfaction, et donne naissance à des milliers de vers. Chaque jour on tire la portion de la journée, qu'on répand dans un coin de la basse-cour. La quantité de vers qu'on donne à la volaille, doit être modérée, car l'excès de cette nourriture pourrait lui être nuisible.

Chaponnement.

La castration des coqs et des poules a pour but de rendre leur chair plus délicate et de les disposer à s'engraisser plus facilement. Cette opération doit être faite au printemps ou en automne plutôt qu'en été, parce que dans les grandes chaleurs, la gangrène pourrait se mettre dans la plaie. Pour châtrer les poulets, il faut se munir d'un instrument tranchant et d'une aiguillée de fil ciré. On assujettit l'animal sur le dos, la tête en bas, afin que l'intestin, refoulé vers l'estomac, ne soit pas si exposé à être blessé par l'instrument. On fait une incision, vers le bas du flanc gauche, après avoir arraché les plumes; on soulève un peu la peau du ventre, afin de ne pas attaquer les intestins; on fourre ensuite le doigt dans la plaie, et l'on rencontre, près des reins, sur le côté gauche, un corps lisse, de la grosseur d'un haricot; on l'arrache et l'on agit de même pour l'autre testicule, placé à côté de celui-ci, sur le côté droit. On coud la plaie et on donne à l'animal opéré une nourriture composée de pain trempé dans du vin, ou de la bière, ou du cidre, de manière cependant à ne pas l'enivrer. On y ajoute du son bouilli.

On châtre les poules à peu près de la même manière. On arrache les plumes qui se trouvent sous le croupion. On fait une incision en travers, et l'on arrache un corps rond, semblable à une glande et qui est l'ovaire; on recoud la plaie, puis on la frotte de saindoux et de cendre.

Engraissement des poulardes et des chapons.

Afin d'engraisser promptement les poulardes et les chapons, il faut les mettre sous une *épinette* ou *mue*. C'est une espèce de cage assez étroite pour que les chapons ne puissent s'y retourner. Elle est construite de manière à ce que la lumière n'y pénètre pas. La nourriture consiste en farine de millet, maïs, sarrasin, orge et avoine. On pétrit cette farine et on la cuit de manière à former une espèce de pain, mais sans levain. Comme cette pâte doit être toujours fraîche, il ne faut en préparer que pour un jour ou deux au plus. On la dispose en boulettes, de la forme et de la grosseur d'une olive. Avant de les donner aux volailles, on les fait tremper dans du lait, du bouillon, du saindoux, ou une graisse quelconque. On tire les volailles deux fois par jour de la mue, pour leur donner cette nourriture. On ouvre le bec du chapon ou de la poularde, et on y enfonce une boulette qu'il achève d'avaler. S'il ne s'y prêtait pas, il faudrait lui enfoncer cette pâture avec le doigt. On cesse dès que l'on sent que le jabot est rempli.

Avant chaque repas, il est nécessaire de tâter le jabot du chapon, afin de voir s'il a entièrement digéré le repas précédent. Dans le cas contraire, on lui donnera moins de nourriture.

Vers la fin de l'engraissement, on diminuera la quantité d'aliments, car l'appétit du chapon ou de la poularde diminue à mesure que l'engraissement avance. En quinze jours ou trois semaines au plus, la volaille est arrivée au point désirable. Si on attendait davantage, elle perdrait de sa graisse plutôt que d'en gagner.

On engraisse aussi des coqs. Ils sont moins tendres, mais plus parfumés que les poules. Les coqs vierges sont les plus estimés.

MALADIES DES POULES.

Diarrhée.

Maladie produite par une nourriture trop mouillée et trop aqueuse. On nourrira le volatile de pois cuits, d'orge et de pain trempé dans du vin ou plutôt dans une infusion de camomille, faite avec du vin chaud.

Goutte.

Cette affection est toujours causée par l'humidité du poulailler. On la reconnaît au gonflement des jambes et à la difficulté de marcher. On y remédie en plaçant les poules dans un lieu sec et chaud.

Maladie du croupion.

Cette maladie, occasionnée par la malpropreté et l'infection du poulailler, a pour symptômes la constipation, la lenteur dans la démarche, un sommeil troublé, un air triste, la tête penchée, la queue traînante, les plumes hérissées. La poule ne gratte plus la terre; enfin, une tumeur se forme autour du croupion.

Il faut inciser cette tumeur avec un instrument tranchant et la presser avec le doigt pour en faire sortir le pus. On lave ensuite la plaie avec du vinaigre ou du vin salé, et l'on donne aux poules une nourriture rafraîchissante, telle que du son d'orge ou du seigle bouilli et de la laitue. Mais l'un des premiers soins à prendre, est d'assainir le poulailler par les moyens indiqués à la page 276.

Pépie.

Cette maladie est causée par le défaut d'eau ou par son impureté. La cessation de l'appétit, un air triste, une voix rauque et faible, le bec ouvert comme si la respiration était gênée; tels sont les symptômes de cette affection. Il se forme, au bout de la langue, une pellicule d'un blanc mat, qu'il faut enlever avec une aiguille ou un canif. On lave ensuite la plaie avec du vinaigre, et on l'enduit de beurre frais. Il faut, durant quelque temps, nourrir l'animal de son mouillé.

Pustules.

Dans cette maladie, le cou, ainsi que plusieurs autres parties du corps de la poule, se couvrent de pustules nombreuses. On lui donnera de la laitue hachée et de l'eau à laquelle on mêlera une petite quantité de cendre de bois neuf, passée au tamis. Cette affection étant contagieuse, on isolera les poules qui en sont atteintes.

Roupie.

Cette maladie est également contagieuse. Un écoulement d'humeur, le tremblement, des yeux éteints, tels sont ses principaux symptômes. Les poules attaquées par la roupie doivent être séquestrées. On les tiendra chaudement, et on leur donnera une bonne nourriture.

Toux.

Cette dangereuse affection est causée par une accumulation de petits vers dans le gosier de la poule. Elle se manifeste par une toux sourde et haletante. On emploiera contre ces vers des décocions de plantes amères, telles que l'absinthe, la tanaisie, la camomille, la fumeterre, etc.

Vermine.

Cette incommodité, dont l'excès amène la maigreur de la poule, est souvent le résultat de la malpropreté du poulailler. On détruira la vermine en faisant à la poule des lotions d'eau de savon avec une décoction de cumin et d'absinthe. On préviendra d'ailleurs l'accumulation de la vermine sur les poules, en plaçant dans la basse-cour quelques petits tas de sable où elles pourront se rouler.

DE L'OIE.

L'oie, par sa taille, est un des habitants les plus distingués de la basse-cour.

Elle recherche l'eau, elle aime à barbotter, aussi la basse-cour doit-elle renfermer une mare ou être traversée par quelque ruisseau. L'oie domestique est plus grosse et moins légère que l'oie sauvage; ses ailes sont moins fortes. Dans les localités où il existe des oies sauvages, il faut prendre plus de précautions pour garder les oies domestiques, car elles cherchent souvent à se réunir à leurs sœurs sauvages.

On reconnaît deux espèces d'oies domestiques. La grosse espèce, plus répandue, est la plus profitable. La petite espèce, qui n'est qu'une variété de la précédente, est moins commune. Le produit est un métis très-estimé. Un mâle suffit pour cinq femelles; il ne faut pas qu'il y en ait plus que le nombre nécessaire.

Manière d'élever les oies.

Depuis quelque temps, on a renoncé à faire paître les oies dans les prairies, car on a remarqué qu'elles détruisaient les herbes utiles, délaissaient les mauvaises, et qu'en outre leur fiente brûlait les plantes. Dans les endroits où il existe des terrains vagues, on peut laisser les oies pâturer en liberté. Chaque matin, on les rassemble sous la conduite d'un gardien qu'elles suivent aux champs, sans qu'aucune d'elles s'écarte du troupeau. Le soir, elles retournent dans leurs demeures respectives. Il est bon de leur distribuer au retour quelque nourriture, afin de les habituer à revenir au logis.

Toutefois, le pâturage en liberté présente quelques inconvénients; ainsi, la *jusquiame*, la *ciguë*, dont les oisons sont très-avides, sont pour eux des poisons violents. Pour sauver les volailles empoisonnées, il faut leur faire boire du lait mêlé d'un peu de rhubarbe. L'ortie attaquée de la nielle ou couverte de pucerons, leur est fort nuisible. On leur fait alors boire de l'eau tiède dans laquelle on a fait dissoudre quatre à cinq grains de chaux.

Ponte.

L'oie commence à pondre vers la fin du mois de mars et quelquefois, lorsque le temps est doux, et qu'elles sont bien soignées, en février et même en janvier. Comme elles ne pondent qu'un œuf tous les deux jours, la ponte dure près d'un mois. Le nombre d'œufs, à chaque ponte, se monte dans quelques localités, de sept à dix œufs, et dans les pays très-chauds, de dix à douze et même quinze.

Lorsque le moment de la ponte approche, on voit les oies apporter des brins de paille qu'elles déposent à l'endroit qu'elles ont choisi. Il faut alors y répandre de la paille sèche et brisée; si cet endroit était trop humide ou le voisinage bruyant, il faudrait, pour attirer l'oie dans un lieu plus convenable, y semer de la paille et des orties dont elle aime l'odeur. L'oie a l'habitude de cacher dans la paille les œufs qu'elle a pondus; elle pond toujours au même endroit.

Incubation.

Une oie assez grosse peut couver de douze à quinze œufs à peu près. Les petites n'en peuvent guère couver que dix. L'incubation dure de vingt-cinq à trente jours, suivant la température. Il faut avoir soin de mettre à portée de l'oie un vase dans lequel on place de la nourriture, pour qu'elle n'ait pas à se déranger. Il est bon de placer également près d'elle un vase rempli d'eau, dans lequel elle puisse se baigner durant l'incubation.

Le mâle ne quitte pas la femelle durant l'incubation; il la protége et veille avec soin à sa sûreté. Le moindre bruit suffit pour exciter sa vigilance, et un jars devient alors fort dangereux, surtout pour les enfants. Le jars accompagne la mère lorsque celle-ci mène ses petits aux champs ou dans la basse-cour. Il y en a cependant qui laissent aux femelles tous les soins de l'incubation, et ne partagent pas leurs fatigues.

L'on ne peut employer l'oie à couver d'autres œufs que ceux qu'elle a pondus, car elle sait très-bien reconnaître ceux qu'on a substitués aux siens, et alors elle abandonne sa couvée [1].

---

[1] Une oie abandonna sa couvée parce qu'on avait substitué à deux de ses œufs deux œufs de goëland.

Éclosion des œufs. — Premiers soins à donner aux oisons.

Lorsque le temps est chaud, l'éclosion peut avoir lieu vers la fin du vingt-cinquième jour. Il faut avoir soin de retirer les premiers-nés, sans cela, la mère croyant sa tâche terminée, abandonnerait les autres œufs, qui quelquefois n'éclosent qu'un jour ou deux après les premiers. Au reste, trois jours après l'éclosion des premiers œufs, tous ceux qui ne sont pas éclos peuvent être considérés comme stériles. Les œufs froids ou transparents sont également stériles.

Les premiers nés doivent être mis dans un panier rempli de laine, et placé dans un endroit sec et chaud, jusqu'à ce qu'on les rende à leur mère. Il est inutile de leur donner à manger le premier jour, car le jaune de l'œuf qu'ils ont digéré, suffit pour les soutenir. Afin d'aider les oisons à éclore, il faut, vers le vingt-cinquième jour, trouer légèrement la coque avec une épingle. On doit apporter beaucoup de précaution dans cette petite opération, afin de ne pas blesser l'oison.

La première nourriture que l'on distribue aux oisons, se compose d'œufs durs, hachés avec de jeunes orties, ou bien de la farine d'orge, de sarrasin, de froment, cuite et mise en pâtée avec du lait. Au bout de cinq ou six jours, on remplace cette nourriture par une bouillie de maïs et de pommes de terre cuites. Au bout d'un mois on peut leur donner des feuilles de laitue, de chicorée, des légumes cuits dans de l'eau et du son. La nourriture des oisons leur sera distribuée plusieurs fois par jour, car ils aiment à manger souvent. L'on doit avoir soin d'éloigner le père et la mère pendant les repas, parce qu'ils ne laisseraient presque rien aux petits. On laissera les oisons barbotter à leur aise, et il doit toujours y avoir de l'eau près du local qu'ils habitent. Au bout de quinze ou vingt jours, l'oison ne demande plus aucun soin particulier. Il peut aller dans la basse-cour. Le père et la mère ne l'abandonnent pas encore; le jars marche devant la couvée, et la femelle la suit afin de prévenir toutes les attaques. On doit éviter que les oisons nouvellement éclos ne se mêlent avec de vieilles oies ou avec des oisons de l'année précédente, car ceux-ci les battraient à outrance.

Nourriture et engraissement des oies.

Les oies mangent pour ainsi dire de tout; cependant le maïs est la nourriture qui leur convient le mieux, dans les endroits où l'on peut leur en donner; à son défaut, on leur donnera de l'avoine, de l'orge, des criblures de céréales, des pommes de terre coupées en rouelles et séchées; les oies aiment encore la vesce, le fenu-grec, la chicorée et la laitue.

Une oie peut être mangée à l'âge de six ou huit mois; et, suivant la nourriture et les soins qu'elle a reçus, son poids varie de 2 à 4 kilogrammes.

Si l'on veut engraisser les oies, il faut commencer par plumer le ventre et enlever le réservoir d'huile qu'elles portent sur le croupion et dont nous avons parlé plus haut. On les enferme ensuite dans une sorte de cage sans fond, placée dans un endroit tranquille. Les côtés de ces cages sont percés d'ouvertures assez grandes pour que les oies puissent y passer la tête; au-dessous de ces trous, est une auge constamment remplie d'eau et de lait écrémé que l'on renouvelle fréquemment pour qu'il ne sûrisse point. La litière doit être souvent changée, car les volailles doivent être tenues proprement.

Avant de donner aux oies la nourriture substantielle qui doit les engraisser, il faut chaque fois leur tâter le jabot, afin de voir si elles ont bien digéré leur précédent repas; dans le cas contraire, il faudrait diminuer la quantité d'aliments.

La nourriture qui convient le mieux pour engraisser les oies, se compose de grains bouillis dans de l'eau avec un peu de lait. Les grains généralement employés sont : l'avoine, l'orge, le maïs, le sarrasin. On leur donne aussi des déchets de pain, des châtaignes et des pommes de terre cuites et réduites en bouillie. Mais cette bouillie ne doit pas être trop liquide. On termine souvent l'engraissement par de l'avoine crue et non mouillée, ce qui donne un bon goût et de la fermeté à la chair. Cet engraissement dure de trois à quatre semaines, et l'oie prend un développement considérable.

Il existe une seconde manière plus prompte d'engraisser les oies : on prend la volaille trois fois par jour, on lui ouvre le bec, on lui fait avaler sept ou huit boulettes d'environ cinq centimètres de longueur sur deux ou trois d'épaisseur, et l'on presse légèrement le gosier de haut en bas pour faciliter l'ingestion de ces boulettes. Cet engraissement dure de quinze à vingt jours.

Si la nourriture de l'oie était entièrement composée de grains, on pourrait évaluer à 25 kilogrammes la quantité qu'il faudrait lui donner pour l'engraisser. Mais comme on la nourrit principalement de déchets ou de débris qui coûtent peu ou même rien, on peut diminuer de beaucoup cette appréciation.

Quand l'oie est arrivée au point d'engraissement voulu, il est facile de s'en apercevoir à deux pelotes de graisse que l'on aperçoit sous ses ailes.

L'époque la plus reculée à laquelle on puisse engraisser les oies, est le mois de novembre, car plus tard elles entreraient en chaleur, s'occuperaient de la ponte, et on les nourrirait en pure perte. On peut avoir des oies grasses au mois d'octobre, en commençant l'engraissement en septembre.

Quand on veut obtenir un foie volumineux, il faut renfermer la volaille dans un pot de terre défoncé, ou dans une boîte en bois disposée dans la cage, de manière à ce que les excréments n'y puissent séjourner. La cage est placée dans un endroit obscur; on bourre la volaille de farine de maïs et de raves bouillies. Au bout de quinze jours, l'oie est arrivée au point qu'il est nécessaire de briser le pot pour l'en tirer. Comme le pot est assez petit pour que l'oie ne puisse s'y remuer, l'immobilité à laquelle elle est réduite et la quantité de nourriture dont on la gorge, lui donne une *cachexie hépatique*, et son foie prend un tel développement que l'on en a vu qui pesaient jusqu'à un kilogramme.

MALADIES DE L'OIE.

Plusieurs des maladies de l'oie sont à peu près les mêmes que celles de la poule ; les symptômes en sont peu différents et le traitement semblable. Nous renverrons donc à l'article de la poule pour la *diarrhée*, la *maladie du croupion*, la *pépie*, la *vermine*. Nous ne parlerons donc que des maladies suivantes :

Constipation.

Lorsque l'oie s'arrête souvent, comme pour fienter, sans résultat, on reconnaît qu'elle est attaquée de constipation.

Cette maladie résulte d'une trop grande abondance de nourriture sèche, surtout de chènevis et d'avoine. On donnera à la volaille malade deux cuillerées d'huile d'olive ; si elle se refuse à ce remède, on lui fera prendre de la farine de seigle délayée dans de l'eau avec un peu de manne et de la laitue hachée.

Étouffement.

Quand on engraisse une oie, si l'on remarquait des symptômes d'étouffement, il faudrait immédiatement la saigner à l'endroit indiqué ci-après, pour que sa chair ne devienne pas noire.

Fracture.

Si l'oie se cassait une patte ou un ergot, il faudrait l'enfermer, avec de l'eau et une bonne nourriture, dans une grande pièce où elle ne puisse trouver à se percher. La partie blessée ne doit pas être liée.

Indigestion.

Les oies qu'on engraisse sont sujettes aux indigestions. On leur fait alors avaler un peu de manne délayée dans de l'eau chaude, et on leur donne quelques jours de liberté.

Vertige.

Les oies attaquées de ce mal, ont les ailes traînantes, le cou allongé. Elles secouent la tète, et refusent la nourriture. L'animal est ensuite pris d'un vertige qui se termine par la mort, si on n'y apporte immmédiatement remède. Cette maladie est causée soit par le sang qui afflue au cerveau, soit par la présence d'insectes dans les oreilles. Pour sauver l'oie on la saignera au pied, à une veine très-apparente placée sous la peau qui sépare les ongles.

DU CANARD.

L'éducation du canard est tellement semblable à celle de l'oie que nous y renverrons pour presque tout cet article. En effet, l'histoire de l'une est l'histoire de l'autre. Tout est semblable en eux, ou s'il existe quelques différences, elles sont très-légères.

Ponte et incubation.

La ponte et l'incubation du canard ne diffèrent de celles de l'oie que parce que la première est un peu plus forte. Une particularité qui distingue la cane de Barbarie, c'est qu'elle va souvent pondre loin des habitations, et si on dérange ses œufs, elle n'y retourne plus ; en sorte que des couvées entières deviennent souvent la proie des chats ou des fouines.

On peut employer des dindes ou des poules pour couver des œufs de cane. La dinde couve jusqu'à vingt-cinq œufs, tandis qu'on n'en peut donner que dix ou quinze aux canes.

La poule s'attache beaucoup aux canetons, en sorte que lorsque ceux-ci vont se jeter à l'eau, on voit leur mère adoptive crier et se débattre sur la rive.

L'engraissement des canards se fait de la même manière que celui de l'oie. Il faut cependant remarquer qu'on n'estime pas les canards qui ont le foie gras.

DU DINDON.

Ponte et incubation.

Les poules d'Inde pondent tous les deux jours, à moins qu'il ne fasse très-chaud, alors elles pondent quelquefois plus souvent.

Elles cherchent à dérober leurs œufs à tous les yeux; c'est pourquoi elles les déposent dans des lieux écartés, au milieu des buissons et des hautes herbes. La poule d'Inde fait mille détours afin de n'être pas suivie, et le plus souvent elle y réussit si bien que ses œufs deviennent la proie des chats, des fouines et autres animaux. Afin de prévenir ces pertes, on doit chaque matin la tâter pour s'assurer si elle doit pondre dans la journée; dans ce cas, on ne doit la laisser sortir que lorsqu'elle a pondu.

La dinde peut couver jusqu'à vingt œufs; elle est excellente couveuse, et pourrait même faire deux ou trois couvées de suite; mais alors elle s'affaiblirait à un point tel que l'on serait forcé de la lever pour lui donner sa nourriture. Il est inutile de l'entourer d'autant de soins que les poules; il suffit de la mettre sur de la paille douce avec de la nourriture devant elle, à sa portée [1].

Éclosion. — Éducation des dindonneaux.

Les jeunes dindonneaux éclosent avec un bouton jaunâtre sur le bec, qu'il faut enlever avec une épingle. Pendant leur premier âge, on doit les entourer des plus grands soins, car le froid et l'humidité leur sont mortels; même étant déjà assez âgés, ils pé-

[1] Nous avons indiqué, p. 282, au chapitre intitulé *Ponte et incubation des poules*, le moyen de faire couver artificiellement les poules d'Inde.

riraient infailliblement si, ayant été mouillés, on ne les réchauf-
fait dans des linges chauds.

L'époque la plus favorable pour la naissance des dindonneaux
est le mois de mai. Leur alimentation se composera de pain
trempé dans du vin ou haché avec des œufs durs. Il faut leur
faire avaler de force cette nourriture, car leur stupidité est si
grande qu'ils négligeraient de la prendre. Au bout de huit jours,
on leur donne un mélange de salade cuite, d'orties, de pois, de
gruau cuit dans du lait, d'avoine et de blé. On leur préparera
alors moins de nourriture, afin qu'ils aillent manger de l'herbe
dans les environs. A dix-huit ou vingt jours, on leur donne de
plus, un peu d'absinthe ou de lait caillé dans de la salade.

L'époque où l'on perd le plus de dindons, est celle où ils prennent le rouge, c'est-à-dire lorsque leurs caroncules commencent
à se développer; il faut alors les nourrir de choses fortifiantes,
telles que du fenouil, du persil, du chènevis, de la viande cuite
et salée, et en général de choses toniques.

Une maladie contagieuse et très-dangereuse qui attaque les
dindons, est causée par des boutons qui naissent dans le gosier,
dans le bec et sur toutes les parties extérieures dégarnies de
plumes. Afin de préserver les autres volailles de la contagion, il
faut séquestrer le dindon malade. On doit lui donner du vin et
des aliments toniques.

Au reste, les dindons sont, comme les poulets, sujets à la *pépie*, la *goutte*, les *indigestions* et la *diarrhée*; les remèdes sont les
mêmes.

Nourriture et engraissement des dindons.

Les dindons doivent être conduits par une gardeuse dans des
champs où ils puissent trouver de l'herbe, des limaçons, des vers
et de l'eau fraîche. On ne doit les faire sortir qu'après que la
rosée a été pompée par le soleil, et il faut les faire rentrer avant
qu'elle tombe de nouveau. On doit toujours avoir proche de là un
abri en cas de pluie.

La conduite du troupeau demande quelque soin; du reste, les
vieilles dindes veillent avec beaucoup d'attention sur les dindonneaux. Dès que quelque danger les menace, elles poussent un cri
qui fait fuir les petits; aussitôt que le péril est passé, un second
cri les rappelle.

Quand on veut engraisser un dindon, on le nourrit de glands,
de châtaignes, de noix, de farines basses. Sa voracité est telle,
qu'il mange et digère tout en moins de douze heures. On finit de

l'engraisser en lui donnant chaque jour des châtaignes et des noix ; d'abord une vingtaine, puis on augmente progressivement le nombre jusqu'à près de cent cinquante par jour.

Selon M. Bosc, en mêlant à la nourriture des dindons un peu de viande, leur chair acquerrait plus de saveur ; mais il faut que la viande soit hachée très-menue et comme une pâtée.

DU PIGEON.

L'éducation du pigeon se fait de deux manières : on le nourrit dans une volière ou on le tient au colombier. Celui-ci, qu'on nomme également *bizet,* coûte peu à nourrir ; il sait chercher lui-même sa nourriture, mais il est plus sauvage et pond moins. Le colombier est un abri qu'il quitte lorsqu'on l'effraie ou qu'il se fait trop de bruit autour de lui. Le pigeon de volière est moins sauvage que le bizet, mais on doit pourvoir à sa nourriture.

Des variétés du pigeon.

Le bizet, ou pigeon de colombier et le pigeon de volière, forment deux variétés bien distinctes. Le premier se fait remarquer par l'absence d'un filet rouge autour des yeux, et d'une excroissance charnue sur le bec, nommée morille. Son bec est frêle, droit et renflé vers l'extrémité.

Parmi les pigeons de volière reconnaissable au filet rouge que forme autour des yeux une seconde paupière, on remarque les *mondains* et les pigeons domestiques. Les premiers se subdivisent encore en trois variétés, savoir : le mondain proprement dit, recherché à cause de sa grosseur, qui égale celle d'une petite poule, mais qui du reste est lourd et peu fécond ; le *bagadais,* qui a au-dessus du bec une morille ou excroissance charnue. Sa seconde paupière, qui est très-large, tombe sur les yeux, et l'empêche de voir lorsqu'il est vieux ; son bec est courbé et crochu. Sa couleur varie beaucoup : il y en a de blancs, de noirs, de rouges, de minimes. Ces pigeons sont fort gros, mais peu féconds. Enfin le pigeon espagnol, qui est très-beau et n'a point de morille, son bec est droit. Ce pigeon, gros comme une poule, produit un grand et beau pigeon lorsqu'on l'accouple avec le bagadais.

Les grandes espèces de pigeons domestiques ou de volière sont :
le *pigeon turc* à morille et à filet autour des yeux. Il est gros et
lourd, huppé et bas de cuisses ; il sort peu de la volière. Ses
couleurs sont le gris de fer, le minime, le gris de lin, lie de vin
et chamois. Le *pigeon nonnain*, un peu moins grand que le précédent, n'a point de huppe. Il y en a de noirs, de minimes, de
tachetés.

Les petites espèces de pigeons de volière sont les *pigeons
pattus*, dont les pattes sont couvertes de plumes jusqu'aux
ongles. On distingue dans cette variété le pigeon sans huppe ou
pigeon tambour, ainsi nommé à cause de son cri, et le pigeon
pattu huppé, nommé *pigeon-mois* parce que la femelle pond tous
les mois.

Du colombier.

Comme le pigeon bizet, qui peuple ordinairement les colombiers, est presque sauvage et que le moindre bruit l'effraie, il
faut que son habitation soit construite loin de la basse-cour et
dans un endroit isolé et tranquille.

On l'élève au-dessus du sol, en sorte que la porte qui sert
d'entrée aux pigeons, soit à quatre ou cinq mètres au-dessus de
terre. Quelquefois le pigeonnier se construit sur un toit. On le
bâtit aussi sur des piliers. Il doit être exposé au levant et au loin
des marécages et des usines dont les émanations seraient nuisibles. On lui donne une forme carrée ou ronde. Les murs doivent être bien crépis et blanchis à la chaux, ainsi que l'intérieur,
car les pigeons affectionnent un endroit clair et lumineux. Le
toit, en tuiles, sera assez saillant pour couvrir une tablette de
pierre de trente à trente-cinq centimètres qui règnera tout autour du colombier, et où les pigeons aiment à se poser lorsqu'ils
y reviennent. Le plancher en brique doit être bien uni. Outre
l'ouverture de la porte, qui aura soixante-dix centimètres de largeur, il doit y en avoir une seconde que l'on ferme d'une planche
percée de trous. Celle-ci sert à purifier l'air du colombier.

La porte est fermée par une planche en coulisse qu'on élève
d'en bas avec une poulie.

Des cases du colombier. — Tout autour du colombier sont
établis deux rangs de cases destinées aux pigeons. On les construit en planches ou en briques. Les premières sont plus chaudes,
mais on préfère généralement la brique, qui est moins accessible
que le bois aux punaises et autres insectes parasites qui attaquent
les pigeons.

Les cases inférieures seront à un mètre soixante centimètres du sol, et celles d'en haut à soixante centimètres de la toiture, afin de préserver les mères de toute humidité. Les cases en bois ont vingt à vingt-cinq centimètres dans tous les sens, avec un rebord sur le devant pour servir de juchoir. Celles en briques pourront avoir les mêmes dimensions; souvent, néanmoins, on leur donne un peu plus de largeur et de profondeur. Elles devront également être pourvues d'un petit rebord.

L'intérieur du colombier doit être garni d'une mangeoire couverte d'une planche garnie de trous ronds, assez grands pour qu'un pigeon puisse y passer la tête. Dans les localités dépourvues d'eau, on établit une auge semblable à la mangeoire. Dans les colombiers ronds, on place une échelle tournante, faite de deux montants maintenus par deux traverses horizontales; l'un de ces montants est percé de trous recevant des échelons qui ressortent de chaque côté de vingt-cinq centimètres; l'autre montant, se terminant à ses extrémités par des pivots, sera placé au milieu du colombier, de manière à pouvoir tourner sur son axe.

L'air doit être fréquemment renouvelé dans le colombier. On ouvrira la fenêtre toutes les fois que les pigeons seront sortis.

Population du colombier.

Pour peupler un colombier, on se procure deux pigeonneaux, mâle et femelle, qui mangent seuls, et on les enferme au colombier jusqu'à ce qu'ils se soient accouplés. On les accoutumera à chercher leur nourriture eux-mêmes, en jetant leur ration moitié dehors et moitié au dedans du colombier, puis on ne la mettra plus qu'en dehors; enfin, on diminuera peu à peu cette ration, jusqu'à ce qu'on la supprime tout à fait; ce qui peut avoir lieu lorsque les œufs de la seconde ponte commenceront à éclore.

De la volière.

La volière pourra être construite près de l'habitation, car les pigeons qu'elle renferme sont naturellement moins sauvages que ceux du colombier. Elle est de forme carrée et se fait en planches. Elle doit également être garnie de loges dont l'ouverture sera plus étroite que l'intérieur, afin que les mères puissent mieux résister aux pigeons qui chercheraient à s'emparer de leur loge. La volière sera munie d'une auge et d'une mangeoire. Il faut calculer son étendue, de manière à ce que chaque paire de pigeon jouisse de deux mètres cinquante centimètres carrés d'emplacement.

Ponte et incubation.

Les pigeons bizets font deux pontes par an : l'une au mois de mars, et l'autre au mois d'août, et quelquefois une troisième ponte entre ces deux époques. Les pigeons de volière en font jusqu'à douze.

Le pigeon pond deux œufs à quelques jours d'intervalle, et il les couve avec assiduité. L'on voit quelquefois des pigeons qui ne pondent qu'un seul œuf ; mais cela n'arrive ordinairement qu'à la première ponte.

Lorsqu'un couple de pigeons produit constamment des œufs clairs, on accouple le mâle et la femelle avec d'autres individus, et si cet accident se reproduit encore, on réforme le pigeon infécond.

Éclosion et éducation des pigeonneaux.

Dix-sept à dix-huit jours en été et dix-neuf à vingt jours en hiver, suffisent pour l'incubation des œufs. On reconnaît qu'ils vont éclore lorsque le gros bout est un peu cassé. Quelquefois la coque, trop dure, s'oppose à la sortie du pigeonneau. On enlève alors, avec une épingle, quelques morceaux de la coquille, en prenant bien garde de blesser l'oiseau. Cependant, il ne faut pas trop se hâter de faire cette opération, car les petits n'éclosent quelquefois que vingt-quatre heures après le bris de leur coque.

L'éducation des pigeonneaux n'exige aucun soin, car le père et la mère nourrissent et élèvent seuls leurs petits. Il faut seulement veiller à ce qu'ils ne tombent pas de leur nid en cherchant à voler pour suivre leurs parents, car, si on ne les relève pas, ils ne tardent pas à mourir de froid.

Nourriture et engraissement des pigeons.

La vesce est la nourriture la plus convenable pour le pigeon, mais à son défaut on peut employer le blé, le sarrasin, l'orge, les pois, les lentilles, les féverolles, le maïs, etc. La vesce la meilleure est celle de l'année précédente.

Le blé donné comme unique nourriture au pigeon de volière, l'incommode quelquefois en lui donnant la diarrhée. On remédie à cet inconvénient en joignant au blé une petite quantité de chènevis. Si on s'apercevait que la vesce seule produisît le même effet, il faudrait la remplacer par un mélange de diverses graines.

On peut donner aux pigeons de volière de la mie de pain, des débris de viande, etc., que les pigeons de colombier refuseraient.

L'eau de puits est nuisible aux pigeons. On ne doit leur donner qu'une eau saine et pure.

En résumé, le pigeon de volière doit être nourri toute l'année; tandis que le pigeon de colombier ne coûte de nourriture que durant trois mois d'hiver.

Quand on veut engraisser des pigeonneaux, on les prend à l'âge de dix-neuf à vingt mois, et on les enferme dans un panier dont on les retirera deux fois par jour pour leur donner une cinquantaine ou même une centaine de grains de maïs détrempés dans l'eau depuis la veille. Cet engraissement dure de quinze à vingt jours.

MALADIES DU PIGEON.

Apoplexie. Une nourriture échauffante ou une trop grande ardeur à la reproduction, est la cause ordinaire de cette maladie. On saignera l'animal en lui coupant un ongle à chaque patte et en les lui plongeant dans de l'eau tiède.

Le *polype.* Sorte d'excroissance charnue qui vient dans le gosier du pigeon et qui l'étouffe. Il faut couper adroitement cette excroissance, lorsque cela est possible, et brûler sa racine avec la pierre infernale (nitrate d'argent). Si le polype reparaît, l'oiseau est perdu.

Le *chancre.* Maladie très-contagieuse, ordinairement causée par une fausse mue. Il faut ouvrir le bec de l'oiseau malade, et enlever avec un pinceau de charpie, trempé dans du vinaigre coupé, les mucosités qu'on verra dans sa bouche. S'il y a des ulcérations, il faut les brûler avec la pierre infernale.

DES ABEILLES.

De tous les insectes, l'abeille est certainement, le plus utile à l'homme. Connu de toute antiquité, il est originaire des parties tempérées de l'Europe. On en compte quatre variétés, mais on donne généralement la préférence à l'espèce dite *petite hollandaise.* On lui reconnaît plus d'activité et de douceur qu'aux autres variétés, et elle s'apprivoise mieux; elle est noire, avec des raies d'un jaune assez claire.

17

Description des abeilles.

Les abeilles, ainsi que tous les insectes, éprouvent plusieurs métamorphoses. D'un œuf naît un petit ver qui grossit et se change en chrysalide ; cette chrysalide devient enfin une abeille parfaite. La durée de la vie des abeilles est de moins d'un an.

Une ruche renferme trois sortes d'abeilles : l'*abeille mulet* ou *abeille ouvrière*, le *mâle* ou *faux bourdon* et la *femelle* ou *reine*.

De l'abeille mulet.

L'abeille mulet, ainsi nommée, parce qu'elle n'est d'aucun sexe et qu'elle ne peut pas se reproduire, forme la presque totalité de la population de la ruche, qui s'élève de 30 à 40,000. Elles font tout le travail de la ruche, veillent à son approvisionnement et vont au loin récolter la poussière séminale des fleurs (pollen), qu'elles convertissent en cire ou en miel. Une partie de ces ouvrières veillent constamment à la porte de l'habitation, afin d'empêcher les animaux et insectes nuisibles aux abeilles de s'y introduire.

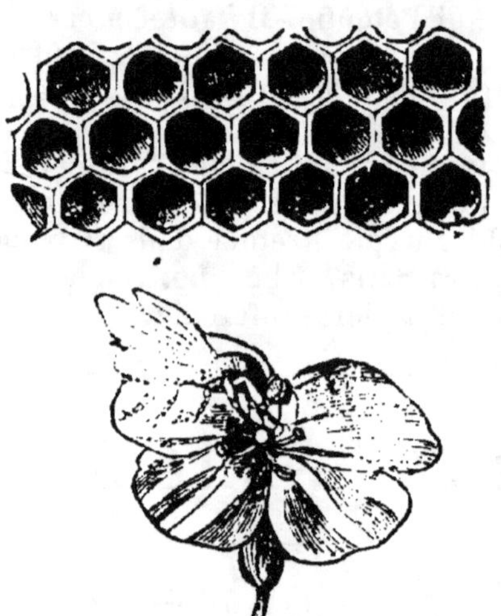

Abeille ouvrière et alvéole ou portion de gâteau.

L'abeille mulet a le corps velu, assez ramassé et divisé en trois parties ; la tête, le corselet et le ventre. La tête est munie d'une trompe allongée, servant à pomper le suc des fleurs, et de deux mandibules pour pétrir la cire.

Le corselet est garni de six pattes munies de brosses; les deux de derrière, un peu plus longues, ont une petite cavité où l'abeille amasse le pollen qu'elle recueille sur les fleurs. Ce corselet donne naissance à quatre ailes avec lesquelles l'abeille produit ce bourdonnement qui semble l'exciter au travail.

Le ventre, composé de six anneaux articulés, renferme une petite vessie destinée à contenir le miel que l'insecte a récolté, et qu'il dépose dans les cellules après en avoir prélevé sa nourriture; et un aiguillon droit, creux, à six dentelures, et accompagné à sa base d'une vésicule renfermant le venin.

Du mâle ou faux bourdon.

Les mâles ou faux bourdons ne sont guère que 15 ou 1,800 dans la ruche, encore n'y sont-ils que de mai à juillet. Ils sont plus gros et plus aplatis que les abeilles mulets, et n'ont pas d'aiguillons. Leur ventre est presque rempli des organes de la génération. Comme ils ne travaillent point et qu'ils se nourrissent du produit de la récolte des abeilles, celles-ci les massacrent vers le mois de juillet pour ne pas les avoir à charge pendant l'hiver.

De la femelle ou reine.

Il n'y a jamais deux femelles dans une ruche, car elles se battraient jusqu'à ce que l'une d'elles succombât. La femelle est à la fois la mère et la reine de toute la communauté; les abeilles mulets obéissent à ses moindres volontés et la défendent en cas de danger.

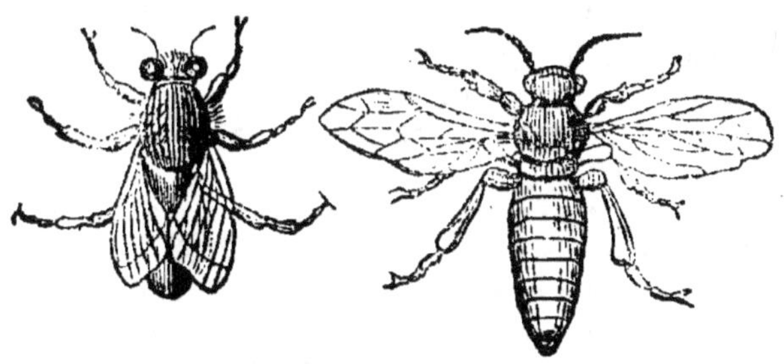

Abeille mâle.   Reine.

Tant que la reine n'est pas fécondée, les abeilles n'ont pour elle aucun respect, elles ne la défendent et ne lui obéissent que lorsqu'elle l'a été.

La femelle est plus grande et plus grosse que les autres abeilles. Son ventre est très-long, surtout lorsqu'elle est pleine, ce qui est son état ordinaire. Elle a deux ovaires, organes avortés chez les ouvrières. Ses pattes sont dépourvues de brosses et de cavités, son duvet est plus roux que celui des ouvrières. Enfin, son aiguillon est long, recourbé vers le haut et n'a que quatre dentelures.

Des rayons.

Lorsque les abeilles ont pris possession d'une ruche, elles s'occupent avant tout de la nettoyer et de l'enduire d'un suc résineux nommé *propolis*, qu'elles vont récolter sur les ifs, les sapins ou sur les boutons de peuplier. Elles bouchent ainsi les moindres interstices et ne ménagent qu'une seule ouverture sur le devant de la ruche.

C'est avec ce propolis qu'elles fixent au sommet de la ruche les gâteaux ou rayons, assemblage de petites cellules hexagones, horizontales, et adossées par leur base de manière à ce que le fond d'une cellule lui soit commun avec le fond de celle qui lui est adossée, et que les côtés de cette même cellule servent de côtés aux alvéoles environnantes. Ces cellules ou alvéoles, formées avec la cire, ont treize millimètres de profondeur sur six de diamètre ; les parois n'ont qu'un tiers de millimètre d'épaisseur, mais les bords en sont fortifiés par un petit cordon de cire.

Pour l'éclosion des reines, les abeilles construisent des cellules ovales, en forme de poire ; elles sont verticales, et l'ouverture est placée par en bas. Lorsque l'emplacement le permet, elles ont jusqu'à vingt-sept millimètres de profondeur ; les cloisons ont près de deux millimètres d'épaisseur. Ces cellules ne sont qu'au nombre de quinze à vingt, et quelquefois moins sur chaque rayon. Les mâles ont des cellules semblables à celles des ouvrières, pour la forme, mais ayant quinze millimètres de profondeur sur huit de diamètre. Lorsque les mâles en sont sortis, ces cellules servent de magasin.

Les rayons sont suspendus parallèlement entre eux. Les abeilles les espacent les uns des autres de neuf millimètres pour pouvoir y entrer ; l'épaisseur de ces gâteaux est de vingt-six millimètres ; on les soutient quelquefois par des bâtons fichés dans la ruche.

Le miel est ordinairement renfermé dans la partie supérieure des rayons, les cellules qui le contiennent sont recouvertes d'une pellicule de cire sous laquelle le miel s'épaissit et se condense ; le milieu du rayon est réservé au couvain, c'est-à-dire aux œufs et aux vers qui en sont sortis. C'est dans ces alvéoles que s'accomplissent les métamorphoses des abeilles. Dans la partie inférieure des gâteaux les ouvrières déposent la cire récoltée ; c'est aussi dans ces cellules qu'elles se retirent l'hiver.

Des essaims.

Chaque année, lorsque la population de la ruche devient trop considérable, il se forme des essaims, c'est-à-dire qu'une partie des abeilles quitte la ruche pour chercher une habitation nouvelle. Pour qu'un essaim puisse se former, il faut : 1° que les mâles soient parvenus à l'état d'insectes parfaits, et que les femelles aient achevé leur métamorphose ou soient sur le point de la faire. Lorsqu'on voit, dans la matinée, les mâles voler dans les environs de la ruche, c'est le signe que la reine a pondu les œufs de femelle et qu'un essaim va bientôt se former ; on entend aussi un fort bourdonnement dans la ruche. Il est alors nécessaire d'y veiller depuis huit heures du matin jusqu'à cinq heures du soir, afin de profiter de ces colonies nouvelles. C'est ordinairement du quinze mai au quinze juin que se forment les essaims.

Lorsque le beau temps est venu, et que le soleil est assez chaud, les abeilles émigrantes sortent en masse, formant dans l'air un nuage épais qui va se poser non loin de la ruche, sur un buisson ou sur un arbre. Quand les conductrices ont trouvé un endroit convenable, l'essaim s'y repose, après avoir tourbillonné longtemps dessus, et les abeilles s'accrochent les unes aux autres, de manière à former une masse serrée et compacte.

Moyen d'arrêter les essaims et de s'en emparer.

Quelquefois l'essaim dirige son vol vers des branches élevées ou paraît vouloir aller plus loin ; on lui jette alors à pleines mains du sable, de la terre ou de la poussière, ou bien on l'asperge avec des balais trempés dans des seaux d'eau. Cette espèce de pluie fine force l'essaim à s'abaisser et à chercher un abri. Si, malgré cette aspersion, les abeilles continuaient à s'élever, un moyen presque infaillible pour les arrêter, est de les poursuivre en frappant sur une poêle ou sur un chaudron, ou encore de tirer un coup de fusil ou de pistolet chargé à poudre.

Lorsque l'essaim s'est posé sur une branche ou sur un endroit quelconque à portée de la main, il ne faut pas perdre de temps pour s'en emparer; car s'il faisait du soleil il repartirait immédiatement pour aller se poser ailleurs. Il faut donc, dans la saison des essaims, avoir des ruches toutes prêtes. Si l'on n'en avait pas, il faudrait provisoirement couvrir les abeilles d'un linge mouillé, pour les garantir de la chaleur et les empêcher de prendre leur volée. On doit nettoyer l'intérieur de la ruche qu'on destine aux abeilles, car elles aiment la propreté. On en frotte l'intérieur de feuilles de fèves ou de fleurs de mélisse, dont l'odeur leur est agréable, et on l'enduit d'eau miellée en quelques endroits. On renverse la ruche en la plaçant sur la branche, et l'on fait tomber dedans l'essaim avec un petit bâton; on pourrait à la rigueur se servir de la main, car dans ce moment les abeilles ne sont pas dangereuses.

Quelquefois l'essaim se divise en plusieurs pelotons; on recueille alors les plus gros, et le reste se réunit facilement à la masse, si on laisse la ruche dans le même endroit jusqu'à la nuit.

Il peut arriver aussi que l'essaim se place de manière à ne pouvoir être enlevé facilement, par exemple, sur une branche élevée, dans le creux d'un rocher; il faut attendre le coucher du soleil pour essayer de s'en emparer; car les abeilles seront alors comme engourdies par le froid.

Manière de réunir deux essaims faibles.

Quelquefois il sort, d'une même ruche, deux essaims qui se reposent sur la même branche. S'ils sont faibles, on les oblige à se rapprocher pour n'en faire qu'un seul; mais s'ils sont assez forts, on emploie pour les séparer tous les moyens que l'on a à sa disposition, tels que des fumerons allumés et des plumasseaux, et on les fait tomber dans des ruches séparées. Pour que cette opération réussisse, il ne faut pas que les reines soient tombées dans la même ruche. Si cela arrivait, il faudrait tout recommencer. Lorsque deux faibles essaims ont été réunis, on regarde le lendemain si l'une des deux reines est morte; dans le cas contraire, il faudrait soulever la ruche par derrière pour voir si les abeilles ne se sont pas formées en deux groupes, ce qui obligerait de refaire l'opération, car deux essaims travaillant séparément ne peuvent pas réussir dans une ruche faite pour un seul essaim.

Il arrive quelquefois qu'un essaim retourne à la ruche-mère, immédiatement après en être sorti; c'est l'indice que la femelle n'est pas avec lui; il ressortira alors le lendemain ou le surlendemain. Mais si l'essaim quitte sa nouvelle ruche un jour ou deux après y être entré, c'est une marque qu'elle ne lui convient pas. Il faut alors la changer et flamber la ruche rebutée, si on veut l'employer de nouveau.

Quand l'essaim a pris possession de la ruche, on la retire au coucher du soleil pour la mettre en place; les abeilles se livreront aussitôt au travail.

Naissance d'une nouvelle reine dans la ruche-mère.

C'est toujours la vieille reine qui part avec un essaim. Une nouvelle reine sort bientôt de l'alvéole où elle était renfermée. Aussitôt après sa naissance, elle cherche à massacrer les vers des femelles qui se trouvent dans les cellules. Les abeilles s'y opposent, excepté lorsque la saison ne permet plus de former d'émigrations, c'est-à-dire vers le mois de juillet. S'il arrivait que deux reines fussent écloses en même temps, elles se livreraient un combat dont les abeilles restent spectatrices, et qui se termine toujours par la mort de l'une des reines. Si elles périssaient toutes les deux dans le combat, les abeilles donnent à un ver d'ouvrière une nourriture plus substantielle, et le corps de cet élève prend le développement nécessaire pour remplir les fonctions de reine. Elles ont également le soin de détruire plusieurs cellules environnantes pour agrandir la sienne et lui donner la forme convenable.

Un bon essaim doit se composer de vingt à vingt-cinq mille abeilles, et peser deux kilogrammes et demi à trois kilogrammes. Après le départ d'un premier essaim, une ruche bien fournie peut en donner un second au bout de sept à dix jours, puis, mais rarement, un troisième et un quatrième.

Essaims secondaires.

On ne doit pas laisser sortir les essaims secondaires que lorsque la localité peut leur fournir assez de nourriture ou que l'on en ait besoin. Si un essaim est sorti et qu'on veuille le faire rentrer, il faut s'en emparer à la nuit tombante et le déposer devant la ruche où les abeilles ne tardent pas à rentrer; puis on les met à l'état de bruissement, en présentant à l'entrée de la ruche un chiffon allumé. Les abeilles restent alors comme étourdies et se tiennent immobiles en battant seulement des ailes. Les jeunes reines rivales profitent de ce moment pour s'échapper de leurs cellules, et elles se battent jusqu'à ce qu'il n'y en ait plus qu'une seule de vivante dans la ruche. On enlève immédiatement un ou deux côtés des gâteaux, vides ou pleins, et on coupe l'extrémité des autres rayons. La destruction d'une partie des reines et l'enlèvement de ces rayons empêchent les abeilles d'essayer à essaimer de nouveau ; aussi, lorsqu'on veut prévenir ces colonies, on doit faire ces opérations quatre ou cinq jours après le départ d'un premier essaim.

Dans les ruches perfectionnées, dont nous parlerons plus bas, on peut les retarder de quinze à vingt jours, lorsqu'on a pris une moitié de ruche pleine, pour y substituer une moitié de ruche vide.

Essaims forcés.

Lorsqu'une ruche ne donne point d'essaims naturels ou que l'on veuille s'en procurer de précoces, il faut faire des essaims forcés. Voici comment on procède : On commence par mettre les abeilles à l'état de bruissement ; on a un tabouret recouvert d'une planche percée d'un trou suffisant pour y faire entrer la partie supérieure de la ruche, qu'on y place l'ouverture en haut ; on la recouvre de la ruche destinée à l'essaim, et on maintient les deux ruches par une ligature couvrant leurs bords, ainsi que les deux entrées. Au bout de trois ou quatre minutes, on frappe plusieurs coups, avec une baguette, sur la ruche renversée, en commençant par la pointe et en remontant vers la ruche vide, jusqu'à ce que l'on entende un fort bourdonnement dans le haut de cette dernière. Pendant que l'on continue les coups, une autre personne défait les ligatures, soulève tant soit peu la ruche pour s'assurer si les abeilles montent, et lorsqu'on juge que la ruche supérieure en contient assez pour former un bon essaim, on place cette ruche sur le plateau qui lui est destiné, après y avoir mis un demi-kilogramme de miel. On ferme ensuite l'entrée de la ruche pendant un quart-d'heure.

On reconnaît que la reine est montée avec l'essaim, lorsqu'on voit sortir, puis rentrer les abeilles devenues libres. Si, au contraire, les abeilles sortent peu à peu pour retourner à l'ancienne ruche, on juge que la reine est restée dans la ruche-mère, et l'opération est à recommencer, à moins qu'on ne puisse donner au nouvel essaim une jeune reine, dont on emmielle les ailes et que l'on introduit dans la ruche, dont on ferme l'entrée pendant quelque temps.

On remet ensuite cette ruche-mère à sa place primitive ; les ouvrières revenant des champs s'y réunissent, et si la reine y est restée, l'ordre se rétablit de suite ; mais si elle est avec le nouvel essaim, un grand nombre d'abeilles sortent jusqu'à ce que la vue des vers de reine, ou à leur défaut, des œufs ou vers d'ouvrières qu'elles puissent élever à la dignité de reine, décide les abeilles de l'intérieur à rappeler les autres.

Ruches. — Leurs diverses formes.

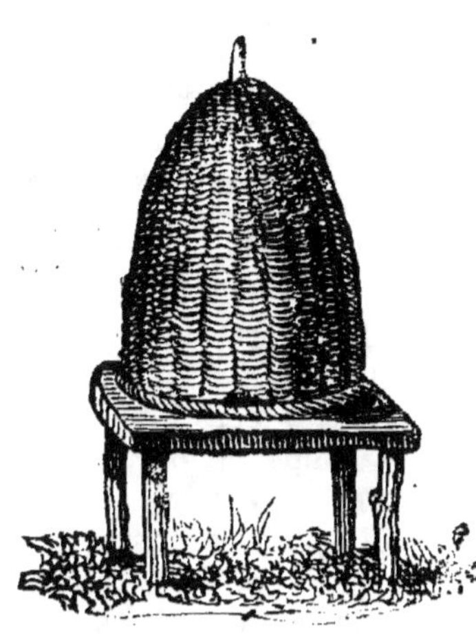

Ruche en vannerie.

Les ruches les plus simples sont en vannerie, d'un tissu très-serré ou de forme conique, ou bien encore en paille tressée avec une ouverture dans le haut pour donner de la nourriture aux abeilles pendant l'hiver. On ferme cette ouverture avec un morceau de bois.

Les *ruches villageoises* ou à *la lombarde* sont formées de deux pièces ; l'inférieure en paille tressée, constituant le corps de la ruche, est recouverte d'une planchette percée de trous, et d'une pièce en paille tressée, nommée capote ou couvercle, et munie d'une ouverture par laquelle on introduit la nourriture destinée aux abeilles.

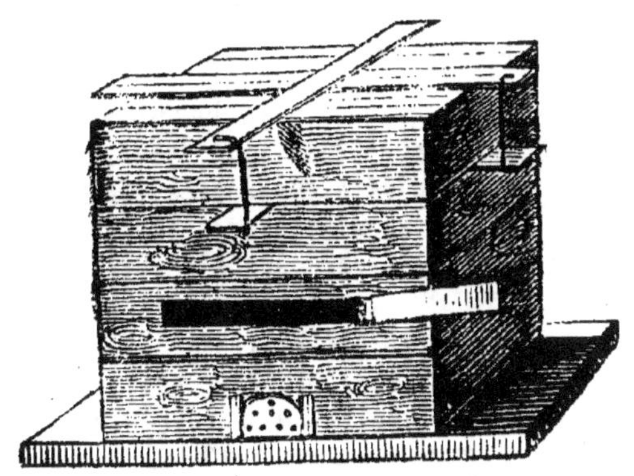

Ruches à hausses en bois.

La *ruche à hausses* en bois, est composée de plusieurs hausses ou tiroirs, superposés et maintenus entre eux par des crochets ou des chevilles, ou simplement par de la ficelle ou du fil de fer. La ruche est surmontée par une planchette fixée par des barres de bois attachées elles-mêmes aux hausses. Ces ruches ont des ouvertures latérales pratiquées dans les tiroirs.

La ruche à hausses en paille est ronde et présente le même système. Les hausses sont en paille tressée, et les rouleaux doublés à chaque hausse. On peut à volonté augmenter la capacité de ces ruches, en multipliant le nombre de hausses.

Les ruches perfectionnées, telles que les ruches de Serain, sont composées de boîtes réunies les unes aux autres ; celles de Gelieu, divisées dans leur largeur, sont formées de deux boîtes attachées par des chevilles.

Les ruches sont posées sur une table de pierre nommée *tablier*, et on les maçonne avec un peu de terre.

Essaims forcés dans une ruche à hausses.

Lorsqu'on veut faire, dans des ruches à hausses, des essaims forcés, on les met debout sur le tabouret, après en avoir fermé l'ouverture avec un petit grillage de fil de laiton. On cloue tout autour une serpillière, excepté sur le devant, où on ne l'attache que dans le haut, afin de pouvoir enfumer les abeilles, soit avec un fumeron, soit avec du crottin de cheval desséché et jeté sur un fourneau allumé. On enlève ensuite la dernière hausse de la ruche, que l'on remplace par celle destinée à l'essaim, et que l'on recouvre avec la hausse enlevée à la ruche-mère ; puis on fait monter, à l'aide de la fumée et des coups de baguettes, le nombre d'abeilles nécessaire pour former un essaim, et l'on agit comme dans les ruches ordinaires, sauf qu'on ne donne pas de miel à l'essaim, à moins que l'on ne soit forcé de rendre la hausse supérieure à la ruche-mère, si elle n'en avait pas de rechange.

Pour les ruches villageoises, on agit absolument de même ; le couvercle remplace la hausse supérieure.

Ruchers.

On nomme rucher la réunion de plusieurs ruches ; il y a des *ruchers en plein air*, des *ruchers abrités* et des *ruchers couverts*.

Le rucher en plein air s'établit sur un terrain placé à une petite distance de l'habitation. On y dispose les ruches sur deux rangs parallèles. Si le terrain est assez grand, on espace beaucoup les ruches, et on remplit l'intervalle d'arbrisseaux et de plantes où les abeilles puissent trouver leur nourriture. On expose les ruches à l'est ou au midi en les abritant des côtés du nord et de l'ouest. Si l'on a une source, on établira, en dehors du rucher, un bassin qui laisse couler deux ou trois filets d'eau très-minces, et où les abeilles pourraient boire sans se noyer. Si l'on n'avait point d'eau courante, on enfoncerait en terre un ou deux baquets que l'on remplirait d'eau.

Quand les endroits où on veut faire un rucher sont exposés à de forts coups de vent, des orages ou des pluies prolongées, on établit des *ruchers abrités;* ce sont de longs appentis fermés seulement du côté exposé à ces intempéries, et dont les autres côtés sont ouverts. Les *ruchers couverts* sont des bâtiments clos de toutes parts, avec des ouvertures pour le passage des abeilles. Les ruches y sont placées sur deux rangs, ainsi que dans les ruchers abrités.

Exposition des ruchers.

Les ruches doivent être, autant que possible, éloignées des endroits bruyants, des routes fréquentées, des marécages, des usines qui pourraient produire des exhalaisons nuisibles, des raffineries où les abeilles vont chercher la mort dans les chaudières, et enfin de la basse-cour, car les volailles mangent les abeilles qui viennent boire ou se poser sur le fumier. On doit détruire avec soin les nids de guêpes et de frêlons qui se trouvent aux environs des ruches; et s'il y a des fausses-teignes (*galleria cereana*), on mettra pour les attirer des morceaux de vieux rayons dans une ruche vide. Elles y viennent pondre, et on les détruit facilement.

Transport des ruches et des abeilles.

La saison la plus favorable pour le transport des abeilles est le printemps. L'été et l'automne ne conviennent pas à cette opération. Il faut transporter les ruches avec le plus grand soin, crainte de les secouer. Pour les enlever, on commence par les détacher de dessus le tablier, puis, lorsque les abeilles sont toutes rentrées, à l'entrée de la nuit, on soulève la ruche avec précaution, pour la poser sur un canevas ou toile claire qu'on relève tout autour et qu'on attache par-dessus avec de la ficelle. Si l'on a un certain nombre de ruches à transporter, et que l'endroit où l'on se rend soit à quelque distance, on les place dans des voitures d'une marche douce, que l'on garnit bien de paille, et sur cette paille on pose de forts bâtons qui laissent quelque espace entre elle et les ruches. Quelquefois le transport a lieu avec des ânes ; on attache alors les ruches de chaque côté du bât. Un homme peut facilement porter sur l'épaule deux ou quatre ruches attachées à une gaule.

Lorsque, dans un endroit quelconque, les abeilles ne trouvent plus à subsister, on les transporte dans un autre canton. Quand ces transports ont lieu dans l'été, il faut prendre les plus grandes précautions pour ne pas étouffer les abeilles; on mouille la paille du fond de la voiture, et on couvre les ruches d'une toile pour les garantir des rayons du soleil ; il faut espacer les ruches de plusieurs pouces. Si le transport peut se faire par eau, cela est beaucoup préférable.

Mise en place des ruches.

Le transport des abeilles étant effectué, on met la ruche en place dès que l'on est arrivé ; on ne retire la serpillère qu'au bout d'une demi-heure, et d'une heure si ce sont des essaims nouveaux. Après l'avoir enlevée, on place auprès de la ruche une assiette contenant un demi-kilogramme de miel, que l'on couvre d'une toile très-claire, de brins de paille croisés, ou d'un morceau de papier épais où l'on a fait des ouvertures longues et étroites.

MALADIES DES ABEILLES.

Les abeilles sont attaquées de plusieurs maladies. Les plus graves sont : la dyssenterie, le faux couvain, le mal des antennes et le vertige.

La *dyssenterie*. Cette maladie est contagieuse et mortelle ; elle se manifeste par le changement de couleur des excréments qui, au lieu d'être d'un rouge jaunâtre, deviennent noirs et exhalent une mauvaise odeur. On croit qu'elle est causée par un trop long séjour des abeilles dans la ruche, et par leur nourriture, qui, fauté de cire, ne consiste, en hiver, qu'en miel.

Il faut mettre dans les ruches attaquées de cette maladie, un sirop composé de bon vin et de sucre, et quelques rayons contenant de la cire brute.

Le *faux couvain*. On nomme faux couvain, les larves et les nymphes mortes, et pourries dans leurs cellules; cet accident arrive lorsque les œufs, ayant été mal placés dans l'alvéole, les vers n'ont pu briser leur enveloppe pour sortir, ou quand le froid a été assez fort pour saisir les larves, ou bien encore lorsque la nourriture a été mauvaise. Le seul remède de cette dangereuse maladie consiste à enlever les rayons infectés, à bien nettoyer la ruche, à faire des fumigations avec des plantes aromatiques et à donner aux abeilles *un peu de vin d'Espagne* dans une soucoupe. Si la ruche était trop infectée, il faudrait la changer.

Le *mal des antennes*. Les abeilles attaquées de cette maladie ont l'extrémité des antennes jaunes et très-enflées. Elles perdent leur vivacité, et deviennent languissantes. On les guérit avec du vin d'Espagne, ou, à son défaut, avec un sirop composé de miel, de sucre et de bon vin. On le place dans une soucoupe que l'on met dans la ruche, afin qu'elles puissent l'atteindre. Au reste, cette maladie est moins dangereuse que les autres.

Le *vertige* est une maladie causée par la qualité vénéneuse de certaines plantes. Elle est mortelle. Les abeilles qui en sont attaquées volent au hasard dans les environs des ruches. Cette maladie sévit principalement vers la fin du printemps.

Causes diverses de dépérissement.

Les diverses causes sous l'influence desquelles on voit dépérir les abeilles, proviennent généralement de la rougeole, de la moisissure des rayons, du dégoût, de l'engourdissement et enfin des dissensions.

La *rougeole* est produite par du miel qui se corrompt. Le seul remède est de changer la ruche.

La *moisissure* est causée par l'humidité de l'air. Il faut enfumer les abeilles, enlever les rayons les plus attaqués, et frotter le tablier de la ruche d'herbes odoriférantes.

Le *dégoût* provient de diverses causes; telles sont l'introduction d'insectes que les abeilles n'ont pu chasser de la ruche, et d'avoir trop essaimé. Il faut visiter les ruches avec soin, détruire tous les insectes qui s'y trouveraient; et si l'une d'elles en était trop infectée, il faudrait la changer. Lorsque le dégoût provient de trop d'essaimage, on ferme l'entrée de la ruche d'une petite toile métallique.

L'*engourdissement* est la suite du dégoût ou de trop de réplétion. On arrosera les rayons d'eau-de-vie sucrée, dans laquelle on a mis un peu d'écorce de citron, et on parfumera la ruche d'herbes aromatiques.

Les *dissensions* ou *pillage*, sont produites par la cessation de travail ou parce que l'approvisionnement de la ruche n'a pas été suffisant. Les abeilles manquant de nourriture, et la belle saison tirant vers sa fin, elles n'ont plus d'espoir de récolter de quoi se suffire pour l'hiver. Elles quittent alors leur ruche, et vont chercher asile dans les ruches voisines; mais les ouvrières de celles-ci leur refusent l'entrée et leur déclarent la guerre.

On s'aperçoit qu'une ruche est livrée au pillage lorsque les abeilles sortent de leur domicile et y rentrent avec précipitation, et que l'on y entend un fort bourdonnement. Quand un combat a lieu entre des abeilles, il faut y porter immédiatement secours. On s'approche avec un bâton au bout duquel est un chiffon allumé, dont la fumée suffit pour dissiper les abeilles. Alors on ferme l'entrée de la ruche attaquée d'un petit grillage en fil d'archal.

Quelquefois aussi le pillage est causé par la malpropreté d'une ruche et par des fausses-teignes qui ont envahi la ruche, ou par le défaut de mère. Dans le premier cas, on doit changer la ruche. Lorsque le pillage est dû au défaut de reine, on cherchera à la remplacer; mais toutes ces précautions sont inutiles pour les grosses abeilles brunes et grises, et le mieux est de les détruire.

Animaux et insectes nuisibles.

Plusieurs espèces d'insectes et d'animaux cherchent souvent à s'emparer du miel et de la cire que les ruches renferment. Des mulots s'introduisent dans les ruches, surtout pendant l'hiver, et font périr un grand nombre d'abeilles. Des fourmis y pénètrent pour manger le miel et même le couvain. Les abeilles sont attaquées par des poux semblables à ceux des oiseaux, et qui les font dépérir. Une surveillance assidue est nécessaire dans les deux premiers cas; pour le troisième, on aura recours aux fumigations de graine de jusquiame.

Les guêpes et les frêlons sont aussi des ennemis très-dangereux pour les abeilles, et quelques espèces vont établir leur nid jusque dans les ruches.

De la fausse-teigne.

Mais l'ennemi le plus terrible de l'abeille est un petit papillon connu sous le nom de fausse-teigne ou teigne de la cire (*galleria cereana*). Quoique ce papillon n'ait pas d'armes défensives, et que les abeilles en détruisent un grand nombre, il réussit quelquefois à s'introduire dans la ruche, et à venir pondre ses œufs dans les rayons. De ces œufs naissent des vers qui vivent de cire, et se creusent des galeries soyeuses qui les mettent à l'abri des attaques.

Il faut surveiller avec soin la partie supérieure de la ruche, où ces vers se tiennent de préférence. Il est nécessaire de renouveler les ruches tous les quatre ou cinq ans, car ces insectes attaquent principalement la vieille cire.

Il est bon de fermer d'un grillage l'entrée des ruches pendant l'hiver, car dans cette saison les abeilles sont comme engourdies, et ne peuvent s'opposer à aucune attaque.

Récolte du miel.

C'est ordinairement vers la fin de mars ou au commencement d'avril qu'a lieu la récolte du miel. Lorsque ce sont des ruches à hausses sur lesquelles on doit opérer, on les pèse pour s'assurer de leur poids, et on détache toutes les parties à enlever sans les déranger. Le lendemain, après avoir mis les abeilles à l'état de bruissement, on attire la reine dans le bas de la ruche avec quelques coups de baguette ; on détache avec une lame de couteau la hausse supérieure, fixée avec du propolis ; on passe ensuite entre les deux hausses un fil de fer ou une feuille de fer blanc, pour détacher les rayons ; puis on enlève la hausse supérieure avec les rayons qui y sont attachés, en ménageant le plus possible les gâteaux contenant du couvain ; enfin on remplace la hausse pleine par une hausse vide. Le procédé est le même pour les ruches villageoises. On emporte la hausse que l'on vient d'enlever, et on la couvre d'une serviette, afin d'empêches les abeilles d'y venir, en laissant toutefois un passage pour que les abeilles restant dans les rayons puissent s'en aller. Si le poids de la ruche était considérable, on pourrait enlever deux hausses.

Récolte du miel dans les ruches simples.

Pour les ruches simples, la récolte est beaucoup plus difficile à faire. Dans certains cantons où la récolte est bonne, et où les ruches, construites par les propriétaires eux-mêmes, sont peu coûteuses, on coupe le haut de la ruche jusqu'à l'endroit où l'on suppose qu'il y a du couvain ; puis on recouvre le bas d'une ruche nouvelle. Mais lorsque l'on veut conserver la ruche, il faut la placer renversée sur le tabouret dont nous avons parlé plus haut. Après avoir enfumé les abeilles, on détache les gâteaux avec un instrument spécial ; c'est une lame d'un pouce de longueur, tranchante des deux côtés et formant un angle droit, avec une tige de fer fixée dans un manche de bois.

Moyen de se garantir de la piqûre des abeilles.

Les personnes chargées d'enlever le miel des ruches doivent être vêtues de manière à se garantir des piqûres. Elles porteront donc un pantalon à pied ou des guêtres, des gants épais, assez longs pour être attachés sur la manche, enfin un camail de coutil ou de toile cirée, enveloppant la tête et le cou, et attaché dans le bas. On y fait par devant une ouverture suffisante pour y mettre un masque bombé de fil de laiton d'un tissu assez serré pour empêcher les abeilles de passer à travers les mailles.

Lorsqu'on est piqué par une abeille, il faut immédiatement retirer l'aiguillon, presser la piqûre pour en faire sortir le venin, et la lotionner avec de l'ammoniaque (alcali volatil), ou même avec de la chaux délayée, puis avec de l'eau pure.

LOIS ET ORDONNANCES SUR LES ÉPIZOOTIES.

L'arrêté du directoire exécutif du **27** messidor an **V** prescrit diverses mesures pour combattre ou arrêter le ravage des épizooties. En voici le résumé :

1° Tout propriétaire ou détenteur d'animaux supçonnés atteints d'une maladie contagieuse est tenu d'avertir le maire de sa commune, et de tenir l'animal enfermé, même avant que le maire ait répondu, sous peine d'un emprisonnement de 6 jours à deux mois, et d'une amende de 16 à 200 fr. (*Code pénal,* 459.)

2° Le maire fera visiter l'animal par l'expert le plus voisin. Si celui-ci constate qu'une ou plusieurs bêtes sont frappées d'une épizootie, il veillera à ce que ces animaux soient séparés des autres et ne communiquent avec aucun animal de la commune. Leur propriétaire devra les tenir renfermés, et ne pourra les conduire aux pâturages et aux abreuvoirs communs.

3° Le maire informera aussitôt le sous-préfet de la nature de l'épizotie, du nombre des animaux malades, et du nom de leur propriétaire. Le sous-préfet transmet cet avis au préfet du département.

4° Il instruira sans retard les propriétaires de sa commune, de l'existence de l'épizootie par une affiche apposée dans les lieux destinés à la publication des actes de l'autorité.

5° Il fera marquer en même temps toutes les bêtes à cornes de sa commune avec un fer chaud portant la lettre **M.** Lorsque l'épizootie aura cessé, le préfet ordonnera une contre-marque.

6° Tout propriétaire qui, au mépris des défenses de l'administration, aura laissé ses bestiaux infectés, communiquer avec d'autres, sera puni d'une amende de 100 à 500 fr. (*Code pénal,* 460.)

7° Si, de cette communication, il est résulté une contagion parmi les autres animaux, ceux qui auront contrevenu aux défenses de l'autorité administrative, seront punis d'un emprisonnement de deux à cinq ans, et d'une amende de 100 à 1,000 fr. (*Code pénal,* 460.)

8° Tout fonctionnaire public qui trouvera sur les routes, les foires ou les marchés, de bestiaux marqués de la lettre **M**, sera tenu de les faire conduire devant le juge de paix du canton, qui les fera tuer sur-le-champ en sa présence.

9° Les propriétaires de bêtes saines, dans un canton où règne l'épizootie, pourront les tuer pour la consommation ou les vendre aux bouchers aux conditions suivantes :

Un expert constatera que les bêtes ne sont pas malades.

Le boucher n'entrera pas dans l'étable, et tuera les bêtes dans les vingt-quatre heures.

Le propriétaire ne pourra se dessaisir de ses bestiaux, et le boucher les tuer qu'avec l'autorisation du maire de la commune.

10° Les chiens devront être tenus à l'attache dans tous les lieux infectés, et il est ordonné de tuer ceux qu'on trouverait vagants.

11° En cas de maladie épidémique ou contagieuse, les bestiaux morts doivent être enfouis à cinquante mètres, au moins, des habitations. Chaque bête sera jetée dans une fosse de 2 mètres 60 cent. (8 pieds) de profondeur, sa peau coupée et tailladée en plusieurs endroits. Elle sera recouverte de toute la terre du fossé.

CAS RÉDHIBITOIRES.

LOI DU 20 MAI 1838.

ART. 1er. — « Sont réputés vices rédhibitoires et donneront
» seuls ouverture à l'action résultant de l'art. 1641 du Code
» Napoléon, dans les ventes ou échanges d'animaux domestiques
» ci-dessous dénommés, sans distinction de localités où les ventes
» ou échanges auront eu lieu, les maladies ou défauts ci-après,
» savoir :

» *Pour le Cheval, l'Ane et le Mulet :* la fluxion périodique des
» yeux, l'épilepsie ou le mal caduc, la morve, le farcin, les mala-
» dies anciennes de poitrine ou vieilles courbatures, l'immo-
» bilité, la pousse, le cornage chronique, le tic sans usure des
» dents, les hernies inguinales intermittentes, la boiterie inter-
» mittente pour cause de vieux mal.

» *Pour l'espèce Bovine :* La phthisie pulmonaire, l'épilepsie ou
» mal caduc,
» Les suites de la non-déli-
» vrance,
» Le reversement du vagin } après le part chez le vendeur.
» ou de l'utérus,

» *Pour l'espèce Ovine :* La clavelée. Cette maladie reconnue
» chez un seul animal, entraînera la rédhibition de tout le trou-
» peau ; la rédhibition n'aura lieu que si le troupeau porte la
» marque du vendeur. Le sang de rate. Cette maladie n'entraî-
» nera la rédhibition qu'autant que dans le délai de la garantie la
» perte s'élèvera au quinzième au moins des animaux achetés.

» Dans ce dernier cas, la rédhibition n'aura lieu également que
» si le troupeau porte la marque du vendeur. »

On voit, par l'article 1er de la loi, tous les vices ou défauts qui
sont rédhibitoires. Il faut bien les connaître pour ne pas s'engager dans un procès inutile. Lorsqu'on sera bien convaincu que le
défaut existe, on pourra alors intenter l'action en rédhibition ;
mais, selon *l'art.* 3, il faudra bien faire attention si l'on est toujours dans les délais voulus.

ART. 3. — « Le délai pour intenter l'action rédhibitoire sera,
» non compris le jour fixé pour la livraison, de trente jours pour
» les cas de fluxion périodique des yeux et d'épilepsie ou mal
» caduc ; de neuf jours seulement pour tous les autres cas. »

Hors de ces délais, l'action serait nulle, à moins cependant, que
l'animal n'ait été conduit loin du domicile du vendeur ; dans ce
cas, il y a un jour de plus de délai par cinq myriamètres de distance entre le vendeur et le lieu où l'animal se trouve.

Voici, du reste, ce que dit l'art. 4 de la loi à ce sujet :

ART. 4. — « Si la livraison de l'animal a été effectuée, ou s'il a
» été conduit, dans les délais ci-dessus, hors du lieu du domicile
» du vendeur, les délais seront augmentés d'un jour par cinq
» myriamètres de distance du domicile du vendeur au lieu où
» l'animal se trouve. »

En outre de ces formalités, il y a encore à observer que l'on
doit provoquer la nomination d'experts dans les délais voulus.

Nous ajouterons que d'après l'art. 1642 du Code Napoléon, le
vendeur n'est pas tenu de garantir les vices apparents et dont on a
pu se convaincre.

Il arrive souvent que les marchands, pour encourager les acheteurs, consentent à garantir par écrit tous les vices rédhibitoires :
ceci n'est qu'une manœuvre servant à cacher d'autres défauts ;
puisque la loi garantit certains vices, le certificat de garantie du
vendeur ne sert à rien.

Nous donnerons encore un dernier conseil. En cas de contestation, il vaut toujours mieux, si c'est possible, se rendre ensemble,
vendeur et acheteur, chez un vétérinaire qu'on prend pour arbitre
et à la sentence duquel on déclare, par un compromis, s'en rap-
porter exclusivement. Le jugement de l'arbitre a force de loi et ne
peut pas être attaqué. On évite de la sorte des frais considérables.

Du reste, de toute manière, on mettra en fourrière l'objet de la
contestation.

FIN.

TABLE DES MATIÈRES.

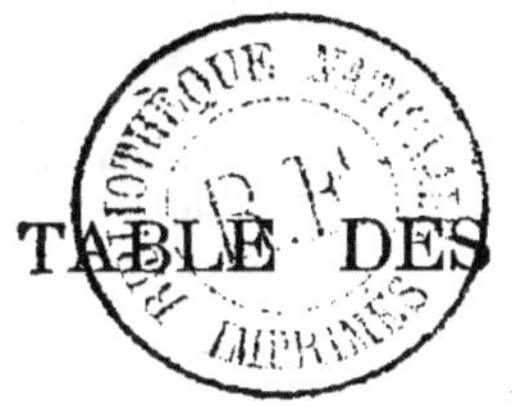

FIN DE LA TABLE DES MATIÈRES.

CORBEIL. — Typ. et stér. de CRÉTÉ FILS.

www.ingramcontent.com/pod-product-compliance
Lightning Source LLC
LaVergne TN
LVHW021517170726
843501LV00004B/897